近代名医珍本医书重刊大系

（第一辑）

张山雷评点王孟英医案

〔清〕张山雷　著

张显林　点校

天津出版传媒集团

天津科学技术出版社

图书在版编目（CIP）数据

张山雷评点王孟英医案 / (清) 张山雷著；张显林点校. -- 天津：天津科学技术出版社，2023.3

（近代名医珍本医书重刊大系）

ISBN 978-7-5742-0866-7

Ⅰ.①张… Ⅱ.①张… ②张… Ⅲ.①医案—汇编—中国—清代 Ⅳ.①R249.49

中国国家版本馆CIP数据核字(2023)第065443号

张山雷评点王孟英医案

ZHANGSHANLEI PINGDIAN WANGMENGYING YIAN

策划编辑：吴　峋

责任编辑：梁　旭

责任印制：兰　毅

出　　版：天津出版传媒集团
天津科学技术出版社

地　　址：天津市西康路35号

邮　　编：300051

电　　话：（022）23332392（发行科）23332377（编辑部）

网　　址：www.tjkjcbs.com.cn

发　　行：新华书店经销

印　　刷：河北环京美印刷有限公司

开本 880×1230　1/32　印张16.5　字数279 000

2023年3月第1版第1次印刷

定价：108.00元

近代名医珍本医书重刊大系第一辑专家组

中医策划： 黄樵伊　党　锋

学术指导： 罗　愚　代红雨　李翊森　陈昱豪　严冬松

整理小组： 张汉卿　赖思诚　蔡承翰　朱吕群　林亚静　李　怡
徐　蕴　许颂桦　施玟伶　邱德桓　林慧华　郑水平
付大清　王　永　邬宏嘉　杨燕妮　丁　舟　孔庆斌
钱平芬　黄琬婷　吴思沂　李秀珠　姜乃丹　瞿力薇
来晓云　郭　铭　王杰茜　杨竹青　宋美丹　张　云
郭晋良　周　洁　杨守亲　刘　港　聂艳霞　杨洁浩
郑月英　崔盈盈　吕美娟　张引岗　周湘明　李素霞
吴彦颉　马建华　王耀彬　李　娟　张　涛

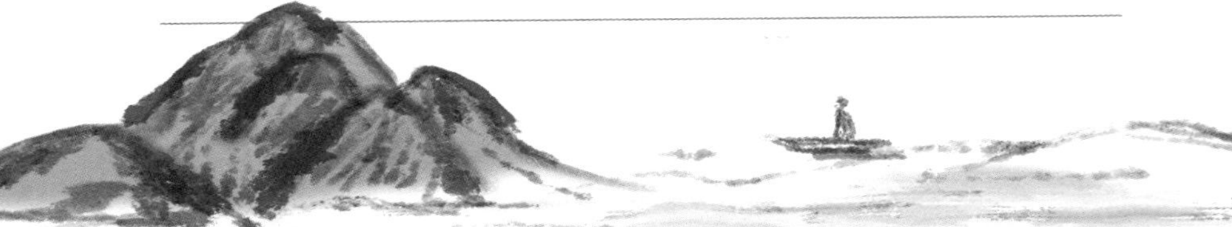

目录

第一章　内科医案

第二章　妇科医案

第三章　儿科医案

第四章　外科医案

第五章　五官科医案

第六章　死亡医案

第一章　内科医案

感冒医案

顾氏子发热独炽于头，医进发散，汗出不解，胸次痞闷，便滞溺艰，舌绛口干，饮不下膈，头痛不眠，脉数而弦。王曰：体质素弱，热薄于肺，痰结于胸，治宜轻解，姜、防、柴、葛，胡可妄投？膏粱与藜藿有殊，暑热与风寒迥异。治上焦如羽，展气化宜轻，以通草、芦茎、冬瓜子、丝瓜络、紫菀、枇杷叶、射干、兜铃、白前九味，天泉水急火煎服，覆杯即已。（王士雄《王氏医案三编》）

【张寿颐评议】

汗后身热不解，已非表病，故方中并不用一味辛凉表药。头痛不眠，是羌、防、柴、葛辈升散太过，引动气火上攻，非风寒之头痛，故脉弦数，舌绛口干，便滞尿艰，皆过汗伤津之证。胸痞而饮不下膈，则痰热交结于胸中，故以清肺热，开结滞，化痰滞为治，专清上焦，展布肺家气化，此孟英最擅长者也。如瓜蒌、郁金、杏仁、大贝母，皆可为佐。（张寿颐《古今医案平

议·第一种之第一卷·感冒》）

【原案】

顾氏子患发热独炽于头，医进发散，汗出不解，胸次痞闷，便滞溺艰，舌绛口干，饮不下膈，不眠头痛，脉数而弦。孟英曰：体质素虚，热薄于肺，痰结于胸，治宜轻解。羌、防、柴、葛，恶可妄投？膏粱与藜藿有殊，暑热与风寒迥异，治上焦如羽，展气化宜轻。以通草、苇茎、冬瓜子、丝瓜络、紫菀、枇杷叶、射干、兜铃、白前九味，天泉水急火煎服，覆杯即已。盖席丰履厚之家，密室深居，风寒湿三气所不能侵，惟暑燥之邪易于吸受，误用温散，最易劫津。若田野农夫，栉风沐雨，肌坚气实，当用辛温。设进轻清，焉能济事？故医者须量体以裁衣，弗胶柱而鼓瑟也。（王士雄《王氏医案三编·卷二》）

马某，年三十余，素用力，患发热恶寒，肢振自汗，少腹气上冲胸，头疼口渴。

王诊之曰：卫虚风袭，而络脉久伤，肝风内动，与建中去饴，加龙、牡、石英、苁蓉、枳实、桑枝，数帖而愈。

【张寿颐按】

肾气上奔，仲景法宜加茯苓。王案有眉评曰：发热恶寒，头疼自汗，皆桂枝证，此人必津液素亏，因汗出

而益耗其津液，故肝失所养而上冲，肺胃失所养而口渴。（王士雄《王氏医案续编·卷一》）

【张寿颐评议】

少腹气上冲胸，是肾气本虚，因邪热引动，冲激上奔，即仲景之所谓奔豚。桂枝加桂汤，本是仲景主治奔豚之一法，而肾虚气不摄纳，非龙、牡摄阴涵阳，不能导归元海。案中虽曰肝气内动，然龙、牡、石英，是镇纳肾气，并非平肝，故方中亦无息风之药；苁蓉亦是补阴安肾，合之桂枝汤，标本两顾，皆合经旨。此汗多阳浮，扰动肾气之正法。头痛一证，亦是气机上逆使然，而评者以肝风一句，竟谓肝失所养而上冲，受孟英之愚矣。（张寿颐《古今医案平议·太阳表证》）

【原案】

马某，年三十余，素用力。患发热恶寒，肢振自汗，少腹气上冲胸，头疼口渴。孟英诊曰：卫虚风袭，而络脉久伤，肝风内动。与建中去饴，建中之力在饴糖，今去饴糖，仍是桂枝法，加龙、牡、石英、苁蓉、楝实、桑枝，数帖而痊。眉批：发热恶寒，头疼自汗，皆桂枝证。此人必津液素亏，因汗出而益耗其津，故肝失所养而上冲，肺胃失所养而口渴也。（王士雄《王氏医案续编·卷一》）

王孟英曰：萧建廷秋月患感于归安，医进麻黄汤，汗透衣衾，奄奄一息。改用参、芪、术、附等药，汗虽止而舌燥无津，神昏沉寐。所亲顾味亟为买棹送归，延余视之，脉来细软，睛赤唇焦，小溲全无，皮肤燥热，不食不便，懒语音低。灌以大剂西洋参、生地、麦冬、杞子、甘草、葳蕤、当归、花粉、藕汁、童便等药，三剂神渐醒，而舌润溺行，累啜稀粥。药不更方，旬日后身热始净，音亦朗爽，粥食渐加，半月后始更衣而脉和，月余能下榻矣。复于方内加熟地、天冬、牛膝、仙灵脾，令熬膏服之而健。（俞氏《古今医案按》）

【张寿颐评议】

观怀案［怀抱奇治一人，稍劳后感寒发热，医者好用古方，竟以麻黄汤进，目赤鼻衄，痰中带血，继以小柴胡汤，舌干乏津。怀诊之，脉虚数无力，乃劳倦而兼阴虚也（杨素园曰：伤寒无虚数无力之脉。颐按初感而脉虚数无力之脉，即是阴虚本色，但此案既在表汗失血之后，虚火升浮，又服柴胡，上愈实而下愈虚，脉象如此固宜。若来服麻黄柴胡之时，或不如此），误服热药，能不动血而竭其液耶？连进地黄汤三剂，血止，神尚未清。用生脉散，加当归、枣仁、茯神、远志，神虽安，舌仍不生津。乃曰：肾主五液，而肺为生化之源，滋阴益气，两不见效，何也？细思之，因悟麻黄性不内守，服之而竟无汗，徒伤其阴，口鼻虽见血，病性终未发泄，故津液不行。仍以生脉散加葛根、陈皮引之，遂得微汗，舌果生津，复以归脾汤、六味丸而痊。——编者注〕、王案，麻黄之害，如是其烈，即可知陶尚文案，断不可言。东扶（俞东扶曰：地之水土不同，怀氏就松江所见而言，推之嘉苏，亦复如是。若南京人患伤寒，用麻黄者十有二三，若江北人不用麻黄，全然无效，况直隶陕西乎！所以《内经》有散而寒之，收而温之，同病异治之论也。——编者注）谓地土不同，用药不一，洵是确论。但北人体伟，脉证亦自不同，有是证即有是脉，南人岂无强健雄伟，可胜发表攻里猛剂者乎？总之辨证投药，必以脉证参合，确有可据，亦不能以其南人北人，而预设成见也。（张寿颐《古今医案平议·太阳表证》）

【原案】

萧建廷秋月患感于归安，医进麻黄汤，汗透衣衾，奄奄一息。改用参、芪、术、附等药，汗虽止而舌燥无津，神昏沉寐。所亲顾味吾亟买棹送归，延余视之，脉来细软，睛赤唇焦，小溲全无，皮肤燥热，不食不便，懒语音低，灌以大剂西洋参、生地、麦冬、杞子、甘草、葳蕤、当归、花粉、藕汁、童溺等药，三剂神渐醒而舌润溺行，略啜稀粥。药不更方，旬日后身热始净，音亦朗爽，粥食渐加。半月后更衣而脉和，月余能下榻矣。复于方内加熟地、天冬、牛膝、仙灵脾，令熬膏服之而健。（王士雄《王氏医案三编·卷一》）

庄芝阶，年七十，仲冬泛湖宴客，感冒风邪，痰嗽头疼，不饥寒栗，自服羌、苏、荆芥等二剂，势益甚，而口渴无溺。孟英切其脉，浮而弦数且促，证属风温，既服温散，所谓热得风而更炽也。舌绛无津，急宜清化，以桑叶、枇杷叶、栀子、知母、冬瓜子、元参、菊花、花粉、贝母、梨汁为剂，投匕即减，旬余而痊。（王士雄《王氏医案续编·卷八》）

【张寿颐评议】

感冒寒栗，而服羌、苏、芥，似亦未必不是，而反加剧，以致舌绛无津，口渴无溺者，良由七十高年，津液本少。本案叙此证，其人先病热痰暑疟，王以清润得瘳，则体质可知。温燥发散，为害如是其烈，宜乎孟英书中，恒太息痛恨于柴、葛、羌、防也。无溺是肺气郁血，不能下行，故甘寒养津，必益清泄肺气。颐谓可加桑皮、黄芩。又鲜石斛清胃生津，似不可少。（张寿颐《古今医案平议·第一种之第一卷·感冒》）

【原案】

庄芝阶舍人……至仲冬因泛湖宴客，感冒风邪，痰嗽头疼，不饥寒栗。自服羌、苏、荆芥药二剂，势益甚，而口渴无溺。孟英切其脉，与季秋无异，但兼浮耳。证属风温，既服温散，所谓热得风而更炽也。舌绛无津，亟宜清化。以桑叶、枇杷叶、栀子、知母、冬瓜子、元参、菊花、花粉、贝母、梨汁为剂，投匕即减，

旬日而痊。（王士雄《王氏医案续编·卷八》）

伤寒医案

关颖庵患寒热，医者泥于今岁之司天在泉，率投温燥（据原书序例，是年为道光之甲辰），以致壮热不休。既而某用小柴胡和解之治，遂自汗神昏，苔黑舌强，肢掣不语，唇茧齿焦。张某谓斑疹不透，拟进角刺、荆、蒡；越医指为格阳假热，欲以附子引火归原（张柳吟原评曰：因前医之误而始思转计，已非良医所为。况明睹温散表散之害，而仍蹈覆辙，乌足云医）。许芷卿知为伏暑，而病家疑便溏，不可服凉药，复迎孟英诊之。曰：阴虚之体，热邪失清，最易劫液，幸得便泄，邪气尚有出路，正宜乘此一线生机，迎而导之，切勿迟疑。

遂与芷卿商，投晋三犀角地黄汤，加知、麦、花粉、西洋参、玄参、贝、斛之类，大剂服八九日，甫得转机。续与甘凉充液六七剂，忽大汗如雨一夜，人皆疑为脱虚。孟英曰：此阴气复而邪气解也，切勿惊惶。嗣后果能安谷，投以滋补而愈。（王士雄《王氏医案续编·卷一》）

【张寿颐评议】

五运六气，执五行推算板法，原非古本《素问》所有。自启玄编入医经，而浅者且视若免园册子（指肤浅启蒙之书。——编者注），甚有“不识五运六气，读遍方书无济”之语，岂不可哂！此案一误于寒水湿土之“泥”字；再误小柴胡汤之“和”字。温燥升提，以致风火交煽，焦头烂额，劫尽阴津。其自汗神昏，苔黑舌强，唇茧齿焦，皆阳明经邪火燎原之见证，非心包络内陷神昏之逆传。王用犀、地，正是清胃救液主药，一派清润甘寒，与牛黄、脑、麝之引入心宫者，不可同日而语。地、斛必鲜地、鲜斛，贝母必象贝，乃合清肃苦泄之用，石氏《绎注》误认干地，已嫌腻而不灵，再用川贝，则是淡而无味，孟英必不如此。厥后生津益液，大剂频灌，而始得汗。则此证本有感邪，先以燥极而玄府不通，无路可泄。直至阴液滂沛，鼓邪外出，苟非水到，那得渠成。彼习用柴、葛、荆、防以求解表者，直是砻糠榨油伎俩。石注所补甘凉充液一方，多用果食，养胃生津，差有可取。备录如下：芦根二两，麦冬五钱，枇杷叶（刷、包）三钱，荸荠二两，淡海蜇一两，银花八钱，石斛一两，竹沥一杯，北梨二两，嫩蔗一两，皆榨汁冲。（张寿颐《古今医案平议·第一种之第三卷·阳明热病》）

【原案】

关颖庵，患寒热，医者泥于今岁之司天在泉，率投温燥，以致壮热不休。阮某用小柴胡和解之治，遂自汗神昏，苔黑舌强，肢掣不语，唇茧齿焦。张某谓斑疹不透，拟进角刺、荆、蒡；越医指为格阳假热，欲以附子引火归原。眉批：因前医之误，而始思转计，已非良医所为，况明睹温燥表散之害，而仍蹈覆辙，焉足云医。许芷卿知为伏暑，而病家疑便溏不可服凉药，复逆孟英诊之。曰：阴虚之体，热邪失清，最易劫液，幸得溏泄，邪气尚有出路。正宜乘此一线生机，迎而导之，切勿迟疑。遂与芷卿商投晋三犀角地黄汤，加知、麦、花粉、西洋参、元参、贝、斛之类。大剂服八九日，甫得转机。续与甘凉充液，六七剂，忽大汗如雨者一夜，人皆疑其虚脱。孟英曰：此阴气复而邪气解也，切勿惊惶。嗣后果渐安谷，投以滋补而愈。继有陈菊人明府乃郎，病较轻于此，因畏犀角不敢服，竟致不救，岂不惜哉！（王士雄《王氏医案续编·卷一》）

石涌羲，夏杪患感，多医广药，病势日增，延逾一月，始请孟英诊焉。脉至右寸关滑数上溢，左手弦数，耳聋口苦，热甚于夜，胸次迷闷，频吐黏沫，啜饮咽喉阻塞，便溏溺赤，间有谵语。曰：此暑热始终在肺，并不传经，一剂白虎汤可愈者，何以久延至此也？乃尊北涯，出前所服方见示，孟英一一阅之。惟初诊顾听泉用清解肺卫法为不谬，其余温散升提，滋阴凉血，各有来历，皆费心思，原是好方，惜未中病。而北涯因其溏泄，见孟英君以石膏为治，不敢与服。次日复诊，自陈昨药未投，惟求另施妥法。孟英曰：我法最妥，而君以为未妥者，为石膏之性寒耳。第药以对病为妥，此病舍此法，别无再妥之方。若必以模棱迎合为妥，恐贤郎之病不妥矣。北涯闻而感悟，颇有姑且服之之意。而病者偶索方一看，见首列石膏，即曰：我胸中但觉一团冷气，汤水皆须热呷，此药安可投乎？坚不肯服。然素仰孟英手眼，越日仍延过诊，且告之故。孟英曰：吾于是证，正欲发明。夫邪在肺经，清肃之令不行，津液凝滞、结成涎沫，盘踞胸中、升降之机亦窒，大气仅能旁趋而转旋，是一团涎沫之中，为气机所不能流行之地，其觉冷也，不亦宜乎！且予初诊时，即断为不传经之候，所以尚有今日，而能自觉胸中之冷。若传入心包，则口舌黑神昏，才合吴古年之犀角地黄矣。然虽不传经，延之逾月，热愈久而液愈涸，药愈乱而病愈深，切勿以白虎为不妥，急急投之为妙。于是有敢服之心矣。

而又有人云：曾目击所亲某，石膏甫下咽，而命亦随之。况月余之病，耳聋泄泻，正气已亏，究宜慎用。北涯闻之惶惑，仍不敢投，乃广征名士，会商可否。比孟英往诊，而群贤毕至，且见北涯求神拜佛，意乱心慌，殊可怜悯。欲与众商榷，恐转生掣肘，以误其病。遂不遑谦让，援笔立案云：病既久延，药无小效，主人之方寸乱矣。予三疏白虎而不用，今仍赴招诊视者，欲求其病之愈也。夫有是病则有是药，诸君不必各抒高见，希原自用之愚。古云：鼻塞治心，耳聋治肺，肺移热于大肠，则为肠澼。是皆白虎之专司，何必拘少阳而疑虚寒哉！放胆服之，勿再因循，致贻伊戚也。坐中顾听泉见案，即谓北涯曰：孟英肠热胆坚，极堪倚赖，如犹不信，我辈别无善法也。顾友梅、许芷卿、赵笛楼亦皆谓是。疏方以白虎加西洋参、贝母、花粉、黄芩、紫菀、杏仁、冬瓜仁、枇杷叶、竹叶、竹茹、竹黄，而一剂甫投，咽喉即利。三服后各恙皆去，糜粥渐安。乃改甘润生津，调理而愈。予谓此案不仅治法可传，其阐发病情处，识见直超古人之上。（王士雄《王氏医案·卷二》）

【张寿颐评议】

是案在孟英初诊时，肺胃气窒，肝胆火炎，降少升多，痰涎闭塞，脉至右寸关滑数上溢，肺胃右降之令，反致升腾逆上，势焰最凶。王主白虎，所据在是。但耳聋口苦，胸次迷闷，咯吐黏沫，啜饮咽塞，皆是肺胃痰涎随气火上升，热势且依之以为巢穴。则治此者，尤必以开痰泄降为急，非单用白虎成方可以泛应曲当。观孟英后日定方，仍是紫菀、杏、贝、竹黄、竹茹，主意非不明了，则开口所谓一剂白虎汤可愈者，措词尚嫌含浑。病家只知石膏之寒凉，不知辅佐之开泄，其疑而不服者，所见亦或在是。且种种见证，痰热交互肆虐，本是肺胃共有之病，脉应右寸关，亦最显见。白虎又是肺胃并治之方，何不援引仲景阳明条例，较为细腻熨帖。而乃谓始终在肺，并不传经，则已漏去阳明经热一层。仅说石膏治肺，断不如阳明白虎之尽人能知。须知肺胃同病，未始非传经之并病，而王竟龂龂然断为始终不传经者，则胸中仍有叶氏之“首先犯肺，逆传心包”八字在。盖惟热入心包者，乃为传经，而是症并未入心，则为不传耳。叶老魔力，束缚后人智慧，弊真不小。“各有来历，皆费心思……”十六字看似蕴藉，而嬉笑甚于怒骂，竟是病人不敏，不能移病就药，辜负此有学有本之好方，那不可叹！溏泄一层，肺胃之热下移，尚是一条出路。所以为病虽久，而日复一日，尚能及待孟英之四次定方。否则灼尽阴津，不为槁木死灰，亦必闭塞不通，痉厥尸寝而无声无臭。医家且止知为热传心包之内陷死症，而谁能识得是阳明痰热，重重痼结，尚是始终不传经耶！其论胸中一团冷气，谓涎沫盘踞，其升降室塞，大气不能转旋，固是洞见隔垣之论。然惟此则更非单独之白虎所能治，知母之寒，亦嫌未惬，此孟英所以多用痰药，而颐所谓首宜开泄者也。若或者所谓石膏下咽，而命即随之，世间固必有此凑巧之事，然必不可执此以为石膏是杀人之药。局外旁观，本与病机无涉，殊无辨论资格。又谓耳聋泄泻，正气已亏，亦非知医之误。此之耳聋，乃浊气之上，正是实病，安得妄指为虚？泄泻且是生路，何可止涩？孟英引“鼻塞治心，清肃顺降之常，耳聋治肺”二语，未知何本。盖皆以浊气壅塞清窍言之。开肺金之闭，以复固是应弦合节，然执一白虎汤谓为专司，似不可如是之笼统论治。此则案语之尚嫌含浑者，断不可执此以为耳聋之秘治也。又谓肺移热于大肠，则为肠澼。虽肠澼是滞下，似与此证之溏泄不同。唯此证之泄，秽气必重，所敢断言，肺热下移，确是至理。所选各药，清肃肺胃，泄化痰涎，洵是无所间然。一啜而咽喉即利，全是开痰泄降之力，必不可归全功于白虎之膏、知二物也。

【附录】

江都石氏《王氏医案绎注》：“右寸关滑数上溢”九句，热邪多在气分，惟左手脉弦数，稍挟阴虚。但右不降则左升，法宜治肺。病邪此脏传彼脏为传经。热证右脉无力，便溏，则肺阳已败，忌服柔润及石膏；热证右脉有力，则便溏为热邪出路，宜服阴药及石膏。右寸关滑数上溢，则右脉有力可知，故不忌白虎。左脉弦数，虽挟阴虚，惟清肺则肺阴能生肝阴。且洋参、花粉等一派清润，肃肺即以补肝，斯为一笔两用，一丝不漏。

生石膏八钱（先煎），西洋参三钱，川贝母三钱，酒炒知母一钱，南花粉二钱，酒炒枯芩二钱，杏仁泥一钱五分，紫菀茸一钱，生冬瓜子三钱，姜枇杷叶三钱（刷、包），鲜竹叶二钱，姜竹茹三钱，天竺黄三钱。甘润生津方：生甘草三钱，花麦冬三钱，花粉四钱，北沙参四钱，甜杏仁三钱，蜜枇杷叶三钱，鲜地骨皮四钱，清阿胶二钱（炖、和），活水芦根八钱。

【张寿颐评议】

《王氏医案绎注》凡十一卷，江都石念祖氏字兰荪者新编，民国八年商务书馆之出版品也。其书以孟英医案之《初集》《二集》及《霍乱论》中各集，申说病情药理，补出药味分两，有时且以案中之有论无方者，补立方药。笃信孟英之学，不可不谓王氏之孝子慈孙。颐于孟英案，最为服膺，得读是书，极所欣喜，但惜其所见尚多浅近，未必果合孟英真旨。若原案中既无分两，则当时病情见诸症轻重，既非作者亲见，何可一一贯拟而支配其药量之多少？此其闭门造车，已不能出而合辙。何况案中未出之方而仅据所载一二语，则对于病情变化，殊无把握，乃亦能仿佛摹拟，自谓得之。许子虽不惮烦，试问与治病条理，何所印证？循是道以误医，则四诊皆可不问，初学模糊浮泛之习，弊将不可胜言。虽浅者读之，必喜其详细明晰，易于学步，颐窃谓此浮光掠影之学，不可与语细针密线，丝丝入扣者也。姑录是条而为研究之，殊觉貌是神非，不可枚举。欲使学者识得此中精密，自有不容模糊隐约，纸上谈兵者。非敢吹毛求疵，轻于攻讦也。请陈涯略，备质通方：开口谓“右寸关滑数上溢”九句，热邪多在气分，是宗叶氏气分血分之辨。近人治温热，每每用此套语，貌似认症清楚。须知九句中之“胸次迷闷，频吐黏沫，咽喉阻塞”三句，绘出痰浊胶黏，窒塞肺胃，岂仅气分之热？亦岂仅轻清理气之药可治？又谓左脉弦数，稍挟阴虚。则病状全是阳实，肝胆火升，耳为之聋，脉弦在左，灼然有据，与阴虚何涉？岂此时痰寒热蒸，可投滋阴甘腻之药？论传经谓是此脏传彼脏，更是可骇。三阳病最多传经，明谓是经，何关乎脏？且三阳又皆属腑，此证确在阳明，更何可牵合“脏”字？其意中只有叶氏非肺即心，非心即肺二层，乃谓传经是脏，以此而论温热，那不开口便错。又谓便溏而右脉有力，热邪出路，宜阴剂及石膏，其意盖谓并宜滋阴。要知肺热下移，清之固是，亦何可遽投滋腻阴药？乃以自己造出之“阴虚”二字，附会方中洋参、花粉，为补阴而设。究之此时痰热互阻，只可退阳，不能补阴。孟英用洋参、花粉以清肺胃，不用麦冬以补肺，选药极允，胡可以作肃肺补肝，含浑不清。似此种种隔膜，皆是点金成铁手段，竟谓一笔两用。一丝不漏，岂非谬赞！孟英有知，必不谓然。方中贝母只宜象贝，苦泄肃降，颇有力量，一改川贝，便无效用，王氏案中有例可寻，而石竟不知参考，陋矣！竹茹亦宜生用，肃肺化痰乃佳。世有以姜汁炒用者，则为寒饮设法，此是热痰，胡可等视。至补出甘润生津一方，重用甘草、麦冬、阿胶腻药。若其涎涎尽涤，胃纳大桂，固亦未为不可。然案中只言三服后各恙皆去，糜粥渐安，则痰未尽泄，胃未大开，清养轻灵，再参泄化，方是孟英家法。早投浊腻，且有死灰复燃，痰热复炽之虑。《伤寒论》食复一条，不必皆由斗米十肉所致。孟英亦谓热病后之调摄，白饭清蔬香茗，便是佳珍。而石氏能为孟英代拟此大甘大腻之法，孰谓深于孟英之学者。果如是耶？（张寿颐《古今医案平议·第一种之第三卷·阳明热病》）

【原案】

石涌羲夏杪患感，多医广药，病势日增，延逾一月，始请孟英诊焉。脉至右寸关滑数上溢，左手弦数，耳聋口苦，热甚于夜，胸次迷闷，频吐黏沫，啜饮咽喉阻塞，便溏溺赤，间有谵语。曰：此暑热始终在肺，并不传经，一剂白虎汤可愈者，何以久延至此也？乃尊北涯，出前所服方见示，孟英一一阅之，惟初诊顾听泉用清解肺卫法为不谬耳。其余温散升提、滋阴凉血，各有来历，皆费心思，原是好方，惜未中病。而北涯因其溏泄，见孟英君石膏以为治，不敢与服。次日复诊，自陈昨药未投，惟求另施妥法。孟英曰：我法最妥，而君以为未妥者，为石膏之性寒耳。第药以对病为妥，此病舍此法，别无再妥之方。若必以模棱迎合为妥，恐贤郎之病不妥矣。北涯闻而感悟，颇有姑且服之之意。而病者偶索方一看，见首列石膏，即曰：我胸中但觉一团冷气，汤水皆须热呷，此药安可投乎？坚不肯服。然素仰孟英手眼，越日仍延过诊，且告之故。孟英曰：吾于是证，正欲发明。夫邪在肺经，清肃之令不行。津液凝滞，结成涎沫，盘踞胸中，升降之机亦窒。大气仅能旁趋而转旋。是一团涎沫之中，为气机所不能流行之地。其觉冷也，不亦宜乎？眉批：论亦根柢喻氏，而更加明透。且予初诊时，即断为不传经之候，所以尚有今日，而能自觉胸中之冷。若传入心包，则舌黑神昏，才合吴古年之犀角地黄矣。然虽不传经，延之逾月，热愈久而液愈涸，药愈乱而病愈深。切勿以白虎为不妥，急急投之为妙。于是有敢服之心矣。而又有人云：曾目击所亲某，石膏甫下咽，而命亦随之。况月余之病，耳聋泄泻，正气已亏，究宜慎用。北涯闻之惶惑，仍不敢投。乃约翌日广征名士，会商可否。比孟英往诊，而群贤毕至，且见北涯求神拜佛，意乱心慌，殊可怜悯。欲与众商榷，恐转生掣肘，以误其病。遂不遑谦让，援笔立案云：病既久延，药无小效，主人之方寸乱矣。予三疏白虎而不用，今仍赴招诊视者，欲求其病之愈也。夫有是病则有是药，诸君不必各抒高见，希原自用之愚。古云：鼻塞治心，耳聋治肺。肺移热于大肠，则为肠澼，是皆白虎之专司，何必拘少阳而疑虚寒哉？放胆服之，勿再因循，致贻伊戚也。坐中顾听泉见案，即谓北涯曰：孟英肠热胆坚，极堪倚赖，如犹不信，我辈别无善法也。顾友梅、许芷卿、赵笛楼亦皆谓是。疏方以白虎加西洋参、贝母、花粉、黄芩、紫菀、杏仁、冬瓜仁、枇杷叶、竹叶、竹茹、竹黄。而一剂甫投，咽喉即利，三服后，各恙皆去，糜粥渐安，乃改甘润生津，调理而愈。予谓此案不仅治法可传，其阐发病情处，识见直超古人之上。（王士雄《王氏医案·卷二》）

石芷卿患感，张某连投柴、葛药，热果渐退，而复热之后，势更孔甚，乃延孟英诊焉。先以栀、豉、芩、连等药，清解其升浮之热，俟邪归于腑，脉来弦滑而实，径用承气汤下之。时其尊人北涯赴瓯，无人敢主其可服否也。另招他医决之，以为太峻，且腹不坚满，妄攻虑变，举家闻之摇惑。

暮夜复恳再诊，孟英辨论洋洋，坚主前议，服后果下黑矢。

次日大热大汗，大渴引饮，孟英曰：此腑垢行而经热始显。与竹叶石膏汤二剂而安，继以育阴充液，调理而康。（王士雄《王氏医案·卷二》）

【张寿颐评议】

证是外感，于法当散。柴、葛本是疏散之药，故乍用之可以退热。然温热之气一经升发，其势已是浮动，接踵再投，那不气火飞腾，益张烈焰。芩、连、栀、豉苦泄清降，一以潜息病机之气焰；一以救济药误之浮器，灌顶醍醐，魂梦俱适。迨至脉转滑实，则升浮之势焰已戢，而痰涎盘踞，确有明征，则轻投下剂，俾痰热气火，一举荡平，岂不事半功倍。此时尚非肠胃之大结大实，而速投承气无疑者。所谓温热下不嫌早，其所以异于伤寒者在此。盖仲景论中之阳明病，是寒邪传变，虽曰化热，热结颇迟。纵已传入阳明，而声经入腑，初非民夕之事。早下损其胃阳，必有中满不能食之变。故本论谆谆，慎之又慎，所谓伤寒下不嫌迟者，自有至理。若温热为病，则本是热邪，初起已在阳明，则潜经溜腑，热入胃肠，最是直捷。下之则病有出路，覆杯成功，不下则灼烁耗津，变幻不少。固不在乎矢之燥与不燥，气之转与不转，此则伤寒、温热治法之大相径庭者。案中“腹不坚满”一句，明是大肠犹未实结之确证，则下法止以破其痰窒，使热邪失所凭依，自可迎刃而解。原非大便不通而设，故录是案于阳明经证篇中，以为大腑未实，亦有可下之良法。但腑气既通，而后经热俱显，且可知前此痰涎塑滞于中，虽明明病在阳明，而经证且因之不彰。假令不与开泄，则愈滞愈窒，亦必有昏愦痉厥之变，尤可见下法之不可稍缓。则孟英之当机立断，消患无形，功益大矣！此不囿于古人成法，而能得法外之法者。（张寿颐《古今医案平议》）

【原案】

石芷卿患感，张某连投柴、葛药，热果渐退，而复热之后，势更孔甚，乃延孟英诊焉。先以栀、豉、芩、连等药，清解其升浮之热，挟邪归于府，脉来弦滑而实，径用承气汤下之。时其尊人北涯赴瓯，无人敢主其可服否也。另招他医决之，以为太峻，且腹不坚满，妄攻虑变，举家闻之摇惑，暮夜复恳再诊。孟英辨论洋洋，坚主前议，服后果下黑矢。次日大热大汗，大渴引饮，孟英曰：此府垢行而经热始显。与竹叶石膏汤，二剂而安。继以育阴充液，调理而康。（王士雄《王氏医案·卷二》）

周光远母夫人，年逾七旬。十月下旬，天气骤冷，陡患吐泻腹痛，肢冷音嘶，急邀孟英视之。脉微，为寒邪直中，亟与大剂理中，加吴萸、橘皮、杜仲、故纸、石脂、余粮而瘥。（王士雄《王氏医案续编·卷四》）

【张寿颐评议】

此亦真寒霍乱之正治。案中不言舌色，尚是缺点，不仅以年高，及天气骤冷、脉微，为直中之确症。（张寿颐《古今医案平议·第一种之第十卷·时病霍乱门·真寒霍乱》）

【原案】

周光远母年逾七旬…… 十月下旬，天气骤冷，陡患吐泻腹痛，肢冷音嘶，急邀孟英视之。脉微为寒邪直中，亟与大剂理中，加吴萸、橘皮、杜仲、故纸、石

脂、余粮而瘥。（王士雄《王氏医案续编·卷四》）

庄半霞闱后患感（此道光庚子岁事，考本集次第可知），日作寒热七八次，神气昏迷，微斑隐隐。医者无策，始迎孟英视之，曰：此平昔饮酒，积热深蕴，挟感而发，理从清解。必误投温补，以致热势披猖若是！询之，果三场皆服参，且携枣子浸烧酒入闱。初病尚不至此，因连服羌、防、姜、桂，渐以滋甚。孟英曰：是矣！先以白虎汤三剂，斑化而寒热渐已，继用大苦寒之药，泻其结热，所下黑矢，皆作枣子气。旬日后与甘润滋濡之法，两月始得全愈。（周光远辑《王孟英医案初集》卷二）

【张寿颐评议】

酒为曲糵所造，以气用事。嗜饮者，恒随其人素禀之寒热而与为温凉。在寒湿用事者，多饮即为湿寒郁滞之病；在燥火用事者，多饮即为燥热燔灼之病。此案据周氏称，病人为芝阶中翰之三郎，意必在年力强壮之时。平昔好饮，正是燥热郁结于里。挟感病作在秋闱之后，时正秋阳尚盛之际。本是暑热，而更以羌、防、姜、桂助桀为虐，自当如虎傅翼。观孟英开手即以白虎汤直撤阳明之热，并不稍参开宣泄导之品，可见其时燥火烁津，阴液垂竭，别无痰涎壅塞之症。否则孟英善用痰药，何以不合蒌贝诸味。且可知阳明热盛于里，亦尚有乍寒乍热见症。此案之日作寒热七八次，并非少阳之往来寒热，其寒必微，其热必盛。正不可以犹有乍寒，而畏白虎。设用明代成法，误以有寒为在表未罢，而授葛根；或又板读仲圣书，误认少阳而浪用小柴胡，为害又将何如？迨连进白虎三剂，而斑自化，寒热自已。仲景本论亦谓；阳明病背微恶寒者，用人参白虎汤。固为此等病情而设。虽曰微寒，而非真寒邪，当可共喻。且连授白虎而斑化，又可知阳明发斑，即此已足，原非必赖于升麻、葛根之透发。洎乎肌肤之寒热俱解，而犹继之以大苦大寒，通其地道，则必有里热实结之证。所以可授承气辈之荡涤，特案中未详证症耳。惟中叙三场皆服人参一句，颇似归咎于参之温补。究竟参可言补，不可言温，彼时本是未病，服参亦复何妨。此症之误全在初病时之羌、防、姜、桂，不当追溯无病之先，竟以人参为口实。惟统观孟英全集，此公意中固恒喜为人参毁谤，殆是一癖。寿颐殊不谓然。（张寿颐《古今医案平议·第一种之第五卷·斑疹》）

【原案】

庄半霞，芝阶中翰之三郎也。闱后患感，日作寒热七八次，神气昏迷，微斑隐隐。医者无策，始迎孟英视之。曰：此平昔饮酒，积热深蕴，挟感而发，理从清解，必误投温补，以致热势披猖若是。询之果三场皆服参，且携枣子浸烧酒入闱。初病尚不至此，因连服羌、防、姜、桂，渐以滋甚。孟英曰：是矣。先以白虎汤三剂，斑化而寒热渐已，继用大苦寒之药，泻其结热，所下黑矢，皆作枣子气。旬日后与甘润滋濡之法，两月始得全愈。（王士雄《王氏医案·卷二》）

温病医案

陈建周令郎患春温，初起即神气躁乱，惊惧不眠，两脉甚数。孟英谓温邪直入营分，与神犀丹佐紫雪，两服而瘥。夏间吴守旃及高若舟令郎、胡秋纫令嫒患温，初起即肢瘈妄言，神情瞀乱，孟英皆用此法，寻皆霍然。（王士雄《王氏医案续编·卷七》）

【张寿颐评议】

感冒初起，病在气分，言其常耳。凡病之急者，初起之证，亦必迥异寻常，有直中三阴之大寒证，即有直入阴分之大热证。此条初感之时，见证如此，其舌苔未有不红绛光燥，或且紫黯，或且黑燥者，实皆少厥二阴之大热证，非从传经数日而来，尤为危险。爰附于此，以见感冒二字中，固已无奇不有，弗谓乍病之皆轻证也。（张寿颐《古今医案平议·第一种之第一卷·感冒》）

【原案】

陈建周令郎患春温，初起即神气躁乱，惊惧不眠，两脉甚数。孟英谓：温邪直入营分也。与神犀丹（神犀丹：犀角尖磨汁、石菖蒲、黄芩各六两；直生地冷水洗净浸透捣绞汁、银花各一斤，如有鲜者，捣汁用尤良；粪清、连翘各十两；板蓝根九两，无则以飞净青黛代之；香豉八两；元参七两；花粉、紫草各四两；各药生晒，切忌火炒。研细，以犀角、地黄汁、粪清和捣为丸，切勿加蜜。如难丸，可将香豉煮烂。每重三钱，凉开水化服，小儿用半丸。如无粪清，可加人中黄四两研入。王孟英自注云：温热、暑疫诸病，邪不即解，耗液伤营，逆传内陷，痉厥昏狂，谵语发斑等证，但看病人舌色干光，或紫绛，或圆硬，或黑苔，皆以此丹救之。若初病即觉神情昏躁，而舌赤口干者，是温暑直入营分。酷热之时，阴虚之体，及新产妇人，患此最多，急须用此，多可挽回。切勿拘泥日数，误投别药以偾事也。兼治痘瘄毒重，夹带紫斑危证，暨痘瘄后，余毒内炽，口糜咽腐，目赤神烦诸证。上本叶氏参治验。——编者注）佐紫雪，两剂而瘥。（王士雄《王氏医案续编·卷七》）

赤山埠李氏女，素禀性弱。春间汛事不行，胁腹聚气如瘕，餐减肌削，屡服温通之药，至孟秋加以微寒壮热，医仍作经闭治，势濒于危。乃母托伊表兄林豫堂措办后事，豫堂特请孟英一诊以决之。

孟英切其脉时，壮热烙指，汗出如雨，其汗珠落于脉枕上，微有粉红色。乃曰：虚损是其本也。今暑热炽盛，先当治其热邪，庶可希冀。

疏白虎汤加西洋参、元参、竹叶、荷秆、桑叶。及何医至，一筹莫展。闻孟英主白虎汤，乃谓其母曰：危险至此，尚可服石膏乎？且本草于石膏条下致戒云血虚胃弱者禁用，岂彼未之知也！豫堂毅然曰：我主药，与其束手待毙，盍从孟英死里求生之路耶！遂服二帖，热果退，汗渐收。

改用甘凉清余热，日以向安。继与调气养营阴，宿瘕亦消。培补至仲冬，汛至而痊。（王士雄《王氏医案·卷二》）

【张寿颐评议】

证是虚体而病身热，热壮汗多，已是白虎确证,固不系乎孟秋之暑热炎天也。案中独不言脉，则此是久虚之人，脉必不大，然现状如是，从证舍脉，自有定理。前医之误，正坐不识当务之急，而犹谓危险至此，不可用石膏，颟顸如此,真是一窍不通者。又谓血虚胃弱者禁用，则必说本于洁古老人。原文谓有血虚发热，象白虎证，及脾胃虚劳病证，初得之时与此证同，误用之不可胜救。颐谓血虚发热，而证似白虎之“大渴、大汗、大热”六字完备者，已不多有，而脾胃虚劳之外热大炽者，更是百不得一。洁古预设此防，已属过虑，而汪讱庵采人《本草备要》，则但有“胃弱血虚禁用”数字。须知阳明热炽，本不同可与平日之胃弱互相引证；其“血虚”二字，截去发热一层，何以见得证象白虎，竟可笼统浑言，实是洁古之罪人。袭取古书片面文章，而可以作药物说解，医学中不容有此断章取义之法。讱庵本不足与言医者，独怪俗人无识，喜其浅显易知，皆从此书人手，而门径既误，卒致终身不见天日。颐恒谓医学之陋，皆由讱庵三书堕入深坑。汪氏真吾道之莫大罪魁哉！（张寿颐《古今医案平议·第一种之第三卷·阳明热病》）

【原案】

赤山埠李氏女，素禀性弱。春间汛事不行，胁腹聚气如瘕，减食肌削，屡服温通之药。至孟秋，加以微寒壮热，医仍作经闭治，势濒于危。乃母托伊表兄林豫堂措办后事，豫堂特请孟英一诊以决之。孟英切其脉时，壮热烙指，汗出如雨，其汗珠落于脉枕上，微有粉红色。乃曰：虚损是其本也。今暑热炽盛，先当治其客邪，急则治标之法。庶可希冀。疏白虎汤加西洋参、元参、竹叶、荷秆、桑叶。及何医至，一筹莫展。闻孟英主白虎汤，乃谓其母曰：危险至此，尚可服石膏乎？且《本草》于石膏条下致戒云：血虚胃弱者禁用，岂彼未之知也。豫堂毅然曰：我主药，与其束手待毙，盍从孟英死里求生之路耶？遂服二帖，热果退，汗渐收。改用

甘凉清余热，日以向安。继与调气养营阴，宿瘕亦消。培补至仲冬，汛至而痊。次年适孙夔伯之弟。（王士雄《王氏医案·卷二》）

顾云垞体丰年迈，患疟于秋，脉芤而稍有歇止。孟英曰：芤者，暑也；歇止者，痰湿阻气机之流行也。大忌温补以助邪气。及与清解蠲痰之法，病不少减，而大便带血。孟英曰：暑湿无形之气，而平素多痰，邪反得以盘踞，颇以有形之病。清解不克胜其任，气血皆受其滋扰，必攻去其痰，使邪无依附而病自去。切勿以高年而畏峻药。伊侄桂生少府，亦精于医者也，闻之极口称是。遂以桃仁承气汤加西洋参、滑石、芩、连、橘红、贝母、石斛为方，送礞石滚痰丸。乃郎石甫孝廉云：此药在他人必畏而不敢服。我昔年曾患暑湿证，深悉温补之不可轻试，况高明所见相同，更何疑乎？径服二剂，下黏痰污血甚多，疟即不作，仍以清润法善后而康。

原评：此必别有外证可凭，故直断为暑与痰湿。未有专视脉之芤与歇止，而如是定断者。读者勿被瞒过。此方可谓峻极，良由识高，非徒胆大。（王士雄《王氏医案·卷二》）

【张寿颐评议】

丰腴之体，必多湿痰，况在高年，真阴更薄。此案疟发于秋，暑热伤液，已在意中。脉芤一层，向来谓是暑伤元气，其实正是血液不足之明证。孟英谓芤为暑，亦是此意，但言之尚未详明。其论歇止为痰湿阻滞、气机不利，确有卓识。惟是疟作于秋阳正烈之时，苟其稍明医理，当无浪投温补之事。而孟英必以温补助邪为谆谆告诫者，正以病在高年，惟恐俗子狃一“虚”字，不识病机，徒知献媚，则偾事必在指顾之间。此案虽未言舌苔，意者尖边红绛，而中心必有腻苔；且已津伤液燥，观后文所用洋参、芩、连、石斛等物，其人舌质可以想见。设无苔垢，孟英亦不以蠲痰为入手方针矣。迨至疟不少减，而大便带血，貌视之，颇似病情变幻，或有危机。且在高年，俗子意中，哪不闻而气馁。须知已在清解蠲痰之后，而府热泄导，未始非下行为顺。本书“大便带血”四字之旁，有“邪将去矣”之批语。虽原本序文不言眉评、旁注出于何人手笔，究竟孟英全案虽各卷皆有编辑人名氏，其实全稿多由梦隐手撰定，故能勘透病情，无微不著。山雷窃谓眉评、旁注亦必大半为此公自注。见得此时病机，方且以便中带血为蕴热之一条出路。金针度人，全在此评语中透彻灵犀一点，学者断不可忽略看过。要知其人之精神丰采是虚是实，更必有望而可知者，是以敢于攻破而无畏葸。且也桃仁承气、礞石滚痰，虽皆为峻烈之药，然苟其分量不多，亦不过宣通作用，何必遽如虎狼之可畏。迨至黏痰污淤涤荡之后，而疟竟不作，益可信无积不疟之诫非虚语矣。

此案脉证皆有虚象，而确是实病，学者最宜体会，而亦不可孟浪学步。究竟脉证既有可疑，则必从神气上观察，而后自有主张，此则孟英之所未言者。否则高年而得是脉，俱可援此案以为成例，又何往而不为马服之子耶？

张寿颐按：此条虽以下血涤痰得效，究竟暑热为重，痰血较轻。观方中洋参、石斛可悟，是以录入“暑热类”中。以此推之，知孟英所用桃仁、滚痰两方，必非重量。（张寿颐《古今医案平议·第一种之第八卷·时病疟疾门·暑热疟》）

【原案】

顾云垞，体丰年迈，患疟于秋，脉芤而稍有歇止。孟英曰：芤者，暑也；歇止者，痰湿阻气机之流行也，卓识。大忌温补以助邪气。眉批：此必别有外证可凭，故直断为暑与痰湿，未有专视脉之芤与歇止而如是定断者，读者勿被瞒过。及与清解蠲痰之法，病不少减，而大便带血，邪将去矣。孟英曰：暑湿无形之气，而平素多痰，邪反得以盘踞，颇似有形之病。清解不克胜其任，气血皆受其滋扰。必攻去其痰，使邪无依附而病自去。切勿以高年而畏峻药。伊侄桂生少府，亦精于医者也，闻之极口称是。遂以桃仁承气汤加西洋参、滑石、芩、连、橘红、贝母、石斛为方，送礞石滚痰丸。眉批：此方可谓峻极，良由识高，非徒胆大。乃郎石甫孝廉云：此药在他人必畏而不敢服，我昔年曾患暑湿证，深悉温补之不可轻试，况高明所见相同，更何疑乎？径服二剂，下黏痰污血甚多，疟即不作，仍以清润法善后而康。（王士雄《王氏医案·卷二》）

关寅伯赞府家某厨患春温，渠主人颖庵治之弗瘳，为速孟英诊焉。脉来弦软而寸数，舌绛苔黑而神昏，谵渴溺红，胸腹拒按，是双传证也。夫顺传者宜通其胃，逆传者宜清其营，设法不容紊也。然气血流通，经络贯串，邪之所凑，随处可传，其合其分，莫从界限。故临证者宜审病机而施活变，弗执死法以困生人。此证属双传，即当双解。予凉膈散加犀角、菖蒲、元参，下之果愈。（王士雄《王氏医案三编·卷二》）

【张寿颐评议】

舌绛苔黑，谵语神昏，渴欲溺红，胸腹拒按，阳明腑实，证情照著。热必当清，实必当去。凉膈双解，清泄中上，而即以导热下行，通泄腑垢，原是天造地设，巧合之方。即加犀角、元参，何当非清胃肠之热；菖蒲清芬，泄化痰窒，非为开通心窍而设。乃案语必比附于叶氏逆传者，正以通国医家，无不借此旗帜，自鸣的派，未能免俗，聊复尔尔。所谓举世皆浊，随其流而扬其波者，盖亦行道之恶习。须知病不在心，叶老之说，已不适用。且此病何尝从肺热传来，则逆于何有？而又创为双传一语，即顺且逆，试问文义上如何说得过去？毋亦好为奇僻，而不自知其理不可通。究竟胃腑之热，从何传来？顺字亦无着落。此求新太过，实是魔道，名不顺则言不顺，颐不敢为孟英阿私所好。但药病相当，不能不虚爇心香，膜拜于莲花座下耳。（张寿颐《古今医案平议·第一种之第三卷·阳明腑证》）

【原案】

关寅伯赞府家某厨，患春温，渠主人颖庵治之弗瘳，为速孟英诊焉。脉来弦软而寸数，舌绛苔黑而神昏，谵渴溺红，胸腹拒按，是双传证也。夫顺传者宜通其胃，逆传者宜清其营，治法不容紊也。然气血流通，经络贯串，邪之所凑，随处可传，其合其分，莫从界限，故临证者宜审病机而施活变，弗执死法以困生人。此证属双传，即当双解。予凉膈散加犀角、菖蒲、元参，下之果愈。（王士雄《王氏医案三编·卷二》）

己亥夏，予舅母患疟，服柴胡药二三帖后，汗出昏厥，妄语，遗溺。或谓其体质素虚，劝服独参汤，幸表弟寿者不敢遽进，乃邀孟英商焉。切其脉洪大滑数，曰：阳明暑疟也，与伤寒三阳合病同符。处竹叶石膏汤，两剂而瘳。

【考证】

己亥，乃道光之十九年。考孟英生于嘉庆之十三年戊辰，至己亥年三十二岁。《王案初编·二卷》，署名同郡周光远辑。此案称予舅母，及表弟寿者，是周氏之舅家。孟英案全书三集，编辑者多至十二人，凡称病某某，而系之以戚称呼者，俱是各卷之编辑人口气，非孟英之戚，读者不可误认。近时商务书馆印行江都石念祖之《王氏医案绎注》及世界书局印行青浦陆士谔之《分类孟英医案》，既不录原本之编辑人姓氏，而案中一切称渭均仍其旧，真是怪不可识，此虽与医理、病理全无关系，然著书须有体裁，究不可如此浑沌无窍。（王士雄《王氏医案·卷一》）

【张寿颐评议】

俗医治疟，滥用柴胡，无不自命为此是仲景少阳寒热往来之圣法。以徐灵胎之自命不凡，犹谓小柴胡治疟天经地义，复何论其他。要知仲师少阳病之柴胡证，是寒束于外，阳不得伸，故须柴胡宣发阳气，而外寒可解，非治肝胆阳焰升腾之病。读本论少阳篇中，少阳之脉弦细一条，岂非阳气遏抑而于脉应之之明征；且少阳篇更有少阳病脉沉紧一条，则寒邪不仅在表，抑亦入里，表里皆寒，已非太阳病浮紧之脉所可等视，是必倚赖柴胡春升之气提出入里之邪。此与少阳风火浮动、横肆恣虐者，病情、脉状宁非相去天渊？所以不佞近年持论，竟谓仲景之柴胡证，必当与太阳寒邪未罢同时发见，是为太少两阳之寒证，所以必用柴胡。若在阳明已热之后，而兼少阳病，胸胁满，不食欲呕等证，则皆热势已腾，阳邪恣肆，法当清之、泄之，宁醛有可用升提迅发之理！且阳焰炽盛之时，其脉应当何若，又安得有弦细沉紧之状。向来读古书者，只以《内经》及本论三阳次序阳明在少阳先，每认少阳诸证当在阳明传热之后，遂以少阳热证概用柴胡，误读板书，无不铸成大错。抑知《伤寒论》中小柴胡汤证治诸条，多在太阳篇中，错落互见，即可为太少共有寒邪之确据。迨乎少阳本篇，则反是寥寥数条。仲师真旨，显有表示，奈何古今医家，虽无有不读《伤寒论》者，而于少阳之脉弦细沉紧两条，绝不一为研究，当为仲师之不及料。然而读者无目，直使病者无命。吾知二千年来，凡少阳病之误死于柴胡方下者，必已恒河沙数。夫以伤寒而误用柴胡，其弊已至于此，何况疟病多发于夏秋两季，纯是温邪热邪。苟非表寒尚重，柴胡直同鸩毒，莫枚士《研经言》已详言其害。然而俗子何知，信手涂鸦，皆是一丘之貉，国医之陋，爰莫能讳。此案病发于夏，其为暑热，可想而知，乃连饮此药，升提煽动，助之燎原，汗多昏狂，亦固其所。其所以遗溺不禁者，亦是疏泄太过使然。此皆柴胡之效验，读者可不猛省。惟孟英引“三阳合病”四字，虽是出于本论，寿颐窃谓殊有未妥。盖太阳止有寒证，无热证，只可谓阳明少阳热病，竹叶石膏汤扫荡炎熇，最是热炽昏狂之清凉神剂，但此方只可清热，不治痰湿。案中虽不详舌苔，然其舌必光红干绛，而大渴引饮，胸无痞闷，皆在意中，学者可以隅反。（张寿颐《古今医案平议·第一种之第八卷·时病疟疾门·暑热疟》）

【原案】

己亥夏，予舅母患疟，服柴胡药二三帖后，汗出昏厥，妄语遗溺。或谓其体质素虚，虑有脱变，劝服独参汤，幸表弟寿者不敢遽进，乃邀孟英商焉。切其脉洪大滑数，曰：阳明暑疟也，与伤寒三阳合病同符。处竹叶石膏汤清热兼益气，两剂而瘳。（王士雄《王氏医案·卷一》）

继其（指王一峰次郎。——编者注）令堂发热善呕，频吐黏沫，头疼如劈，口苦耳聋，神识昏瞀，脉弦而数。乃伏暑挟内风之鸱张。与犀角、元参、竹茹、花粉、知母、连翘、芩、斛、栀、菊、雪羹等药，七日而瘳。（王士雄《王氏医案续编·卷六》）

【张寿颐评议】

二者为痰为热，症固相近，方亦类似，惟珠、黄二者不入煎剂，徐洄溪已屡言之，何以孟英尚欲效尤，则颐之不敢阿其所好者矣。（张寿颐《古今医案平议·第一种之第四卷·昏狂》）

【原案】

继其（指王一峰次郎。——编者注）令堂发热善呕，频吐黏沫，头疼如劈，口苦耳聋，神识昏瞀，脉弦而数。乃伏暑挟内风之鸱张。与犀角、元参、竹茹、花粉、知、翘、苓、斛、栀、菊、雪羹等药，七日而瘳。（王士雄《王氏医案续编·卷六》）

嘉庆己卯，先府君病温，而大便自利。诸医皆宗陶氏伤寒书者，悉用柴、葛升提下陷之邪，屡服不应。或云漏底，渐进温补，病日以剧，将治木矣。

父执翁大介浦上林先生来视，其年甚少，曰：温证也，殆误认伤寒而多服温燥之药耶。幸而自利不止，热势尚有出路，否则早成灰烬矣，安有今日乎！即用大剂犀角、石膏、银花、花粉、鲜生地、麦冬等药，嘱煎三大碗，频频灌之。药未煎成，先窄（疑为笮，压榨之意。——编者注）青皮蔗浆恣饮，如法灌之，一周时而有起色，因以渐安。时雄年十二，心识之。（王孟英述，见《重庆堂随笔·卷下》）

【张寿颐评议】

此条不言脉舌，并不详见症，似乎大略，不甚可据。然药用大剂犀、膏、银花、地、麦，且以蔗浆恣饮，则唇焦舌黑，燥渴无津，已可想见。且药须频灌，则昏瞀无知，亦在言外。此是阳明燥火，热焰猖狂，燎原莫遏之时，沃焦救焚，止有直决东海之波，以苏涸鲋。则前此柴、葛以及温补，正不知医者据何症情，铸此大错。陶氏六书，在明季嘉隆万历之间，寒水湿土大司天时（此陆九芝说），气运合符，风行颇盛。然驳之者已不一其人，好为大言，本不可训，而其余毒，于今未已，可不悲哉！（张寿颐《古今医案平议》）

【原案】

又沛翁令郎上林先生，世其业。忆嘉庆己卯春，先府君病温，而大便自利。诸医皆宗陶氏伤寒书者，悉用柴、葛升提下陷之邪，屡服不应。或云漏底证，渐进温补，病日以剧，将治木矣。父执翁七丈，荐上林先生来视，其年甚少，诊毕曰：温证也，殆误认伤寒而多服温燥之药耶！幸而自利不止，热势尚有出路，否则早成灰烬矣。安有今日乎？即用大剂犀角、石膏、银花、花粉、鲜生地、麦冬等药，嘱煎三大碗，置于榻前，频频灌之。药未煎成之际，令先笮青蔗浆恣饮之。诸亲长见方，相顾莫敢决。幸内有先慈主持，外仗金履思丈力排众议。遂煎其药，如法灌之。一周时始竣，病即起色，因以渐愈。时雄（指王士雄。——编者注）年甫十二，聆浦言而心识之。逾二载，府君捐馆，雄糊口远游。闻上林先生以善用清凉，为众口所烁，乃从事于景岳而以温补称。枉道徇人，惜哉！（王学权《重庆堂随笔·卷下·论看法》）

金宽甫，初冬患感。局医黄某闻其向来不拘何病，总须温药而愈痊，胸怀成见，进以姜桂之方，渐至足冷面赤，谵语烦躁，疑为戴阳而束手矣。举家彷徨，延孟英诊焉。

曰：此伏邪晚发，误与升提，热浮于上，清解可安。宽甫犹以向不服凉药，疑方中芩、连之类，坚不肯服。乃兄愿谷中翰，极力开导，督人煎而饮之，果能霍然。（王士雄《王氏医案·卷二》）

【张寿颐评议】

胸有成见，而不问症情之奚若，岂所谓盲于目不言于心者耶？医学那得有此程度！面赤足冷，则谵语烦躁，确自有真寒在下，浮火上扬之戴阳一证。然其他脉症，亦必有更可证据者。固不得仅以足冷一层，认作真脏现获。孟英“热浮于上”四字，则虽曰浮阳，却非无根之火。故投芩连，此阳明实热之类似虚阳者。惜不详脉舌，尚是缺典。伏邪晚发，以伏暑而言。惟暑天受热，蕴藏于内，未及泄化，适为秋凉之气，自外束之，则热无透达之路，乃得伏久而后发作。若春温为病，天气正在发泄之时，决于久伏不动之理。乃吴金寿之《温热赘言》，竟有春温晚发之名。效颦西家，而不知愈彰其丑，已极可哂。然雷少逸之《时病论》，尚据吴书以为典要。何不以春之发扬、秋之收束而一思之耶！（张寿颐《古今医案平议·第一种之第三卷·阳明热病》）

【原案】

金宽甫，初冬患感。局医黄某，闻其向来不拘何病，总须温药而痊，胸怀成见，进以姜、桂之方，渐至足冷面赤，谵语烦躁，疑为戴阳而束手矣。举家才彷徨，延孟英诊焉。曰：此伏邪晚发，误与升提，热浮于上，清解可安。宽甫犹以向不服凉药，为疑方中芩、连之类，坚不肯用。乃兄愿谷中翰，极力开导，督人煎而饮之，果得霍然。（王士雄《王氏医案·卷二》）

森伯患发热面赤，渴而微汗。孟英曰：春温也。乘其初犯，邪尚在肺，是以右寸之脉洪大，宜令其下行由腑而出，即可霍然。投知母、花粉、冬瓜子、枇杷叶、黄芩、芦茎、栀子等药，果大便连泄极热之水二次，而脉静身凉，知饥啜粥以痊。设他人泥于初感当散，势必酿成大证。（王士雄《王氏医案续编·卷六》）

【张寿颐评议】

温热之邪，多由口鼻吸受，初感必在肺胃。此证面赤口渴，右寸洪大，皆其明证。药用知母、花粉、桑叶、枇杷叶、黄芩、芦茎，全是清泄肺胃之热。肺热得解，清肃之令，顺其下降之性，故可使泄出热邪。此生理学中自然之作用，故不用泄剂，而大腑自通。貌似迂远，实有至理，非矫揉造作、奇诡欺人者可比。然惟纯粹热邪，而不挟痰滞者，方可用此清润之法。其舌必无腻苔，或且光红干燥，乃为对症。若有腻苔，或且咳嗽不爽，胸膈不畅者，得此即同鸩毒。此证必无表寒，自不当杂以表药。若谓初感身热，必以汗解，则门外人语耳。（张寿颐《古今医案平议·第一种之第一卷·感冒》）

【原案】

余侄森伯患发热面赤，渴而微汗。孟英视之，曰：春温也。乘其初犯，邪尚在肺，是以右寸之脉洪大，宜令其下行，由腑而出，则即可霍然。投知母、花粉、冬瓜子、桑叶、杷叶、黄芩、苇茎、栀子等药，果大便连泻极热之水二次，而脉静身凉，知饥啜粥，遂痊。设他人治之，初感，急用汗药，势必酿成大证。（王士雄《王氏医案续编·卷六》）

濮东明令孙女素禀阴虚，时发夜热，少餐不寐，仲夏患感发疹，汛不当期而至。孟英用犀、羚、知、贝、石膏、生地、栀、翘、花粉、甘草、竹叶、芦根等药。疹透神清，唯鼻燥异常，吸气又入喉，辣痛难忍，甚至肢冷。复于方中加元参、竹茹、菊叶、荷秆，各患始减。而心忡吐沫，彻夜不寐，渴汗便泻。改投西洋参、生地、麦冬、小麦、竹叶、黄连、真珠、百合、贝母、石斛、牡蛎、龟板、蔗汁诸药而愈。

【本书眉评】

病不甚重，治亦合法，而难收捷效者，以阴虚之

体，不胜温热之气也。此即四损不可正治之例，设治不如法则危矣。（王士雄《王氏医案续编·卷二》）

【张寿颐评议】

柔脆臞瘠之人，未病之时，常觉阳气偏盛，阴精所奉本是无几，一感温热，未有不顷刻内燔，如火益烈者。此女平日夜热不寐，禀赋之薄可想而知。初感发疹，而即汛事妄行，邪热入营，自非犀、羚、地黄无以救焚如之惨。然药已中病，势已转机，而仍内热燥烁，岂非泉源素涸，无以灌输所致。惟有一路清滋，遍洒甘露杨枝，方能透彻大千世界。此等治案，真是沃焦圣手。案中真珠之下，窃谓脱一“母”字。盖珠虽可贵，必无选入煎剂之理。即日磨粉，亦无甚功效可言。此物入药，特富贵家煮鹤焚琴之作用也，实非必不可少之药。孟英智者，当不犯此恶习。（张寿颐《古今医案平议·第一种之第五卷·斑疹》）

【原案】

濮东明令孙女，素禀阴虚，时发夜热，少餐不寐。仲夏，患感发疹，肺热，汛不当期而至，血热。孟英用犀、羚、知、贝、石膏、生地、栀、翘、花粉、甘草、竹叶、芦根等药。疹透神清，惟鼻燥异常。肺中余热，吸气入喉，辣痛难忍，甚至肢冷。复于方中加元参、竹茹、菊叶、荷秆。各恙始减，而心忡吐沫，血因热而虚。彻夜不瞑，渴汗便泻。改投西洋参、生地、麦冬、小麦、竹叶、黄连、真珠、百合、贝母、石斛、牡蛎、龟板、蔗汁诸药而愈。季秋适姚益斋为室。眉批：病不甚重，治亦合法，而难收捷效者，以阴虚之体，不胜温热之气也。此即四损不可正治之例，设治不如法，则危矣。（王士雄《王氏医案续编·卷二》）

孙某患感，医投温散，竟无汗泄。延至十一日，始请孟英视之。业已神昏囊缩，面赤舌绛，目不识人，口不出声，胸膈微斑，便泄而小溲不行者已三日。医皆束手。或议大投温补以冀转机。孟英急止之曰：阴分素亏，而温散劫津，邪热愈炽，则营卫不行，岂可妄云漏底，欲以温燥竭其欲绝之阴乎？曩浦上林先生治予先君之病云：泄泻为热邪之出路，求之不可得者，胡可止也？以西洋参、生地、麦冬、丹皮、连翘、生芍、石菖蒲、盐水炒黄连、甘草梢、百合、茯苓、贝母、银花、紫菀为方。一剂即周身散汗而斑退，三剂始得小溲一杯而识人，四剂乃得大汗而身热退，面赤去，茎亦舒，复解小溲二杯。次日于方中减连翘、菖蒲、丹皮、黄连，加知母、玉竹、竹叶投之，舌始润，神始清，知渴索水。孟英令蔗、梨等榨汁，频灌不歇，其汗如雨下者三昼夜始休。于是粥渐进，泻渐止，溲渐长。前方又去贝母、银花、紫菀，加石斛、龙眼肉，服之全愈。（周光远辑《王氏医案续编·卷一》）

【张寿颐评议】

此案证情颇与前条陈芝田病如出一辙，温散同，而坏症亦复多同，所以用药大同小异。其用百合、贝母、紫菀者，清润肺金，导其肃降，而使下行为顺。即所以开通小溲之路，亦与前案参、麦、知、柏同义；其不避麦冬之腻者，亦燥火灼烁，而无痰浊塑塞者也。前医表散而反不得汗，正为温燥适以涸液，毛发欲焦，何以为作汗之本！必至清凉润泽，稍杀其蕴隆之焰，而营卫始和，皮毛之气始通，汗乃可得，斑乃可退。从可知二百年前专用升麻、葛根升提以求透斑者，终是不揣其本而齐其末。砻糠榨油，愈榨愈燥，徒以增其抑塞，尚何有功力可言！迨其后，蔗浆、梨汁频灌不歇，而更得大汗如雨，则蔗梨非发汗之药，汗从何来？其理更觉难晓。颐窃谓，前此温升发散，许多药性固已达到皮毛之表。惟其燥烈伤津，虽欲开辟腠理，而枯涩已甚，并药性亦无透泄之路。直至膏雨覃敷，苏枯起萎，而后使向者所服表散之药，仍从皮毛开泄，是乃药毒之去路。盖津液渐沛，鼓之外出，非尚有在表之邪，赖有此连朝之汗而大病始去。此亦认症之不可不清者，慎勿蹈俗子之见，以得汗为去病之要诀也。（张寿颐《古今医案平议·第一种之第五卷·斑疹》）

【原案】

孙某患感，医投温散，竟无汗泄。延至十一日，始请孟英视之。业已神昏囊缩，面赤舌绛，目不识人，口不出声，胸膈微斑，便泻而小溲不行者已三日。医皆束手。或议大投温补，以冀转机。温病已至神昏，尚议温补，真盲论也。孟英急止之，曰：阴分素亏，而温散劫津，邪热愈炽，则营卫不行，岂可妄云漏底，欲以温燥竭其欲绝之阴乎？曩浦上林先生治予先君之病云：泄泻为热邪之出路，求之不可得者，胡可止也？以西洋参、生地、麦冬、丹皮、连翘、生芍、石菖蒲、盐水炒黄连、甘草梢、百合、茯苓、贝母、银花、紫菀为方。一剂即周身微汗而斑退，三剂始得小溲一杯而识人，四剂乃得大汗，而身热退，面赤去，茎亦舒，复解小溲二杯。次日于方中减连翘、菖蒲、丹皮、黄连，加知母、葳蕤、竹叶投之，舌始润，神始清，知渴索水。孟英令将蔗、梨等榨汁，频灌不歇，其汗如雨下者三昼夜始休。于是，粥渐进，泻渐止，溲渐长。前方又去贝母、银花、紫菀，加石斛、龙眼肉，服之全愈。（王士雄《王氏医案续编·卷一》）

王一峰次郎患疟，多服姜枣温散之药，因致壮热耳聋，谵语殿屎，不寐昏狂，见人欲咬。顾听泉从伏暑治亦不效。延至初冬，吴爱棠嘱其求诊于孟英。按脉皆滑，即以顾疏犀角等药，内加菖蒲、胆星、竹沥、珍珠、牛黄为剂，吞白金丸。一服即减，旬日霍然。

继其令堂发热善呕，频吐黏沫，头疼如劈，口苦耳聋，神识昏瞀，脉弦而数。乃伏暑挟内风之鸱张，与犀角、元参、竹茹、花粉、知母、连翘、芩、斛、栀、菊、雪羹等药，七日而瘳。（王士雄《王氏医案续编·卷六》）

【张寿颐评议】

二者为痰为热，症固相近，方亦类似。惟珠、黄二者不入煎剂，徐洄溪已屡言之，何以孟英尚欲效尤，则颐之不敢阿其所好者矣。（张寿颐《古今医案平议·第一种之第四卷·昏狂》）

【原案】

王一峰次郎患疟，多服姜、枣温散之药，因致壮热耳聋，谵语殿屎，不寐昏狂，见人欲咬。顾听泉从伏暑治亦不效。延至初冬，吴爱棠嘱其求诊于孟英。按脉皆滑，即以顾疏犀角等药内，加菖蒲、胆星、竹沥、珍珠、牛黄为剂，吞白金丸。大驱风痰，极为合法。一服即减，旬日霍然。（王士雄《王氏医案续编·卷六》）

王皱石广文令弟患春温。始则谵语发狂，连服清解大剂，遂昏沉不语，肢冷如冰，目闭不开，遗溺不饮。医皆束手。孟英诊其脉，弦大而缓滑，黄腻之苔满布，秽气直喷。投承气汤加银花、石斛、黄芪、竹茹、元参、石菖蒲。下胶黑矢甚多，而神稍清，略进汤饮。次日去硝、黄，加海蜇、芦菔、黄连、石膏，服二剂而战解肢和，苔退进粥，不劳余力而愈。（王士雄《王氏医案续编·卷一》）

【张寿颐评议】

谵语发狂，本是热盛，清解大剂，似亦不谬。然苟非热有所据，亦何至如是其炽。此必有痰食蕴结在中，则无形之热，乃得凭藉以为山险，而负固不解。但与寒凉，何以去此胶固。甚则遏抑不通，而内外之气不相往来，乃有昏沉肢冷，热深厥深之变。王案眉评谓此正吴氏所谓清凉无涤秽之功而反冰伏其邪者，洵是确论。脉虽弦大，而反缓不数，正气已将有不续之虑，闭塞欲绝，势极可危。既有黄腻满布之舌苔，又有秽浊之口气，则脉虽不大，尚在可下之例。承气而必加竹茹、菖蒲，亦芳香开泄，兼涤痰浊，必不可少之法。（张寿颐《古今医案平议·第一种之第三卷·阳明腑证》）

【原案】

王皱石广文令弟患春温。始则谵语发狂，连服清解大剂，遂昏沉不语，肢冷如冰，目闭不开，遗溺不饮。医皆束手。眉批：此正吴氏所谓凉药无涤秽之功，而反冰伏其邪也。孟英诊其脉弦大而缓滑，黄腻之苔满布，秽气直喷。投承气汤，加银花、石斛、黄芩、竹茹、元参、石菖蒲。下胶黑矢甚多，而神稍清，略进汤饮。次日去硝、黄，加海蜇、芦菔、黄连、石膏。服二剂而战解肢和，苔退进粥，不劳余力而愈。继有张镜江邀治叶某，又钱希敏之妹丈李某，孟英咸一下而瘳。惟吴守旃之室暨郑又侨，皆下至十余次始痊。今年时疫盛行，医多失手，孟英随机应变，治法无穷，救活独多，不胜缕载。眉批：吴又可之法切于疫，而不甚切于温，观此可见。（王士雄《王氏医案续编·卷七》）

翁嘉顺之妇弟吴某，劳伤之后发热身黄，自以为脱力也。孟英察脉软数，是湿温重症。故初起即黄，急与清解，大便渐溏，小溲甚赤，湿热已得下行，其热即减。因家住茅家埠，吝惜舆金，遽尔辍药。七八日后复热，谵语昏聋，抽痉遗溺。再恳孟英视之，温热之邪扰营矣。投元参、犀角、菖蒲、连翘、竹茹、竹叶、银花、石膏，泄卫清营之法，佐牛黄丸、紫雪丹而瘳。臀皮已塌，亟令贴羊皮金，不致成疮而愈。（王士雄《王氏医案续编·卷七》）

【张寿颐评议】

劳力伤脾，诚有发黄之候。然其来以渐，即有发热，势亦不剧。此症所谓湿温重症，则发热必甚。但言软数之脉，殊未足恃，叙症不免太略。（张寿颐《古今医案平议·第一种之第四卷·昏狂》）

【原案】

翁嘉顺之妇弟吴某，劳伤之后，发热身黄，自以为脱力也。孟英察脉软数，是湿温重证。故初起即黄，亟与清解。大便渐溏，小溲甚赤，湿热已得下行，其热即减。因家住茅家埠，吝惜舆金，遽尔辍药。七八日后复热，谵语昏聋，抽痉遗溺。再恳孟英视之，湿热之邪扰营矣。投元参、犀角、菖蒲、连翘、竹茹、竹叶、银花、石膏，泄卫清营之法，佐牛黄丸、紫雪丹而瘳。臀皮已塌，亟令贴羊皮金，不致成疮而愈。（王士雄《王氏医案续编·卷七》）

杨某患感旬日，初则便溏，医与温散，泻止热不退，昼夜静卧，饮食不进。孟英诊脉迟缓，浮取甚微，目眵，舌色光红，口不渴，溲亦行，胸腹无所苦，语懒音低，寻即睡去。是暑湿内伏，而有燥矢在胃，机关为之不利也。先与清营通胃药二剂，热退舌淡，而脉证依然。加以酒洗大黄、省头草，即下坚黑燥矢甚多，而睡减啜粥。继以凉润，旬日而痊。

原本眉评：此湿胜于热之暑证也。以其湿胜，故不甚现热症，最足眩人，断为暑湿，足征卓识。（王士雄《王氏医案续编·卷四》）

【张寿颐评议】

湿浊内蒙，恒令人昏昏默默，懒倦酣睡，不食而并不饮，湿温证最多此候。虽是热病，而热反不炽，脉必不数大有力，此案即其明证。但湿痰蕴积，舌当浊厚，治宜芳香开泄，以振中州之清气，如茅术、藿香、佩兰之类，最为灵应。而此人舌色光红，则湿必不盛，香燥似非所宜。但口不渴饮，目眵生糊，诚有湿浊盘踞不去。其舌之所以光红者，亦犹误与温散，煽动其火焰。则此时嗜卧脉微，仍是湿邪蒙蔽，断为暑湿内伏，确有见地。所谓通胃药者，当即芳香开泄，清化湿痰之法。舌虽光红，病未入营，孟英心法断不用犀角、生地、玄参、麦冬之属，以助长滋腻。案中“清营”二字，大是可疑。迨至热退苔淡，则湿痰当已默化，脉当起而神亦当振。其依然如昨者，仍是窒塞不灵，或即前方开泄消导稍轻之故。乃以轻下之法，疏通壅塞，此非峻攻可比，仍不失“泄化”二字本义。此又脉不大实，可用通腑之明验。亦以里有窒滞，而脉道因而闭塞，非里之无热也。温热下不嫌早，学者可书诸绅。（张寿颐《古今医案平议·第一种之第三卷·阳明腑证》）

【原案】

杨某患感旬日，初则便溏，医与温散，泻止热不退，昼夜静卧，饮食不进。孟英诊脉迟缓，浮取甚微，目眵，舌色光红，口不渴，溲亦行，胸腹无所苦，语懒音低，寻即睡去。是暑湿内伏，而有燥矢在胃，机关为之不利也。先与清营通胃药二剂，热退舌淡，而脉证依

然。加以酒洗大黄、省头草，即下坚黑燥矢甚多，而睡减啜粥。继以凉润，旬日而痊。（王士雄《王氏医案续编·卷四》）

俞博泉令郎患感，即兼腹痛而胀。胡某投以温散，二便不行，昏谵大渴，舌苔黑刺。孟英以犀、翘、楝、薄、栀、连、花粉、元参、大黄，服之，便下神清。为去犀角加丹皮，二帖苔化热退，惟少腹梗胀，不甚知饥。改投栀、连、楝、蒺、延胡、橘核、苁蓉、花粉、制军诸药，连解黑矢，渐以向安。正欲养阴之际，而惑于旁言，另招金某，服大剂温补药，以图元气骤复。不知余烬内炽，营受灼而血上溢，液被烁而肌渐消，犹谓吐血宜补，形瘦为虚，竟竭力补死而后已。（王士雄《王氏医案续编·卷三》）

【张寿颐评议】

腹胀且痛，实滞为多，更与温散，有升无降，为祸固捷。迨便解神清，苔化热退，而少腹尚胀，不自知饥，则胃肠之消化未复，肝络之气机犹滞。孟英选药，运肝脾而疏泄余垢，清热和血，各合其宜，目送手挥，面面俱到，恰合分寸，不疾不徐，最为精切。而昧者只知病后当补，则徒滞机轴，其弊已甚。复加之以温，则余焰复燃，势所必至。为热病善后计者，请以此案为鉴。（张寿颐《古今医案平议·第一种之第三卷·阳明

腑证》)

【原案】

俞博泉令郎患感，即兼腹痛而胀。胡某投以温散，二便不行，昏谵大渴，舌苔黑刺。孟英以犀、翘、楝、薄、栀、连、花粉、元参、大黄，服之，便下神清。为去犀角，加丹皮，二帖苔化热退，惟少腹梗胀，不甚知饥。改投栀、连、楝、蒺、延胡、橘核、苁蓉、花粉、制军诸药，连解黑矢，渐以向安。正欲养阴之际，而惑于旁言，另招金某，服大剂温补药，以图元气骤复。不知余烬内燔，营受灼而血上溢，液被烁而肌渐消，犹谓吐血宜补，形瘦为虚，竟竭力补死而后已。(王士雄《王氏医案续编·卷三》)

仲夏淫雨匝日，泛滥成灾，季夏酷暑如焚，人多热病(张寿颐按：此道光二十年己酉事，是年淫雨为灾，江浙皆蒙大害)。有沈小园者，患病于越。医者但知湿甚，而不知化热，投以平胃散数帖，证极危殆。返杭日渠停居吴仲庄，浼英视之。脉滑实而数，大渴溲赤，稀水旁流，与石膏、大黄数下而愈。仲庄欲施药济人，托孟英定一善法。孟英曰：余不敢师心自用，考古叶天士甘露消毒丹、神犀丹二方，为湿温暑疫最妥之药。一治气分，一治营分，规模已具，即有兼症，尚可通融。司天在泉，不必拘泥。今岁奇荒，明年恐有奇疫。但“甘露”二字，人必疑为大寒之药；“消毒”二字，人或误外证之方，因易其名日普济解疫丹。吴君与诸好善之家，依法合送，救活不知若干人也。（王士雄《王氏医案续编·卷六》）

【张寿颐评议】

大水成灾，固多湿病，然天气已酷暑，则湿亦化热。况是热病，岂有但用燥湿之理？医家只有见病治病，安有拘守一隅，不能随机应变者。脉既实而滑数，纵有便利，亦是热结之旁流，急下即所以存阴。湿热且然，则燥热者更可知矣。

附普济解疫丹（雍正癸丑叶天士定）：飞滑石十五两，茵陈十一两，淡黄芩十两，石菖蒲六两，川贝母五两，木通五两，藿香、射干、连翘、薄荷、白豆蔻各四两。

上药晒燥，生研细末，每服三钱，开水调服，日二次。或以神曲糊丸，如弹子大，开水化服亦可。

孟英自注云：此治湿温、时疫之主方也。按“六元正纪”五运分步，每年春分后十三日，交二运征，火旺，天气渐温；芒种后十日，交三运宫，土旺，地乃转湿。温湿蒸腾，更加烈日之暑，烁面流金，人在气交之中，口鼻吸受其气，留而不去，乃成温热暑疫之病。则为发热倦怠，胸闷腹胀，肢痠咽肿，斑疹身黄，颐肿口渴，溺赤便秘，吐泻疟痢，淋浊疮疡等症。但看病人舌苔淡白，或厚腻，或干黄者，是暑湿热疫之邪尚在气分，悉以此丹治之立效。而薄滋味，远酒色，尤为辟疫之仙方。智者识之，医家临证，能准此化裁，自可十全为上。参喻嘉言、张石顽、叶天士、沈尧封诸家。

孟英又曰：家慈每于夏季茹素，且云：汝辈为医者当知之。吾见疫病流行之岁，无论贫富，无可避之，总由不知坚壁清野之故耳。试看茹素者独不可染，岂非胃中清虚，邪不能留乎？旨哉斯言，特谨识之。

【张寿颐评议】

叶老甘露消毒一方，本为湿温病湿盛而设。菖蒲、藿香、豆豉，芬芳避秽，开湿痰，助运化，是湿淫于内之主药，而不嫌刚燥。夏秋暑湿令中，脾为湿困，清阳不宣，倦怠思卧，饮食不思，肢节懈堕者，以此振动清阳，为效奇捷。如其舌苔浊腻，则茅术气雄，亦所必需，尚不嫌燥。至若发热，胸腹痞闷，即是湿温。止宜先化中州湿浊，不可见热投表，助热滋蔓。方中黄芩、连翘，已为化热设想，而不多用凉药，自有分寸；滑石、茵陈、木通，苦泄淡渗，利水导湿，亦必湿阻溺短者为宜；神曲、贝母，亦开痰导滞之妙品。但川贝淡泊无力，不若象贝有力。此方专从湿阻着想，湿温初步最宜，以其热犹未甚，故选药上此。岂能治热焰猖狂之证。而乃自名甘露，又谓消毒，则病非可用甘寒凉润之时，药亦必无扬枝遍洒之力，又何得云毒，何可谓消？非所当名，本极可笑。此老见解不真，徒以自彰其丑，孟英改名，固不可缓。但此治湿热，亦不必遽谓之疫。盖为其年大水大荒，欲以醒人耳目，博人信用，确是当时恰合分寸之妙方。其实非可概治一切疫病，则“普济解疫”四字，亦觉不甚相称。

观孟英立论，一则曰湿温暑疫，再则曰湿温时疫，三则曰暑湿热疫，处处不脱一个“湿”字，认题极真，方为切当之语。何不竟谓之普济湿温，庶几名正言顺。否则世俗不识药性，以是方兼治热疫、寒疫，岂不失之毫厘，差以千里耶！又按是证必有湿热痰浊，留滞中州，芳香开泄，亦所以疏通痰湿，非仅仅行气之作用。而孟英竟袭用叶老气分、营分成语，欲以与神犀丹两两对峙，认作气营两大主方，亦觉未尽妥洽。总之香岩气血营卫之辨，实是纸上空谈，于病情上何能划清界限？而盛名之下，几于吐辞为经。后之学者，无不援以为例，正为识力未到，不得不人云亦云。究竟在气在营，空空洞洞之名称，仍是七寸二分帽子，随处套得上去，非切当语也。壁坚清野一层，教人淡泊自守，免得被秽浊有所依据，洵推避疫最上乘禅。盖疫症之挟痰湿者最多，不图闺阁中人，见理如是真切。孟英明医，禀于天纵，芝草灵根，其来有自矣。

此方诚宜生研，见火恐以助燥，药性必失本真。术恐炒进无用，乃原书于“生研细末”句下，注有“见火则药尽热”六字，盖惟恐市肆中生研难细，易用火烘，故作危词，欲人惊觉。然笔之于书，究属言过其实，失著作家体例矣。

【张寿颐评议】

此方为热伤阴液，津干火炽之主剂。但是舌质干光，紫绛黑燥，或至芒刺碎裂者，皆是至不可少之要药。此是热焰猖狂，燎原极盛之时，非决西江之水直灌不可。鲜地、鲜斛、元参、知母之属，皆当用至两许者；犀角必水磨成汁方有功效。近之药肆中，恒于鲨鱼皮上磨屑，仍是小粒，人胃必不能消化，费而不惠，最宜戒之。直生地即鲜生地，粪清即金汁，非久藏数十年者不可，恐不易得。颐谓以人中白水飞，漂澄数次，去黑滓用之亦佳。尚在人中黄之上，用五六两不嫌多；青黛多石灰质，不可用，如有鲜大青叶更佳。惟此等症候，多有肠胃实滞。大腑燥屎者，则更合以承气，尤为要诀，仅与清凉，亦尚无济。叶老虽谓此是逆传心营，实则阳明经腑之病，犀角、地黄，何尝非清胃要药？其昏狂谵妄，瘛疭痉厥，抽搐动惕诸症，则气火甚盛，上冲脑经为病，亦不可概以为心病。清火通腑，斯气降而脑不受激，所以可愈。即是《素问·调经论》之所谓气血并走于上，则为大厥，厥则暴死，气复反则生者。其理可深长思也。（张寿颐《古今医案平议·第一种之第三卷·阳明腑证》）

【原案】

仲夏淫雨匝月，泛滥为灾，季夏酷暑如焚，人多热病。有沈小园者，患病于越。医者但知湿甚，而不知化热，投以平胃散数帖，壮热昏狂，证极危殆。返杭日，渠居停吴仲庄，浼孟英视之。脉滑实而数，大渴溲赤，稀水旁流。与石膏、大黄数下之而愈。仲庄欲施药济人，托孟英定一善法。孟英曰：余不敢师心自用，考古惟叶天士甘露消毒丹、神犀丹（神犀丹：犀角尖磨汁、石菖蒲、黄芩各六两；直生地冷水洗净浸透捣绞汁、银花各一斤，如有鲜者，捣汁用尤良；粪清、连翘各十两；板蓝根九两，无则以飞净青黛代之；香豉八两；元参七两；花粉、紫草各四两；各药生晒，切忌火炒。研细，以犀角、地黄汁、粪清和捣为丸，切勿加蜜。如难丸，可将香豉煮烂。每重三钱，凉开水化服，小儿用半丸。如无粪清，可加人中黄四两研入。王孟英自注云：温热、暑疫诸病，邪不即解，耗液伤营，逆传内陷，痉厥昏狂，谵语发斑等证，但看病人舌色干光，或紫绛，或圆硬，或黑苔，皆以此丹救之。若初病即觉神情昏躁，而舌赤口干者，是温暑直入营分。酷热之时，阴虚之体，及新产妇人，患此最多，急须用此，多可挽回。切勿拘泥日数，误投别药以偾事也。兼治痘瘄毒重，夹带紫斑危证，暨痘瘄后，余毒内炽，口糜咽腐，目赤神烦诸证。上本叶氏参治验。——编者注）二方，为湿温、暑疫最妥之药。一治气分，一治营分，规模已具，即有兼证，尚可通融，司天在泉，不必拘泥。今岁奇荒，明年恐有奇疫。但“甘露”二字，人必疑为大寒之药；“消毒”二字，世人或误作外证之方，因易其名日普济解疫丹（普济解疫丹，雍正癸丑叶天士先生定：滑石十五两，茵陈十一两，黄芩十两，菖蒲六两，川贝母五两，木通五两，藿香、射干、连翘、薄荷、白豆蔻各四两，上药晒燥，生研细末。见火则药尽热。每服三钱，开水调服，日二次。或以神曲糊丸，如弹子大，开水化服亦可。王孟英自注云：此治湿温时疫之主方也。按“六元正纪”五运分步，每年春分后十三日交二运征火旺，天乃渐温；芒种后十日交三运宫，土旺，地乃渐湿。温湿蒸腾，更加烈日之暑，烁石流金，人在气交之中，口鼻吸受其气，留而不去，乃成温热暑疫之病。则为发热倦怠，胸闷腹胀，肢痠咽肿，斑疹身黄，颐肿口渴，溺赤便秘，吐泻疟痢，淋浊疮疡等证。但看病人舌苔淡白，或厚腻，或干黄者，是暑湿热疫之邪尚在气分，悉以此丹治之立效，而薄滋味。家慈每于夏季茹素，且云：汝辈为医者当知之。吾见疫病流行之岁，无论贫富，无可避之，总由不知坚壁清野之故耳。试看茹素者独可不染，岂非胃中清虚邪不能留乎旨哉？斯言特谨识之。远酒色，尤为辟疫之仙方，智者识之。医家临证能准此化裁，自可十全为上。上参喻嘉言、张石顽、叶

天士、沈尧封诸家。—— 编者注）。吴君与诸好善之家，依方合送，救活不知若干人也。（王士雄《王氏医案续编·卷六》）

发热医案

陈载陶令郎，夏间患嗽泻，愈后时发寒热，寝汗如蒸，医治两月，迄今不能退，时犹作嗽，咸以为劳。其父喆堂逆孟英视之。热甚于头面，形瘦口干，脉则右大。曰：肺热不清也。养阴之药久服，势必弄假成真，热锢深入而为损怯之证。亟宜澹泊滋味，屏绝补物。以芩、栀、地骨、桑叶、苡仁、枇杷叶、冬瓜皮、梨皮、苇茎为剂。服后热汗递减，至九帖解酱矢赤溲，皆极热而臭。自此热尽退，而汗不出矣。惟噫犹不畅，时欲太息，饱则胸下不舒，乃滋腻药所酿之痰未去也。改用沙参、枳实、旋覆、冬瓜子、竹茹、白前、栝蒌、海蛰、橘皮，数帖而胸舒嗽断，体健餐加。（王士雄《王氏医案三编·卷二》）

【张寿颐评议】

咳嗽兼泻，本有肺气蕴热一证，而俗手但知滋润黏腻，自然热益痼而痰益滋。孟英清肃化痰，堪称圣手。汇而观之，启迪后人，最是爽心豁目。（张寿颐《张山

雷医集·古今医案平议·第三种之第二卷·伏火》)

【原案】

陈载陶令郎夏间患嗽泻愈后，时发微热，寝汗如蒸，医治两月，迄不能退，时犹作嗽，咸以为劳。其世父喆堂逆孟英视之。热甚于颈面，形瘦口干，脉则右大。曰：肺热不清也。养阴之药久服，势必弄假成真，热锢深入而为损怯之证。亟宜澹泊滋味，屏绝补物。以芩、栀、地骨、桑叶、苡仁、枇杷叶、冬瓜皮、梨皮、苇茎为剂。服后热汗递减，至九帖解酱矢赤渣，皆极热而臭。自此热尽退而汗不出矣。惟噫犹不畅，时欲太息，饱则胸下不舒，乃滋腻药所酿之痰未去也。改用沙参、枳实、旋覆、冬瓜子、竹茹、白前、栝蒌、海蜇、橘皮，数帖而胸舒嗽断，体健餐加。(王士雄《王氏医案三编·卷三》)

劳力人发热，左胁疼，咳嗽碍眠，痰出甚臭，苔黄舌绛，渴饮谵语，便秘溲赤，脉形滑数，乃伏暑证。询其平日嗜饮，醉后必向左卧，故湿热酿痰，久积于左，非内痈也。以苇茎汤去苡仁，加雪羹、芩、滑、茹、翘、栀、蒌、旋覆、木通等出入三剂，大便行，谵语止，而痰出更多，其臭益甚。仍用前药，又四剂，痰始少而不臭，热净能眠，知饥苔退。改授甘凉养液而瘳。(王士雄《王氏医案三编·卷三》)

【张寿颐评议】

胁疼而咳嗽痰臭，未必非肺痈已成，但此人兼有发热谵语之温证耳。孟英所用之药，即治肺痈亦何必不然。总之孟英于内痈，经验尚不甚多，意谓内痈当有其他特别之治，乃有此误会语气。（张寿颐《张山雷医集・古今医案平议・第三种之第二卷・痰火》）

【原案】

一劳力人发热，左胁疼，咳嗽碍眠，痰出甚臭，苔黄舌绛，渴饮谵语，便秘溲赤，脉形滑数，乃伏暑证。询其平昔嗜饮，醉后必向左卧，故湿热酿痰，久积于左，非内痈也。以苇茎汤去苡仁，加雪羹、芩、滑、茹、翘、栀、蒌、旋覆、木通等出入三剂，大便行，谵语止，而痰出更多，其臭益甚。仍用前药，又四剂痰始少而不臭，热净能眠，知饥苔退。改授甘凉养液而瘳。（王士雄《王氏医案三编・卷三》）

瓯镇孙总戎令郎楚楼，自镇江来浙，主于石北涯家。途次即患寒热如疟，胁痛痰嗽。北涯见其面黧形瘦，颇以为忧，即延医与诊。医谓秋疟，与疏散方。北涯犹疑其药不胜病。后邀孟英视之，曰：阴亏也，勿从疟治。以苇茎汤加北沙参、熟地、桑叶、丹皮、海石、旋覆、贝母、枇杷叶为剂。北涯见用熟地，大为骇然。孟英曰：君虑彼药之不胜病，吾恐此病之不胜药。赠此肃肺润燥、滋肾清肝之法，病必自安。楚楼闻之叹曰：妙手也！所论深合病情。前在姑苏，服疏散药，甚不相安。居停无疑，我服王公之药矣。果数日而痊，逾旬即东渡赴瓯矣。（王士雄《王氏医案·卷二》）

【张寿颐评议】

此以阴亏体质而病如疟，亦非真是疟病。所叙见证，则胁痛痰嗽，似有湿痰，而“面黧形瘦”四字，则为虚人写照。方中虽有沙参、熟地，而此外痰药甚多，亦非专恃填阴可比。惟不详脉状、舌苔，并不说出其所以然之理，则终嫌脱略。吾侪后学，亦无从识其究竟，而漫为忖度者矣。（张寿颐《古今医案平议·第一种之第八卷·时病疟疾门·虚疟》）

【原案】

瓯镇孙总戎令郎楚楼，自镇江来浙，主于石北涯家。途次即患寒热如疟，胁痛痰嗽。北涯见其面黧形瘦，颇以为忧，即延医与诊。医谓秋疟，与疏散方，北涯犹疑其药不胜病。复邀孟英视之，曰：阴亏也，勿从疟治。以苇茎汤加北沙参、熟地、桑叶、丹皮、海石、旋覆、贝母、枇杷叶为剂。北涯见用熟地，大为骇然。孟英曰：君虑彼药之不胜病，吾恐此病之不胜药。赠此肃肺润燥、滋肾清肝之法，病必自安。楚楼闻之，叹曰：妙手也！所论深合病情。前在姑苏，服疏散药甚不相安，居停无疑，我服王公之药矣。果

数日而痊，逾旬即东渡赴瓯去。（王士雄《王氏医案·卷二》）

一妇患证年余，药治罔效。初夏延孟英视之，发热甚于未申，足冷须以火烘，痰嗽苔黄，间有谵语，渴饮无汗。亟令撤去火盆，以生附子打贴涌泉穴，且嘱恣啖梨蔗，方用人参白虎汤投之。七剂而年余之热尽退，继与养阴药而瘳。（王士雄《王氏医案续编·卷三》）

【张寿颐评议】

日晡热甚，阳明确据。病已年余，则不可属之时病阳明条中。渴饮则近于消矣，恣啖梨蔗，即是消症治法，人参白虎，正是针对妙药。七剂大效，当非妄语。惟痰嗽苔黄，在孟英心得，必有清泄消痰，以为佐使，而案中不言，则粗举其略，必非全方。读者须以意会，弗拘拘于字句之间。（张寿颐《张山雷医集·古今医案平议·第三种之第一卷·胃火》）

【原案】

一妇患证年余，药治罔效。初夏延孟英视之，发热甚于未申，足冷须以火烘，痰嗽苔黄，间有谵语，渴饮无汗。亟令撤去火盆，以生附子捣贴涌泉穴，且嘱恣啖梨、蔗，方用人参白虎汤投之。七帖而年余之热尽退，继与养阴药而瘳。（王士雄《王氏医案续编·卷三》）

吴酝香之仆吴森，在越患感，旋杭日鼻衄数升，苔黄大渴，脉滑而洪。孟英投白虎汤二剂而安。

遽食肥甘，复发壮热，脘闷昏倦，孟英以枳实栀豉汤而瘥。（王士雄《王氏医案·卷三》）

【张寿颐评议】

是证大热、大渴，脉滑洪大，白虎汤证具矣。但不言大汗，则鼻衄甚多，正与汗多同一机轴。大清肺胃，本是天造地设，已不必更加清营止血之药。厥后食复，则欲枳实栀豉，仲师成法，不劳绳削而自合。（张寿颐《古今医案平议·第一种之第三卷·阳明热病》）

【原案】

吴酝香之仆吴森，在越患感，旋杭日鼻衄数升，苔黄大渴，脉滑而洪，孟英投白虎汤二帖而安。遽食肥甘，复发壮热，脘闷昏倦，孟英以枳实栀豉汤而痊。（王士雄《王氏医案续编·卷三》）

叶承恩年五十岁，患发热暮甚，肢厥头疼，呕恶便溏，睡则呓语，不饥不渴，汗出上焦，自觉把握不住。延孟英诊之。脉软涩而不鼓指，右手为甚，宛似虚寒之证，惟舌本紫，苔虽薄而黄腻口苦，眼鼻时觉出火，是真阴素亏而热伏于内也。予栀、连、桑、菊、茹、翘、芩、斛、银花、丝瓜络、莲子心，出入数剂，热呓皆减，脉亦较和，溲赤而疼，大解色酱，知其伏热下行

矣。又数剂，苔始退而知饥，参以养阴而愈。（王士雄《王氏医案三编·卷二》）

【张寿颐评议】

见证丛杂，全在从显著处下手，所谓击其中坚，而首尾自应。此人诸证，多近于虚，且脉又软涩，皆足以眩人识力。但舌本紫而苔黄口（口原缺，据上列医案补。——编者注）苦，苟非蕴热，必不至是。则脉之软且涩者，亦必是痰浊壅塞使然，清肃中尚宜加以泄痰之品。（张寿颐《张山雷医集·古今医案平议·第三种之第二卷·伏火》）

【原案】

叶承恩年五十岁，患发热暮甚，肢厥头疼，呕恶便溏，睡则呓语，不饥不渴，汗出上焦，自觉把握不住。延孟英诊之。脉软涩而不鼓指，右手尤甚，宛似虚寒之证，惟舌本紫，苔虽薄而黄腻口苦，眼鼻时觉出火，是真阴素亏而热伏于内也。予栀、连、桑、菊、茹、翘、苓、斛、银花、丝瓜络、莲子心出入数剂，热呓皆减，脉亦较和，溲赤而疼，大解色酱，知其伏热下行矣。又数剂，苔始退而知饥，参以养阴而愈。（王士雄《王氏医案三编·卷三》）

张某，患四肢发热，久治不愈，食减便溏，汗多形瘦。或谓此证非孟英不能痊，遂往就诊。孟英曰：热厥也。前次必误服补药矣，故脉来甚涩。以芩、连、栀、柏、白薇、通草、地骨、青蒿、丝瓜络为方，十余剂而瘥。（王士雄《王氏医案三编·卷二》）

【张寿颐评议】

发热日久，而至食减便溏，汗多形瘦，以现象观之，岂不谓近于劳瘵。补之亦是恒情。但热得补而愈炽，其所以减食者，当即由补药致之。孟英独主苦寒，则当日声音笑貌，必更有实火现象可征，当不仅据之于脉涩。临证时纯是一片灵机，全在目送手挥，自有神悟奔赴腕下，岂易形容于楮墨之间。但断语则曰热厥，而叙述证情，未见厥状，疑有脱伪。只以误投补药，酿为积热之病，所在多有，姑录之以备临时参考之资。（张寿颐《张山雷医集·古今医案平议·第三种之第二卷·伏火》）

【原案】

张某患四肢发热，久治不痊，食减便溏，汗多形瘦。张孝子谓此证非孟英不能愈。遂往就诊，曰：热厥也。前此必误服补药矣，故脉来甚涩。以芩、栀、连、柏、白薇、通草、地骨、青蒿、丝瓜络为方，十余剂而瘥。（王士雄《王氏医案三编·卷三》）

热证医案

歙人吴永言于十年前，读《论语》不撤姜食之文，因日服之，虽盛夏不辍。至三年前患大溢血，虽以凉药治瘳，而时时火升，迄今不愈。季冬就诊于孟英，身不衣棉，头面之汗蓬蓬也。且云：服芩、连则烦渴益甚，以苦能化燥也；用生地即闷滞不饥，以甘能缓中也；蔗梨入口亦然。按其脉，沉取滑数，是从前之积热深伏于内。与白虎汤去草、米，加竹叶、竹茹、花粉、海蜇、荸荠、银花、绿豆恣服，渐吐胶痰而愈。

【张寿颐评议】

孟英案此卷皆道光丙午年事。此人确系伏火蕴积之病，何以服芩连而加烦渴。苦能化燥，虽是实情，然何以他人实热，得芩连未必皆渴？总之，各人性质，万有不齐，必有不能勘透其原委而明言其所以然者。大约此人宜于轻淡，而不宜于重浊，芩、连味厚，所以不合。若生地腻满，则痰热蕴积之体，岂能相宜？观孟英用白虎汤必去草、米，即是此意。而所加数物，俱是清淡之品，选药却大有斟酌。至于甘蔗一物，本不甚凉，而味亦浊腻。赵氏子食蔗必衄，亦必痰热素盛，得其浊腻，壅塞不下，则反以逆上。孟英所谓反能化热，当不其然。（张寿颐《张山雷医集・古今医案平议・第三种之第二卷・伏火》）

【原案】

歙人吴永言，于十年前，读《论语》不撤姜食之文，因日服之，虽盛夏不辍。至三年前患大溢血，虽以凉药治瘳，而时时火升，迄今不愈。季冬就诊于孟英，身不衣棉，头面之汗蓬蓬也。且云：服芩、连则烦渴益甚，以苦能化燥也；用生地即闷滞不饥，以甘能缓中也；蔗、梨入口亦然。按其脉，沉取滑数，是从前之积热，深伏于内。与白虎汤去草、米，加竹叶、竹茹、花粉、海蜇、荸荠、银花、绿豆恣服，渐吐胶痰而愈。（王士雄《王氏医案续编·卷三》）

咳嗽医案

毕方来室，患痰嗽碍眠。医与补摄，而至涕泪全无，耳闭不饥，二便涩滞，干嗽无痰，气逆自汗。孟英切脉，右寸沉滑，左手细数而弦。乃高年阴亏，温邪在肺，未经清化，率为补药所锢。宜开其痹而通其胃，与蒌、薤、紫菀、兜铃、杏、贝、冬瓜子、甘、桔、旋、茹之剂而安。逾二年以他疾终。（王士雄《王氏医案续编·卷四》）

【张寿颐评议】

既已痰嗽碍眠，虽在高年，亦是实证，而为之医

者，能与补摄，洵是奇闻。（张寿颐《张山雷医集·古今医案平议·第三种之第二卷·痰火》）

【原案】

毕方来室，患痰嗽碍眠。医与补摄，而至涕泪全无，耳闭不饥，二便涩滞，干嗽无痰，气逆自汗。孟英切脉，右寸沉滑，左手细数而弦。乃高年阴亏，温邪在肺，未经清化，率为补药所錮。宜开其痹而通其胃，与蒌、薤、紫菀、兜铃、杏、贝、冬瓜子、甘、桔、旋、茹之剂而安。逾二年以他疾终。亦少善后之法。（王士雄《王氏医案续编·卷四》）

一机匠久患寒热，兼以痰嗽，形消肌削，皆以劳怯治之，久而不愈。或嘱其就诊于孟英。脉弦缓而大，畏冷异常，动即气逆，时欲出汗，暮热从骨髓中出，痰色绿而且臭，便坚溺赤。曰：痰火为患耳，误投补药矣。以苇茎汤合雪羹，加白薇、花粉、旋覆、蛤壳。服二十剂，体健加餐，其病如失。（王士雄《王氏医案三编·卷二》）

【张寿颐评议】

寒热而兼痰嗽，肺不清肃，气不展布，恒有是证。何听见而遽认为怯？实者补之，愈塞而愈以畏冷，正是郁结已甚，等于热深厥深，且夜热如是，骨蒸近矣。而孟英治之不过苇茎、雪羹，轻描淡写，亦能举重若轻，如匙启锁，然后知“运枢机、通经络”之六字秘诀，竟是劳瘵病回生起死续命神丹。（张寿颐《张山雷医集·古今医案平议·第三种之第二卷·痰火》）

【原案】

一机匠久患寒热，兼以痰嗽，形消肌削，人皆以劳怯治之，久而不愈。或嘱其就诊于孟英。脉弦缓而大，畏冷异常，动即气逆，时欲出汗，暮热从骨髓中出，痰色绿而且臭，便坚溺赤。曰：痰火为患耳，误投补药矣。以苇茎汤合雪羹，加白薇、花粉、旋覆、蛤壳。服二十剂体健加餐，其病如失。（王士雄《王氏医案三编·卷二》）

喘证医案

许自堂令孙子社患感，延至秋杪，症交二十八日，诸医束手。渠伯母鲍氏夫人荐孟英诊之。左部数，右手俨若鱼翔，痰嗽气促，自汗瘛疭，苔色灰厚，渴无一息之停。垂危若是，而皓首之祖，孀母、少妻，相依为命，环乞拯救，甚可悯也。孟英曰：据脉莫能下手，吾且竭力勉图。第恐一齐众楚，信任不坚，则绝无可望之机矣。其母长跽而言曰：唯君所命，虽砒鸠勿疑也。于是先以竹叶石膏汤加减。至五剂，气平嗽减，汗亦渐收，苔色转黑，舌尖露绛，改投元参、生地、犀角、石膏、知母、花粉、竹叶、银花等药。又五剂，瘾疢渐减，舌绛渐退。彼妇翁召羽士为其拜斗，飞符噀水，鼓乐喧阗，病者即谵妄不安，神昏如醉，羽士反为吓退。夜速孟英视之，与紫雪钱余，神即清爽。仍用前方，重加竹沥。服八剂，始解黑如胶漆之大便，而黑苔渐退，右脉之至数始清。惟烦渴不减，令其恣啖北梨，舌才不燥，痰出亦多。又六剂，舌色乃淡，溲出管痛，热邪得从下行矣。凡十二日之间，共服大剂寒凉二十四剂，计用犀角三两有奇，而险浪始平。续以前法缓制，服六剂，又解黑矢五次，手足始知为己有。又五剂，筋络之振惕始定，略能侧卧，呓语乃息，渐进稀糜。继灌甘润充其胃汁，七八剂后渴止知饥，脉皆和缓。又浃旬，谷食乃复。又旬余，便溺之色始正。前后共下黑矢四十余次，苔色亦净，乃授滋填善后而康。是役也，凡同道暨许之族人戚友，莫不以为秋冬之交，用药偏寒，况病延已久，败象毕呈，苟不急投峻补，必致失手。既闻鲍夫人云：归许氏二十余年，目击多人，无不死于温补。此等病曾见之，此等药盖未尝闻也。孰知如此之治，求之古案，亦未前闻；传诸后贤，亦难追步。盖学识可造，而肠热胆坚，非人力所能及。此孟英所以为不世出之良医也。（周光远辑《王氏医案》二集二卷）

【张寿颐评议】

此案在孟英初接手时，津液脂膏盖已灼烁殆尽，脉象如是，危之危矣。故惟有竹叶石膏一法，轻灵流利，专从清胃设法。虽痰多苔厚，决不敢参加消导之药，以脉到此状，千钧一发，断不容孟浪从事。惟渴饮不停，则鲜斛当可兼行。迨至苔黄夹绛，知灰厚必稍减，乃授犀地。可知痰正盛时，选药尤不可不慎，早投鲜地、元参，恐亦未必不为痰凝助虐。中叙羽士吓退一句，诙谐入神。俗子侍病，仁心适为祸阶，病家皆当悬为厉禁。此案始末，不用硝黄一味，亦以阴伤已竭，万无欲速招祸之理。细心如发，真不愧前无古人，后无来者。不世之誉，非孟英其谁能当之。(张寿颐《古今医案平议·第一种之第四卷·昏狂》)

【原案】

许自堂令孙子社患感，延至秋杪，证交二十八日，诸医束手。渠伯母鲍玉士夫人，荐孟英诊之。左部数，右手俓若鱼翔，痰嗽气促，自汗瘛疭，苔色灰厚，渴无一息之停。垂危若是，而皓首之祖、孀母、少妻，相依为命，环乞拯救，甚可悯也。孟英曰：据脉莫能下手，吾且竭力勉图。第恐一齐众楚，信任不坚，则绝无可望之机矣。其母长跽而言曰：唯君所命，虽砒鸩勿疑也。于是，先以竹叶石膏汤加减。至五剂，气平嗽减，汗亦渐收，苔色转黑，舌尖露绛，改投元参、生地、犀角、石膏、知母、花粉、竹叶、银花等药。又五剂，瘛疭渐减，舌绛渐退。彼妇翁召羽士为之拜斗，飞符噀水，鼓乐喧阗。病者即谵妄不安，神昏如醉，羽士反为吓退。夤夜速（延）孟英视之，与紫雪钱余，神即清爽。仍用前方，重加竹沥。服八剂，始解黑如胶漆之大便，而黑苔渐退，右脉之至数始清，惟烦渴不减，令其恣啖北梨，舌才不燥，痰出亦多。又六剂，舌色乃淡，溲出管痛，热邪得从下行矣。凡十二日之间，共服大剂寒凉已二十四帖，计用犀角三两有奇，而险浪始平。续以前法缓制，服六剂，又解黑矢五次，手足始知为己有。又五剂，筋络之振惕始定，略能侧卧，呓语乃息，渐进稀糜。继灌甘润充其胃汁，非此无以善其后。七八剂后，渴止知饥，脉皆和缓。又浃旬，谷食乃复。又旬余，便溺之色始正。前后共下黑矢四十余次，苔色亦净。授滋填善后而康。是役也，凡同道暨许之族人戚友，莫不以为秋冬之交，用药偏寒，况病延已久，败象毕呈，苟不即投峻补，必致失手。既闻鲍夫人云：归许氏二十余年，目击多人，无不死于温补。此等病曾见之，此等药盖未尝闻也。孰知如此之证，有如此之治，求之古案，亦未前闻，传诸后贤，亦难追步。盖学识可造，而肠热胆坚，非人力所能及。此孟英所以为不世出之良医也。（王士雄《王氏医案续编·卷二》）

心悸医案

康康侯司马令郎尔九，在玉环署中，患心忡自汗，气短面赤，霎时溲溺数十次，澄澈如水。医佥谓虚，补之日剧，乃来省就孟英诊焉。左寸关数，右弦滑，心下似阻，因作痰火阻气，心热移肺。治用蛤壳、黄连、枳实、楝实、旋覆、花粉、橘红、杏仁、百合、丝瓜络、冬瓜子、海蜇、荸荠、竹茹、竹沥、梨汁等，出入为方，服之良愈。（王士雄《王氏医案续编·卷二》）

【张寿颐评议】

此证以此等药物得效，则肺郁痰热审矣。惟肺不清肃，当为溲涩或闭，何以此人溲溺反多而清澈？生理之常，竟有如是之适得其反者，此理诚不易晓，而叙证又不谈舌色，更不能推测其所以然之故。但脉则左寸关数，右又弦滑，且心下有阻，则热痰壅塞肺胃，差为有据。其溲溺之所以多者，盖亦几如消证，则清肺固亦治消之一道也。（张寿颐《张山雷医集·古今医案平议·第三种之第二卷·痰火》）

【原案】

康康侯司马令郎尔九，在玉环署中，患心忡自汗，气短面赤，霎时溲溺数十次，澄澈如水。医佥谓虚，补之日剧，乃来省就孟英诊焉。左寸关数，右弦滑，心下似阻。因作痰火阻气，心热移肺。治用蛤壳、黄连、枳实、楝实、旋覆、花粉、橘红、杏仁、百合、丝瓜络、冬瓜子、海蜇、荸荠、竹茹、竹沥、梨汁等，出入为方，服之良愈。而司马为职守所羁，尝患恙，函请孟英诊视者再四，竟不克往，继闻司马于冬仲竟卒于瓯。乃知病而得遇良手，原非偶然。前岁遇而今岁不能致，岂非命也耶！（王士雄《王氏医案续编・卷二》）

李健伯夫人因伤情志而患心跳。服药数月，大解渐溏，气逆不眠，面红易汗，卧榻不起，势已濒危。其次婿余朗斋浼孟英诊之，坚辞不治。其长婿瞿彝斋力恳设法，且云妇翁遊楚，须春节旋里，纵使不治，亦须妙药稽延时日。孟英曰：是则可也。立案云：此本郁痰证，缘谋虑伤肝，营阴久耗，风阳独炽，烁液成痰，痰因火动，跳跃如舂。若心为君主之官，苟一跳动，即无生理，焉能淹缠至此乎？但郁痰之病，人多不识，广服温补，阴液将枯。脉至右寸关虽滑，而别部虚弦软数，指下无情，养液开痰，不过暂作缓兵之计，一交春令，更将何物以奉其生？莫谓赠言之不详，姑顺人情而予药。方用西洋参、贝母、竹茹、麦冬、茯神、丹参、苁蓉、薏苡、紫石英、蛤壳等。服之痰果渐吐，火降汗收，纳谷能眠，胸次舒适，而舌色光绛，津液毫无，改授集灵膏法。扶至健伯归。因谓其两婿曰：我辈之心尽矣，春节后终虞痉厥之变也。已而果然。（王士雄《王氏医案

三编·卷一》）

【张寿颐评议】

此是同郁热痰滞之病，只以津液已竭，脉全无神，所以断为不治。参观下条，尤其明了。（张寿颐《张山雷医集·古今医案平议·第三种之第二卷·痰火》）

【原案】

李健伯夫人，伤情志而患心跳，服药数月，大解渐溏，气逆不眠，面红易汗，卧榻不起，势已濒危。其次婿余朗斋浼孟英诊之，坚辞不治。其长婿瞿彝斋力恳设法，且云妇翁游楚，须春节旋里，纵使不治，亦须妙药稽延时日。孟英曰：是则可也。立案云：此本郁痰证，缘谋虑伤肝，营阴久耗，风阳独炽，烁液成痰，痰因火动，跳跃如春。若心为君主之官，苟一跳动，即无生理，焉能淹缠至此乎？但郁痰之病，人多不识，广服温补，阴液将枯。脉至右寸关虽滑，而别部虚弦软数，指下无情，养液开痰，不过暂作缓兵之计，一交春令，更将何物以奉其生？莫谓赠言之不详，姑顺人情而予药。方用西洋参、贝母、竹茹、麦冬、茯神、丹参、苁蓉、薏苡、紫石英、蛤壳等。服之痰果渐吐，火降汗收，纳谷能眠，胸次舒适，而舌色光绛，津液毫无，改授集灵膏法。扶至健伯归。因谓其两婿曰：我辈之心尽矣，春节后终虞痉厥之变也。已而果然。（王士雄《王氏医案三编·卷一》）

太仓陆竹琴令正，陡患心悸，肢冷如冰。孟英察其脉浮弦而数，视其舌尖赤无苔。乃阴虚阳越，煎厥根萌。予玄参、二至、三甲、龙齿、石英、生地、牛膝、茯神、莲子心而愈。（王士雄《王氏医案续编·卷七》）

【张寿颐评议】

此是心、肝、肾脏之三阴久涸，以致孤阳飞腾，而反肢冷如冰，绝无虚阳可见，岂非本实先拨之候？然脉则浮弦虚数，舌则尖赤无苔，真阴云亡，浮阳外越，又是凿凿有据。假令昧者对此，见有肢冷而误投四逆等，则刚燥劫津，其害奚若？惟孟英处之有素，滋潜摄纳，不亢不卑，而又清润灵通，不犯呆钝浊腻，亦以阴津涸竭，厚味既碍气机，又恐胃阴无权，反难展化。此非独识病之难，而选药恰好轻重合度之尤非易事也。（张寿颐《古今医案平议·第二种之第二卷·脱证》）

【原案】

太仓陆竹琴令正，陡患心悸，肢冷如冰。其子惶惶，浼吴江程勉耘恳援于孟英。察其脉浮弦而数，视其舌尖赤无苔，乃阴虚阳越，煎厥根萌。予元参、二至、三甲、龙齿、石英、生地、牛膝、茯神、莲子心而愈。（王士雄《王氏医案续编·卷七》）

王雪山令媳，患心悸眩晕。广服补剂，初若甚效，继乃日剧，时时出汗，肢冷息微，气逆欲脱，灌以参汤，稍有把握，延逾半载，大费不赀。庄芝阶舍人，令延孟英诊视。脉沉弦且滑，舌绛而有黄腻之苔，口苦溲热，汛事仍行。病属痰热轇轕（同“胶葛”，交错纠缠貌。——编者注），误补则气机壅塞。与大剂清热涤痰药，吞当归龙荟丸，服之渐以向安。仲夏即受孕，次年二月诞一子。惜其娠后停药，去痰未尽。娩后复患悸晕不眠，气短不饥。或作产后血虚治不效，仍请孟英视之。脉极滑数，曰：病根未刈也。与蠲痰清气法果应。（王士雄《王氏医案续编·卷四》）

【张寿颐评议】

此证当初但有心悸眩晕，未始非阴虚阳扰，痰热上蒙。苟其治以清养潜阳，参之清肃开泄，当属易效。此所以初投补剂而甚效，迨补之不辍，而变化加剧，则必滋腻兼温，乃致助痰增壅，几乎闭死。孟英治法，只为药误而设，若曰善后，非清养不可。（张寿颐《张山雷医集·古今医案平议·第三种之第二卷·痰火》）

【原案】

王雪山令媳患心悸眩晕。广服补剂，初若甚效，继乃日剧，时时出汗，肢冷息微，气逆欲脱，灌以参汤，稍有把握，延逾半载，大费不赀。庄芝阶舍人令延孟英诊视。脉沉弦且滑，舌绛而有黄腻之苔，口苦溲热，汛事仍行。病属痰热轇轕，误补则气机壅塞。与大剂清热涤痰药，吞当归龙荟丸，服之渐以向安。痰热体实者，此丸颇有殊功。仲夏即受孕，次年二月诞一子。惜其娠后停药，去疾未尽。娩后复患悸晕不眠，气短不饥。或作产后血虚治不效，仍请孟英视之。脉极滑数，曰：病根未刈也。与蠲痰清气法果应。（王士雄《王氏医案续编·卷四》）

秀水董君枯匏之夫人，余于秋仲偶诊其脉，知其八脉久亏，积劳多郁，故指下虚弦而涩，寒热时形，虚火易升，少眠善悸，性又畏药，不肯节劳。至冬令证类三疟，余以病未能往视。来信云：桐乡传一妙方，治三疟效验如神。方用甜茶、半夏各二钱，川贝、槟榔各三钱，橘皮、甘草各一钱五分，干姜一钱，木香五分，凡八味，已服三帖而瘳。余即函复云：此乃劫剂，仅可以治寒湿饮邪为患之实证，设虚热证，服之虽愈，必有后患。故抄传单方，最非易事，若好仁不好学，功过恐不相敌也。既而病果复作，较甚于前。余与吕君慎菴同议镇养柔潜之法，始得渐愈。后闻服此方者，率多反覆，乃郎味清茂才深佩余之先见云。（王士雄《归砚录·卷四》）

【张寿颐评议】

案中成方，药品颇杂，王谓可治寒湿是也。然凡是疟病，湿热最多，此方应无效理，而亦暂能有验者，其理殊不可解。有如西药之金鸡纳霜，止疟亦极有验，无不一服即应。然夹痰夹湿者，截止之后，亦无不变幻百出。俗子群奉以为截疟之圣药，偏有再发再服，屡试屡验，而不悟其咎。甚至服至数十次，而全身肌肤渐以黧黯晦，卒至不起，不佞已见数人。此物之为害显然，而亦不能悟其所以然之故。附誌于此，以告世之善养生者。（张寿颐《古今医案平议·第一种之第八卷·时病疟疾门·湿痰疟》）

【原案】

秀水董君枯匏之夫人，余于秋仲偶诊其脉，知其八脉久亏，积劳多郁，故指下虚弦而涩，寒热时形，虚火易升，少眠善悸，性又畏药，不肯节劳。至冬令证类三疟，余以病未能往视。来信云：桐乡传一妙方，治三疟效验如神。方用甜茶（此药肆隐语即蜀漆耳）、半夏各二钱，川贝、槟榔各三钱，橘皮、甘草各一钱五分，干姜一钱，木香五分，凡八味，已服三剂而瘳。余即函复云：此乃劫剂，仅可以治寒湿饮邪为患之实证，设虚证、热证，服之虽愈，必有后患。故抄传单方，最非易事，若好仁不好学，功过恐不相敌也。既而病果复作，较甚于前。余与吕君慎菴同议镇养柔潜之法，始得渐愈。后闻服此方者，率多反覆，乃郎味清茂才深佩余之先见云。（王士雄《归砚录·卷四》）

许子厚令庶母，年未四旬，患晡热发于上焦，心悸头疼，腰痠腿软，饥不欲食，暮则目如盲而无所睹，时或腹胀，自汗带多。孟英脉之弦细而弱，气短不足以息，舌赤无苔。曰：此营血大亏，不可作暑治也。授人参、熟地、枣仁、枸杞、归身、麦冬、乌鲗骨、牡蛎、龟板、蒺藜、芍药、杜仲、羊藿等药，数十剂而康复如常。（王士雄《王氏医案三编·卷二》）

【张寿颐评议】

此血液欲枯，肝肾真阴既耗，而虚阳外浮，乃为晡热。营阴不守，肝反疏泄，则为自汗带下。且脾胃消化器官，亦已失其能力，知饥不食，加以腹胀，损证至此，已觉可危。又复舌赤无苔，竟不能用气分药以增其燥，惟有滋填涵敛，助其盖藏，而气滞不可不顾，爰以淫羊藿之蒸动。肾气者，为之佐使，此即从集灵膏方得来。蒺藜必是沙苑，白蒺藜颇能疏泄，必非此证所宜。（张寿颐《张山雷医集·古今医案平议·第三种之第二卷·虚火》）

【原案】

许子厚令庶母，年未四旬，患晡热，发于上焦，心悸头疼，腰痠腿软，饥不欲食，暮则目如盲而无所觑，时或腹胀，自汗带多。孟英脉之弦细而弱，气短不足以息，舌赤无苔。曰：此营血大亏，不可作暑治也。授人参、熟地、枣仁、枸杞、归身、麦冬、乌鲗骨、牡蛎、龟板、蒺藜、芍药、杜仲、羊藿等药数十剂，而康复如

常。（王士雄《王氏医案三编·卷二》）

张友三室人，去春受孕后，忽梦见其亡妹。而妹之亡也，由于娩难。心恶之，因嘱婢媪辈广购堕胎药饵服，卒无验。冬季娩子后亦无恙，自疑多饵堕胎药，元气必伤，召朱某治之。述其故，朱即迎合其意，可断为大虚之候。且云苟不及早补救，恐延蓐损。病者闻而益惧，广服补剂，渐至卧榻不起，多药弗效。延至仲春，族人张镜江为邀孟英视之。不饥不寐，时或气升，面赤口干，二便涩，痰多易汗，胸次如舂，咽有炙脔，畏明善怒，刻刻怕死，哭笑不常。脉至左部弦数，右手沉滑。曰：此郁痰证，误补致剧也，与上年李健伯令正之病情极相类。第彼以年衰而伤于忧思谋虑，是为虚郁；此年壮体坚而成于惊疑惑惧，是为实郁。虚郁不为舒养，而辄投温补，则郁者愈郁，而虚者愈虚；实郁不为通泄，而误施温补，则郁不能开而反露虚象，所谓大实有羸状也。医者但云补药日投，虚象日著，不知虚象日形，病机日痼。彼岂故酿其病之深耶，亦是一片仁心。无如药与病相偝（相背也。——编者注）而驰，盖即好仁不好学之谓耳。余非好翻人案，恐不为此忠告，未必肯舍补药而从余议也。病者闻之大悟。即授小陷胸合雪羹，加菖蒲、薤白、竹茹、知母、栀子、枳实、旋、赭出入为方，吞当归龙荟丸。三剂后蒌仁每帖用至八钱，而大解始行，各恙乃减。半月后，心头之舂杵始得全休。改用清肃濡养之法，调理匝月，汛至而痊。（王士雄《王氏医案三编·卷二》）

【张寿颐评议】

此证以忧惧而成郁火，灼烁凝痰，有升无降，误施补涩，愈窒枢机。其病源与上条李夫人之本于五志，颇似如出一辙。经孟英两两对勘，剖析精微，真是洞垣之见。（张寿颐《张山雷医集·古今医案平议·第三种之第二卷·痰火》）

【原案】

张友三室，去春受孕后，忽梦见其亡妹。而妹之亡也，由于娩难。心恶之，因嘱婢媪辈广购堕胎药饵服，卒无验。冬季娩子后亦无恙，自疑多饵堕胎药，元气必伤，召朱某治之。述其故，朱即迎合其意，而断为大虚之候。且云苟不极早补救，恐延蓐损。病者闻而益惧，广服补剂，渐至卧榻不起，多药弗效。延至仲春，族人张镜江为邀孟英视之。不饥不寐，时或气升，面赤口干，二便闭涩，痰多易汗，胸次如舂，咽有炙脔，畏明善怒，刻刻怕死，哭笑不常。脉至左部弦数，右手沉滑。曰：此郁痰证，误补致剧也。与上年李健伯令正之病情极相类。第彼已年衰而伤于忧思谋虑，是为虚郁；此年壮体坚而成于惊疑惑惧，是为实郁。虚郁不为舒养，而辄投温补，则郁者愈郁，而虚者愈虚；实郁不为通泄而误施温补，则郁不能开，而反露虚象，所谓大实有羸状也。医者但云补药日投，虚象日著，不知虚象日形，病机日痼。彼岂故酿其病，而使之深耶。亦是一片仁心，无如药与病相僢而驰，盖即好仁不好学之谓耳。余非好翻人案，恐不为此忠告，未必肯舍补药而从余议也。病者闻之大悟。即授小陷胸合雪羹，加菖蒲、薤白、竹茹、知母、栀子、枳实、旋、赭出入为方，吞当归龙荟丸。三剂后蒌仁每帖用至八钱，而大解始行，各恙乃减。半月后，心头之舂杵始得全休。改用清肃濡养之法，调理匝月，汛至而痊。（王士雄《王氏医案三编·卷二》）

不寐医案

陈氏妇季夏患疟，寒微热炽，舌红不渴，而思啖瓜果，不饥不食，二便皆通，夜不成眠，汗多神惫。孟英审脉，虚软微数。虽属暑疟，邪不甚重，惟营阴久亏，不须重剂诛罚无辜。以西洋参、知母、芩、茹、白薇、麦冬、西瓜翠衣为剂，果三啜而瘳。（王士雄《王氏医案三编·卷三》）

【张寿颐评议】

体质不足之人，即是感受时邪，邪必不重。正以体力孱弱，稍有感触，即已为病。如此证情，自然不须发表攻里，小题大做，重增其因。此证虽不渴饮，而曰舌红，则必无浊腻之苔，思啖瓜果，阴液必伤，故宜养液清热。药物轻灵，恰如地位。问各书之治疟篇中有如是之条例否？故临证时必须相体裁衣，随机应变，始能五雀六燕，适得其平。如徒于分门别类之普通医书中求生活，吾未见其有济者也。（张寿颐《古今医案平议·第一种之第八卷·时病疟疾门·虚疟》）

【原案】

陈氏妇季夏患疟，寒微热炽，舌红不渴，而思啖瓜果，不饥不食，二便皆通，夜不成眠，汗多神惫。孟英审脉，虚软微数。虽属暑疟，邪不甚重，惟营阴久亏，不须重剂诛罚无辜。以西洋参、知母、芩、茹、白薇、麦冬、西瓜翠衣为剂，果三啜而瘳。（王士雄《王氏医案三编·卷三》）

费伯元分司，患烦躁不眠。医见其苔白也，投以温药，因而狂妄瘛疭，多方不应。余荐孟英视之，左脉弦细而数，右软滑。乃阴虚之体，心火炽，肝风动，而痰盛于中也。先以犀、羚、桑、菊息其风，玄参、丹皮、莲心、童便清其火，茹、贝、雪羹化其痰，二剂而安。随与三甲、二至、磁朱潜其阳，甘麦大枣缓其急，地黄、麦冬养其阴，渐次康复。（王士雄《王氏医案续

编·卷五》)

【张寿颐评议】

烦躁不眠，已是阳有余阴不足，乃竟有俗手能投温药，真是怪极。考王案续集五卷，署名武进董介谷兰初续辑，则所谓余荐孟英者，即董氏也。用药次第，先之清泄以杀其焰，继之滋潜以探其源，然后再参甘腻以培其本，叙述明瞭，确是度人金针。(张寿颐《张山雷医集·古今医案平议·第三种之第二卷·伏火》)

【原案】

费伯元分司，患烦躁不眠。医见其苔白也，投以温药，因而狂妄瘛疭，多方不应。余荐孟英视之，左脉弦细而数，右软滑。乃阴虚之体，心火炽，肝风动，而痰盛于中也。先以犀、羚、桑、菊息其风，元参、丹皮、莲心、童溲清其火，茹、贝、雪羹化其痰，两剂而安。随与三甲、二至、磁朱潜其阳，甘麦大枣缓其急，地黄、麦冬养其阴，渐次康复。(王士雄《王氏医案续编·卷五》)

寅昉曾于去冬患血溢，与清舒肝胆而安。惟久患不眠，臂冷食少，自云服补心丹及知柏八味丸甚合。余曰：脉至弦细而缓，因赋质阴亏，心多思虑，五火内炽，烁液成痰，阻碍气机。故脉证如是，滋腻之药，不可再投。用沙参、丹参、丝瓜络、茅根、旋覆、橘、

半、菖、苓，服十余剂愈。（王士雄《归砚录·卷四》）

【张寿颐评议】

阴虚体质，五志火扰，烁液成痰，是以用药如是。惟其曾经失血，故有丹参、茅根。孟英选药，可谓无不精切细密。此公不眠，何尝非血少不能养心。补心丹安神养阴，何以不能对证。且自云服之甚合矣。而孟英乃谓滋腻不可投者，诚以此病不仅血少，且已痰多。则熟地、二冬其有流弊，犹为显而易见。且既已血溢，则络中恐有留瘀，孟英丹参、茅根，实是为此入选。然则补心丹中当归、远志之温，五味之酸，及八味中之萸肉，又何可以久恃而无恐耶？（张寿颐《张山雷医集·古今医案平议·第三种之第二卷·痰火》）

【原案】

寅昉（指蒋寅昉。——编者注）曾于去冬患血溢，与清舒肝胆而安。惟久患不眠，臂冷食少，自云服补心丹及知柏八味丸甚合。余曰：脉至弦细而缓，因赋质阴亏，心多思虑，五火内炽，烁液成痰，阻碍气机，故脉证如是。滋腻之药，不可再投。用沙参、丹参、丝瓜络、茅根、旋覆、橘、半、菖、苓，服十余剂而愈。（王士雄《归砚录·卷四》）

金朗然之母，偶发脘疼呕吐。医与温补药，初若相安，渐至畏寒不寐，四肢不仁。更医云是风痹，仍投温补。因而不饥不食，二便不行，肌肉尽削，带下如溺。始延孟英诊之。曰：暑伏肺胃耳。其多投温补而不遽变者，以熟地等阴柔腻滞为之挟制也。然津气灼烁而殆尽，脂液奔迫以妄行，治节无权，阳明涸竭，焉能卫皮毛而畅四肢，利机关以和九窍哉！与白虎加西洋参、竹茹、橘皮、丝瓜络、石斛、花粉、竹沥、海蜇。连进二十剂，始解黑矢，而各恙渐安。嗣与和肝胃、调八脉以善后，遂愈。（王士雄《王氏医案续编·卷一》）（张寿颐《张山雷医集·古今医案平议·第三种之第二卷·伏火》）

【原案】

金朗然之母，偶发脘疼呕吐。医与温补药，初若相安，渐至畏寒不寐，四肢不仁。更医云是风痹，仍投温补。因而不饥不食，二便不行，肌肉尽削，带下如溺。始延孟英诊之。曰：暑伏肺胃耳。其多投温补而不遽变者，以熟地等阴柔腻滞为之挟制也。然津气灼烁而殆尽，脂液奔迫以妄行，治节无权，阳明涸竭，焉能卫皮毛而畅四肢，利机关以和九窍哉！与白虎汤加西洋参、竹茹、橘皮、丝瓜络、石斛、花粉、竹沥、海蜇。连进二十剂，始解黑矢而各恙渐安。嗣与和肝胃、调八脉以善后遂愈。眉批：汪子与证，误服熟地而不救，此证误服温补兼熟地而竟愈。盖体有虚实，治有迟早，邪有重轻，未可以一端拘耳。（王士雄《王氏医案续编·卷一》）

濮东明令孙女，素禀阴虚，时发夜热，少餐不寐。仲夏患感发疹，汛不当期而至。孟英用犀、羚、知、贝、石膏、生地、栀、翘、花粉、甘草、竹叶、芦根等药，疹透神清，唯鼻燥异常，吸气入喉，辣痛难忍，甚至肢冷。复于方中加元参、竹茹、菊叶、荷秆，各恙始减，而心忡吐沫，彻夜不瞑，渴汗便泻。改投西洋参、生地、麦冬、小麦、竹叶、黄连、真珠、百合、贝母、石斛、牡蛎、龟板、蔗汁诸药而愈。季秋适姚益斋为室。

原书眉评：病不甚重，治亦合法，而难收捷效者，以阴虚之体，不胜温热之气也。此即四损不可正治之例，设治不如法则危矣。（王士雄《王氏医案续编·卷二》）

【张寿颐评议】

是案为道光乙已年事。所谓发疹，实是痧子。汛事不当期而至，热已直逼血泄，与上条证情同一机轴，故选药亦同。迨疹透神清，而鼻观大燥，喉且辣痛，则其人津液本亏，肺胃火炎，大剂沃焦自不可少。选药甚是，而犹有怔忡、不瞑，变爻叠见，终是虚体之累。眉评极允，而善后一方，清润滋填、毓阴涵阳，尤其可法。但真珠一物，如入煎剂，大是无谓。即使磨粉，亦必无甚大用。此俗子迎合富贵家之恶习，孟英明者，何以出此！（张寿颐《古今医案平议·第一种之第七

卷·时病痧麻瘖子门》）

【原案】

濮东明令孙女素禀阴虚，时发夜热，少餐不寐。仲夏，患感发疹，肺热。汛不当期而至，血热。孟英用犀、羚、知、贝、石膏、生地、栀、翘、花粉、甘草、竹叶、芦根等药。疹透神清，惟鼻燥异常，肺中余热。吸气入喉，辣痛难忍，甚至肢冷。复于方中加元参、竹茹、菊叶、荷秆，各恙始减，而心忡吐沫。血因热而虚，彻夜不瞑，渴汗便泻。改投西洋参、生地、麦冬、小麦、竹叶、黄连、真珠、百合、贝母、石斛、牡蛎、龟板、蔗汁诸药而愈。眉批：病不甚重，治亦合法，而难收捷效者，以阴虚之体，不胜温热之气也。此即四损不可正治之例，设治不如法，则危矣。（王士雄《王氏医案续编·卷二》）

钱塘姚欧亭大令宰崇明，其夫人自上年九月以来夜不成寐，佥以为神虚也。补药频投，渐不起榻，头重如覆，善悸便难，肢汗而心内如焚，多言，溺畅畏烦，而腹中时胀，遍治无功。其西席张君心锄，屡信专丁邀诊，余不得辞，初夏乘桴往视。左寸关弦大而数，右稍和而兼滑，口不作渴，舌尖独红。乃忧思谋虑，扰动心肝之阳，而中挟痰饮，火郁不宣。温补更助风阳，滋腻尤增痰滞。至鹿茸为透生颠顶之物，用于此证，犹舟行逆风，而扯满其帆也。明粉为芒硝所炼，投以通便，是认为阳明之实秘也。今胀能安谷，显非府实，不过胃降无权，肝无疏泄，乃无形之气秘也。遂以参、连、旋、枳、半、芍、蛤、茹、郁李、麻仁、凫茈、海蜇，两服即寐，且觉口苦溺热。余曰：此火郁外泄之征也。去蛤壳，加栀子，便行胀减，脉亦渐柔。再去麻、郁、雪羹，加石英、柏子仁、茯苓、橘皮、小麦、莲子心、红枣核，三帖各恙皆安。去石英、栀子，加冬虫夏草、鳖甲为善后。余即挂帆归矣。然不能静摄，季夏渐又少眠，复遣丁谆请。余畏热不行，命门人张笏山茂才（即渠西席之子也）往诊，遵前法而治，遂以告愈。（王士雄《归砚录·卷四》）

【张寿颐评议】

此亦营血不足，心肝火旺，久蕴之证。温补不辍，适以助虐酿痰，前手能用鹿茸，背道而驰，何以竟至于此？一得清宣泄化，而反加口苦溲热，昧者几以为药不对证，实缘多时补塞，郁结已甚。所以不见内热状态，清之展之，病机始露，正是松动之征。善后方中，加入冬虫草，直以为引火纳肾之用，始知此药虽是蠕动，绝无兴奋之弊。孟英颇喜用之，当是阅历有验，否则如《纲目拾遗》谓为兴阳温肾，必与此案证情，大相背谬矣。（张寿颐《张山雷医集·古今医案平议·第三种之第二卷·伏火》）

【原案】

钱塘姚欧亭大令宰崇明，其夫人自上年九月以来，夜不成寐，佥以为神虚也。补药频投，渐不起榻，头重如覆，善悸便难，肢汗而心内如焚，多言，溺畅畏烦，而腹中时胀，遍治无功。其西席张君心锄，屡信专丁邀诊。余不得辞，初夏乘桴往视。左寸关弦大而数，右稍和而兼滑，口不作渴，舌尖独红。乃忧思谋虑扰动心肝之阳，而中挟痰饮，火郁不宣。温补更助风阳，滋腻尤增痰滞。至鹿茸为透生巅顶之物，用于此证，犹舟行逆风而扯满其帆也；明粉为芒硝所炼，投以通便，是认为阳明之实秘也。今胀能安谷，显非府实，不过胃降无权，肝无疏泄，乃无形之气秘耳。遂以参、连、旋、枳、半、芍、蛤、茹、郁李、麻仁、凫茈、海蜇，两服即寐，且觉口苦溺热。余曰：此火郁外泄之征也。去蛤壳，加栀子，便行胀减，脉亦渐柔。再去麻、郁、雪羹，加石英、柏子仁、茯苓、橘皮、小麦、莲子心、红枣核，三帖各恙皆安。去石英、栀子，加冬虫夏草、鳖甲为善后。余即挂帆归矣。然不能静摄，季夏渐又少眠，复遣丁谆请。余畏热不行，命门人张笏山茂才即渠西席之子也，往诊，遵前法而治，遂以告愈。（王士雄《归砚录·卷四》）

神昏医案

斑疹为阳明热病中恒有之症。说者每谓胃热甚则发斑，肺热甚则发疹，一似病理中所当固有者。实则肺胃有热，而能早为之开泄清解，斑于何有，疹于何有！抵以金元以降，凡治热病，踵用古人伤寒成法，麻、桂、葛、柴温升表散，甚者且从事于防风、羌、独。不为之清宣其里而惟欲其透彻于表，致令内结之热，以升散之力，行于经隧，而发见于外。其道远，其途纡，事倍功半。所以凡发斑疹者，无不极重极危，生死关头盖已在不可知之数矣。奈何流俗医书犹复以升麻、葛根为透清斑疹必要之药，宜乎患是症者多难倖免。寿颐尝谓，苟在热病未甚之时，若得明医一手施治，必不见此证候。虽似创论，实是真情。否则仲景书中何以竟无斑疹字样。可知此乃坏症之尤，汉魏以上固无此等病状。虽曰时势迁移，病症固多变易，要知治法不能尽善，未始非医界之自有缺憾。兹集古今诸贤治案，可悟近百年来医学确已超出古人之上。温热上乘不得不归美于孟英诸贤，以视明季清初，盖已倜乎远矣。

杭城栖流所司药陈芝田，仲夏患感（此道光二十一年辛丑事，孟英年三十四岁。据本书编年例，前后推之可知）。诸医投以温散。延至旬日，神昏谵妄，肢搐耳聋，舌黑唇焦，囊缩溺滴，胸口隐隐微斑，一望而知其危矣。转邀孟英诊之，脉细数而促，曰：阴亏热炽，液将涸矣。遂用西洋参、元参、生地、二冬、知、柏、楝实、石斛、白芍、甘草梢、银花、木通、犀角、石菖蒲，大剂投之。次日复诊，其家人云：七八日来，小溲不过涓滴，昨药服六七个时辰后，解得小溲半杯。孟英曰：此即转机也。然阴气枯竭，甘凉濡润不厌其多，于前方再加龟板、鳖甲、百合、花粉，大锅煎之，频灌不歇。如是者八日，神气始清，诸恙悉退。乃纯用滋阴之药，调理匝月而瘳。予谓孟英学识过人，热肠独具。凡遇危险之候，从不轻弃，最肯出心任怨以图之。如此案八日后神气始清，若经别手，纵使治法不错，而一二帖后不甚起色，必规避坚辞，致使病家惑乱，谋及道旁，虽不死于病，亦必死于药矣。此在医者之识老心坚，又须病家之善于择而任之专也，谈何易耶！且闻孟英尝云：温热液涸神昏，有投犀角、地黄等药至十余剂，始得神清液复者。因温热案最夥，不及详录，姑识此以告司人之命者。

眉评：一派甘寒之药，既可涤热，又以生津，真治温良法也。惟湿温症宜稍加斟酌耳。（周光远辑《王孟英案初集》二卷）

【张寿颐评议】

开手所谓温散，无非柴、葛、羌、防耳，当不致意用麻、辛、羌、桂。然甫及旬日，而见症如是之可危，岂非热炽于里，药泄其表，内外交争，阴液易耗！此古人所谓一水不胜二火者，以温济温，哪不如火益烈！设此时而知有宋、金、元、明成法，柴、葛、升麻，号为透斑要诀，再投一二剂，此人无生理矣！即不然而套用近时俗尚，有所谓赤柽柳、水杨须、蝉衣、浮萍等，亦称可以透清斑疹者，以治此症，均是催命灵符。然纵使含药而亡，病家、医家亦无不谓病之本属无可治，断不悟药之即以送其死。举世滔滔，谁非一丘之貉？不意孟英手眼特异，屏绝世俗习惯，而独选一派甘凉濡润，大剂直投。正以此证燥火燎原，阴液欲竭，非决西江之水，奚足以言沃焦救焚！岂复杯水车薪所能有济。然在烈焰蕴隆之际，春回草木，本非旦夕可能，因解得小溲半杯，非复曩日之止有涓滴，而知其已有转机，可悟此人津液犹未干涸净绝。从此大罐浓煎，不时频灌，譬如建瓴高屋，自然水到渠成，转绿回黄，苏枯泽骨，尚是意计中事。且病人正在燥渴引饮，则投其所好，长鲸吸浪，吞吐百川，灌溉脉络，遍及全体，尤易得力。然方中大凉大润，在俗眼观之，只知为清热润燥而设，抑知草梢、木通导其小水，使蕴热从此下泄，是亦去病之一条正路。此为无痰食者开泄一法，正与荡涤实热结滞之承气异曲同工。不然者，舌黑唇焦，溲止点滴，津液耗矣，而又以木通苦泄使之下达，岂不虑其更伤津液？妙在以一二味大苦直降者和入大队柔润剂中，则地黄、知、元、二冬不失之腻，而柏皮、木通不嫌其燥，是又配合调剂之妙义。吾恐率尔操觚之流见此方药，亦未必能领悟此中作用。然此为无痰食黏结之燥热证立法，专用凉润，犹必以木通、菖蒲之灵通不滞者相辅之，亦非蛮用清凉之徒所可藉口。正以神识既昏，惟恐有痰浊蒙闭其清灵之府，必俟神气既清，乃始纯用滋阴之药以善其后。孟英理法，何等周密，此岂假论叶派之浪用甘腻毫无觉悟者可以同日而语！眉评谓湿温症中甘寒宜加斟酌，立说诚为有见。然须知孟英此法本为燥热之无上良方，假令胸中挟有痰浊，则选药决不如是。彼治湿温病者，亦安得窃附孟英，妄事剿袭。此中精蕴、几微、疑似，亦正有辨。躁心人读此，尚其于大同小异之中一一细味之，庶可知淄渑之自有差池矣。（张寿颐《古今医案平议·第一种之第五卷·斑疹》）

【原案】

栖流所司药陈芝田，于仲夏患感。诸医投以温散。延至旬日，神昏谵妄，肢搐耳聋，舌黑唇焦，囊缩溺滴，胸口隐隐微斑，一望而知其危矣。转邀孟英诊之，脉细数而促，曰：阴亏热炽，液将涸矣。遂用西洋参、元参、生地、二冬、知、柏、楝实、石斛、白芍、甘草梢、银花、木通、犀角、石菖蒲，大剂投之。孟英能善用大剂，故能起不治之证，亦古人所未有也。次日复诊，其家人云：七八日来小溲不过涓滴，昨药服六七个时辰后，解得小溲半杯。孟英曰：此即转机也。然阴气枯竭，甘凉濡润，不厌其多。于前方再加龟板、鳖甲、百合、花粉，大锅煎之，频灌勿歇。如是者八日，神气始清，诸恙悉退。纯用滋阴之药，调治匝月而瘳。眉批：一派甘寒之药，既可涤热，又以生津，真治温良法也。惟湿温证宜稍加斟酌耳。予谓：孟英学识过人，热肠独具。凡遇危险之候，从不轻弃，最肯出心任怨以图之。如此案，八日后神气始清，若经别手，纵使治法不错，而一二帖后不甚起色，必规避坚辞，致病家惑乱，谋及道旁，虽不死于病，亦必死于药矣。此在医者之识老心坚，又须病家之善于择而任之专也，谈何易耶？且闻孟英尝云：温热液涸神昏，有投犀角、地黄等药至十余剂，始得神清液复者。因温热案最夥，不暇详录，姑识此以告司人之命者。（王士雄《王氏医案·卷二》）

陈蕴泉陡患昏谵，夤夜乞诊于孟英。脉甚滑数，苔色腻黄，乃平素多痰，兼吸暑热。与清解药一剂，化而为疟，脉亦较平。或谓其体弱，不宜凉药，须用人参。渠家惶惑，孟英坚持以为不可。盖暑脉颇类乎虚，而痰阻于肺，呼吸不调，又与气虚短促者相似。平昔虽虚，有病必先去病，况热能伤气，清暑热即所以顾元气也。何新之亦赞是议，遂连投白虎加减而愈。（王士雄《王

氏医案续编·卷六》)

【张寿颐评议】

陡然昏谵，无非痰热气火上冲，震扰神经使然。况复脉舌如是，证情显见。所谓清解药者，无非清热开痰，亦所易悟。但昏谵猝作，必以潜阳降气为要，牡蛎、鳖甲、旋覆、代赭，皆可选用。若谓暑脉类虚，则昔人以为暑热伤气，而作此理想之论。甚至有谓暑病脉芤者，则更从脉虚一层而进一步言之，要知皆是空谈，断不可泥。暑乃一种病之总名，其间病有变迁，脉亦必随之而异。安有执一病名，而可谓脉当如何如何者。即以此人而论，初时之脉滑数，何尝类虚。迨病势退步，而脉乃渐平，是为病减之佳状，何得妄拟为虚。浪投补药，反助痰窒，呆认以暑病之确据。但旁人何知，如必为之详细辨析，徒多辞费，而亦不能使门外汉遽尔明了，不如姑借“暑病脉虚”四字敷衍过去。究竟痰阻而呼吸不调，且是实证，则下文所用之白虎加减，必去甘、米而加化痰开肺，盖亦不问可知矣。(张寿颐《古今医案平议·第一种之第八卷·时病疟疾门·暑热疟》)

【原案】

陈蕴泉陡患昏谵，夤夜乞诊于孟英。脉甚滑数，苔色腻黄，乃平素多痰，兼吸暑热。与清解药一剂，化而为疟，脉亦较平。或谓其体弱，不宜凉药，须用人参。

渠家惶惑，孟英坚持以为不可。盖暑脉颇类乎虚，而痰阻于肺，呼吸不调，又与气虚短促者相似。平昔虽虚，有病必先去病，况热能伤气，清暑热即所以顾元气也。眉批：暑证人多不识此二层，昔人虽曾论及，而无此明晰。何新之亦赞是议。遂连投白虎加减而愈。（王士雄《王氏医案续编·卷六》）

高鲁川年近古稀，新秋患感。顾某进清解药二剂，热即退。以其年高，遂用滋养。越日复热，谓欲转疟，改用厚朴、姜、枣等药，遂热壮神昏，速（延）孟英视之。脉形滑数，舌心已黑，溲赤干呕，粥饮不入。亟与元参、知母、花粉、银花、竹茹、枇杷叶、莲心、栀子、白薇、西瓜翠衣为剂，数帖霍然。（王士雄《王氏医案三编·卷三》）

【张寿颐评议】

感邪乍退，即用滋养，已失之腻，所以热退又作；再投温燥甘腻，则痰热遂炽，变幻随之。孟英用药仍是清、宣、泄、降四字。惟方重清润，而少开泄痰药，则高年真阴已衰，舌黑必燥而不厚腻，与其他之焦黄浊腻者有别。此则可据方而知之，学者亦不可浑沦看过。（张寿颐《古今医案平议·第一种之第四卷·昏狂》）

【原案】

高鲁川，家兄礼园之外舅也。年近古稀，新秋患感。顾某进清解药二剂热即退。以其年高遂用滋养，越日复热，谓欲转疟。改用厚朴、姜、枣等药，遂热壮神昏，速孟英视之。脉形滑数，舌心已黑，溲赤干呕，粥饮不入。亟予元参、知母、花粉、银花、竹茹、枇杷叶、莲子心、栀子、白薇、西瓜翠衣为剂，数帖霍然。（王士雄《王氏医案三编·卷三》）

顾奏云季秋患感，医作虚治，补及旬日，舌卷痉厥，腰以下不能略动，危在须臾。所亲石诵羲延孟英设死里求生之策。察脉虚促欲绝，先灌紫雪一钱，随灌犀角地黄汤二大剂。服下，厥虽止而舌腭满黑，目赤如鸩，仍用前汤。三日间计服犀角两许，黑苔渐退，神识乃清，而呃忒频作。人犹疑其虚也。孟英曰：营热虽解，气道未肃耳。以犀角、元参、石花、连翘、银花、竹茹、知母、花粉、贝母、竹叶为方服之。次日即下黑韧矢甚多，而呃忒止。又三剂，连解胶黑矢四次，舌色始润，略进米饮，腿能稍动，然臀已磨穿矣。与甘寒育阴药，续解黑矢又五次，便溺之色始正。授以滋养，日渐向安。（周光远辑《王氏医案》二集二卷）

【张寿颐评议】

感冒以补药而至痉厥昏愦，非但参、芪、术、草可知。则脉之虚促欲绝，明是窒塞已极，必非正气之衰，故用药如是。迨神清之后，而反作呃，仍是胃家实热不通之确证。孟英心法当早有泄化消导并行不悖之药，而开首止云紫雪、鲜地，岂以病状垂危，不敢稍用消导，以图自免于求全之毁耶！观其黑矢通，则呃忒止，又连解而舌始润，补药助长之功，竟能如此。热病作呃，多类此者。然俗医只知有丁香柿蒂一法，设遇此症，利害如何？陆九芝《世补斋文》，学者必不可不熟读一遍。（张寿颐《古今医案平议·第一种之第四卷·昏狂》）

【原案】

顾奏云季秋患感，医作虚治，补及旬日，舌卷痉厥，腰以下不能略动，危在须臾。所亲石诵羲延孟英设死里求生之策。察脉虚促欲绝，先灌紫雪一钱，随灌犀角地黄汤二大剂服下。厥虽止而舌腭满黑，目赤如鸩，仍用前汤。三日间计服犀角两许，黑苔渐退，神识乃清，而呃忒频作。人犹疑其虚也。孟英曰：营热虽解，气道未肃耳。以犀角、元参、石花、连翘、银花、竹茹、知母、花粉、贝母、竹叶为方服之。次日即下黑韧矢甚多，而呃忒止。又三剂，连解胶黑矢四次，舌色始润，略进米饮，腿能稍动，然臀已磨穿矣。与甘润育阴药，续解黑矢又五次，便溺之色始正。投以滋养，日渐向安。已酉举于乡。（王士雄《王氏医案续编·卷二》）

顾竹如孝廉令媛，患感十余日，耳聋不语，昏不识人，而客未入室，彼反先知。医以为祟。凡犀角地黄、牛黄清心、复脉等汤，遍服无效，已摒挡后事矣。所亲濮根庄嘱其延诊于孟英。脉至滑数，舌不能伸，苔色黄腻，遗溺便闭，目不交睫者已四昼夜，胸腹按之不柔。与白虎汤去米、草，加石菖蒲、元参、犀角、鳖甲、花粉、杏仁、竹叶、竹黄、竹沥。投一剂，即谵语滔滔，渠父母疑药不对病。孟英曰：不语者欲其语，是转机也。再投之，大渴而喜极热之饮，又疑凉药非宜。孟英姑应之曰：再服一剂，更方可也。三投之，痰果渐吐。四剂后，舌伸便下，神识渐清。乃去菖蒲、石膏、犀角、鳖甲，加生地、石斛、麦冬、贝母数剂。热尽退而痰味甚咸。又去杏、贝、竹黄，加西洋参、牡蛎、龟板、苁蓉，服之痊愈。（周光远辑《王氏医案》二集二卷）

【张寿颐评议】

此亦痰热阻塞，蒙蔽性灵之候。孟英用药止此数物，而如钥启锁，此王氏一生之全体大用，而实温热病之不二法门也。不语者欲其语，持论极透。其喜热饮者，仍是痰阻中都耳。“姑服一剂，再与改方”，对门外人说，那得不作如是话头。病人神昏，而能知寝门以外事，正是神魂离舍。热病中往往有此，前人案中亦有言之者，本无足异，颐亦见之屡矣。王本此案有眉评云：叶氏谓温邪中人，首先犯肺，其次则入心，正此病也云云。似是实非，不可不辨。此神昏，正缘痰之塞，原非心病。此方虽用犀角，亦是清热，非专清心。叶氏知有心肺，不知有阳明。因其犯肺逆传两句，几使普天下医者，绝不知阳明治法，害人已不可胜数。惟赖王孟英之用药，陆九芝之论文，方有以矫正叶氏流毒，又何可再为涂附，欲以助其流而扬其波耶！王本又有一眉评曰：虽不用下剂，而通经透络之品，大剂用之，亦足以荡涤邪秽。则所见尚是。颐则谓开泄化痰之药，固无一不下行为顺者，况更有润泽多液，如杏仁、竹沥者乎！评语仅谓通经透络，足以荡涤邪秽，犹未尽中肯綮。（张寿颐《古今医案平议·第一种之第四卷·昏狂》）

【原案】

顾竹如孝廉令嫒，患感十余日，耳聋不语，昏不识人。*眉批：叶氏云：温邪中人，首先犯肺，其次则入心，正此病也。*而客未入室，彼反先知，热极而神外越。医以为祟。凡犀角地黄、牛黄清心、复脉等汤，遍服无效。药不误，特病重药轻耳。已摒挡后事矣。所亲濮根厓嘱其延诊于孟英。脉至滑数，舌不能伸，苔色黄腻，遗溺便秘，目不交睫者已四昼夜，下证已悉备。胸腹按之不柔。与白虎汤去米、草，加石菖蒲、元参、犀角、鳖甲、花粉、杏仁、竹叶、竹黄、竹沥。投一剂即谵语滔滔，渠父母疑药不对病。孟英曰：不语者欲其语，是转机也。再投之，大渴而喜极热之饮，又疑凉药非宜。孟英姑应之曰：再服一剂，更方可也。三投之，痰果渐吐。四剂后舌伸便下，神识渐清。乃去菖蒲、石膏、犀角、鳖甲，加生地、石斛、麦冬、贝母数帖。温病后阴必耗竭，宜急救其阴，转方甚合法。热尽退，而痰味甚咸。又去杏、贝、竹黄，加西洋参、牡蛎、龟板、苁蓉，服之全愈。眉批：虽不用下剂，而通经透络之品，大剂用之，亦足以荡涤邪秽。（王士雄《王氏医案续编·卷二》）

家叔南山于秋间患感，日治日剧，渐至神昏谵妄，肢振动惕。施、秦两医皆谓元气欲脱，议投峻补。家慈闻而疑之曰：盍与孟英商之。孟英诊曰：无恐也，通络蠲痰，可以即愈。用石菖蒲、羚羊角、丝瓜络、冬瓜子、苡仁、桑枝、旋覆、橘络、葱须、贝母、钩藤、胆星为剂，化服万氏牛黄清心丸一颗，覆杯即安，调理半月而愈。（周光远辑《王氏医案》初集一卷）

【张寿颐评议】

周辑王案是条，为道光乙未年事，孟英年二十有八。神昏谵妄，是痰热窒塞，蒙蔽性灵，阳明热盛时之常态。肢振动惕，则热甚生风，肝阳自煽，抑亦痰热互灼，津液将干，而络脉牵掣。不识庸耳俗目，何所见而认为元虚欲脱。虽津伤液耗，不可不谓之阴虚。然苟不峻除其痰热，则邪势正张，方且得所依踞而持为山险。

苟与养阴腻补，岂非助其痰浊，而热将益炽，惟有灼烁待尽而已。所以叶派治此，一路甘寒，自谓滋水可以胜火，而终不悟其何以热不退、津不回。死生存亡，间不容发之时，所争只此一着，而功罪立见。孟英温热圣手，所以较异于庸众者，亦止在此"通络蠲痰"四字。虽此方羚角，不可谓非凉药，而清肝息风，实与寒凉凝滞者绝异。此外直可谓非一味不是痰药。究之药到病除，视彼之养液生津而愈剧者何如？后有学者，其亦于此等处明辨之，而知所从事欤！（张寿颐《古今医案平议·第一种之第四卷·昏狂》）

【原案】

家叔南山，于秋间患感，日治日剧，渐至神昏谵妄，肢振动惕。施、秦两医皆谓元虚欲脱，议投峻补。家慈闻而疑之，曰：盍与孟英商之。孟英诊曰：无恐也，通络蠲痰，可以即愈。用石菖蒲、羚羊角、丝瓜络、冬瓜子、苡仁、桑枝、旋覆、橘络、葱须、贝母、钩藤、胆星为剂，化服万氏牛黄清心丸一颗，覆杯即安，调理半月而愈。（王士雄《王氏医案·卷一》）

李德昌之母仲夏患感，医诊为湿，辄与燥剂，大便反泄。遂疑高年气陷，改用补土。驯致气逆神昏，汗多舌缩，已办后事。始乞诊于孟英。脉洪数无伦，右尺更甚。与大剂犀角、石膏、黄芩、黄连、黄柏、知母、花粉、栀子、石斛、竹叶、莲子芯、元参、生地之药，另以冷雪水调紫雪，灌一昼夜。舌即出齿，而喉舌赤腐，咽水甚痛。乃去三黄，加银花、射干、豆根，并吹锡类散。三日后脉症渐和，稀糜渐受，改授甘凉缓剂。旬日得坚黑矢而愈。（王士雄《王氏医案续编·卷七》）

【张寿颐评议】

先用燥药，必兼温升，而反致泄泻者，肝木太横，疏泄无度耳。更以补土，则温燥可知。遂令周身气液化火自焚，苟非大剂沃焦，岂不顷刻灰烬！（张寿颐《古今医案平议·第一种之第四卷·昏狂》）

【原案】

李德昌之母仲夏患感，医诊为湿，辄与燥剂，大便反泻。遂疑高年气陷，改用补土。驯致气逆神昏，汗多舌缩，已办后事。始乞诊于孟英。脉洪数无伦，右尺更甚。与大剂犀角、石膏、黄芩、黄连、黄柏、知母、花粉、栀子、石斛、竹叶、莲心、元参、生地之药，另以冷雪水调紫雪，灌一昼夜。舌即出齿，而喉舌赤腐，咽水甚痛。乃去三黄，加银花、射干、豆根，并吹锡类散。三日后脉证渐和，稀糜渐受，改授甘凉缓剂。旬日得坚黑矢而愈。（王士雄《王氏医案续编·卷七》）

李竹虚令郎初秋患感，医闻便溏而止之，乃至目赤谵妄，舌绛苔黄，溲涩善呕，粒米不能下咽。孟英先与犀角、石膏、竹叶、竹茹、枇杷叶、茅根、知母、花粉、栀子以清之。呕止神清，热亦渐缓。继以承气汤加减，三下黑矢，黄苔始退，即能啜粥。以其右关尺迟缓有力，故知有燥屎也。续投甘凉，调理而痊。（王士雄《王氏医案续编·卷四》）

【张寿颐评议】

先以便溏而投止涩，则所服之药可知，故变症如此。脉虽迟缓，而应指有力，固可为燥矢之证，然亦必问而知之，况此症先有善呕，必升多降少，大便数日不行矣。（张寿颐《古今医案平议·第一种之第四卷·昏狂》）

【原案】

李竹虚令郎初秋患感，医闻便溏而止之。乃至目赤谵妄，舌绛苔黄，溲涩善呕，粒米不能下咽。孟英先与犀角、石膏、竹叶、竹茹、枇杷叶、茅根、知母、花粉、栀子以清之。呕止神清，热亦渐缓。继以承气汤加减，三下黑矢，黄苔始退，即能啜粥。以其右关尺迟缓有力，故知有燥屎也。续投甘凉，调理而痊。（王士雄《王氏医案续编·卷四》）

钱某患感，医治旬日，渐致神昏瘛疭，大便泄泻。以其体素弱而吸洋烟也，胥束手矣，始丐诊于孟英。左脉弦软，右则虚大而滑，汗出不解，目瞀耳聋，呓语溲红，时时呃逆，心下拒按，舌不能伸，斡齿视苔，满黄微燥。曰：温邪虽陷，气分未清，里气虽虚，伏痰内盛，幸泻数次，邪势稍衰。先与人参、牡蛎、犀角、元参、竹叶、竹茹、银花、石斛、枇杷叶、川贝母、莲子芯为剂，调服万氏清心丸一颗。目明热退，呃减舌伸，臂显赤斑，夜亦能寐。诘朝去参、蛎、牛黄丸，加竹沥、桑枝、丝瓜络，痰果大吐，瘛疭即平。再去犀、元、桑枝，加紫菀、海蜇，呃止胸舒，苔色渐退，稀糜渐进，耳听略聪。再去竹叶、莲子芯、紫菀，加沙参、花粉。服五帖而下坚矢，嗣投调养而安。（王士雄《王氏医案三编·卷三》）

【张寿颐评议】

吸阿片者最忌泄泻，以阿片极涩，已将胃肠津液搜括无遗，故大便未有不坚涩者。如至滑泄，则关闸已撤，尚有何物之更涩者足以闭之，然独不可以概论于温热。是案种种见症，无非痰热互灼，气火上炎，有升无降，独有协热自利，尚是一条出路。故仍从温邪热甚主治，不治泄利而利自止。若以俗眼观之，误与止涩，此人又安得再有生理。（张寿颐《古今医案平议·第一种之第四卷·昏狂》）

【原案】

钱某患感，医治旬日，渐致神昏瘛疭，大便泄泻。以其体素弱而吸洋烟也，胥束手矣，始丐诊于孟英。左脉弦软，右则虚大而滑，汗出不解，目瞀耳聋，呓语溲红，时时呃逆，心下拒按，舌不能伸，龄齿视苔，满黄微燥。曰：温邪虽陷，气分未清，里气虽虚，伏痰内盛，幸泻数次，邪势稍衰。先予人参、牡蛎、犀角、元参、竹叶、竹茹、银花、石斛、枇杷叶、川贝母、莲子心为剂，调服万氏清心丸一颗。目明热退，呃减舌伸，臂显赤斑，夜亦能寐。诘朝去参、蛎、牛黄丸，加竹沥、桑枝、丝瓜络，痰果大吐，瘛疭即平。再去犀、元、桑枝，加紫菀、海蜇，呃止胸舒，苔色渐退，稀糜渐进，耳听略聪。再去竹叶、莲子心、紫菀，加沙参、花粉，服五帖而下坚矢，嗣投调养而安。（王士雄《王氏医案三编·卷三》）

神刑幕郑春潭患秋感，发狂，谵语喃喃，若与人争论，谓有二鬼向其索命，乃索笔作遗嘱，处分身后事，如是者数昼夜。山右武君视之，曰：非鬼也。病由邪热未清，遽服补剂耳。如法治之，浃旬而起。设非武君，不又为谈因果者添一重公案哉！（余硐花《印雪轩随笔》）

【张寿颐评议】

此条见《王孟英医案》三集三卷中附注。凡热盛昏狂，妄言妄见，无非气火上冲，脑之神经失其寻常之知觉而然。何尝真有鬼物实式凭之。古人脱阳见鬼等说，本是未明此理，谬认为真。亦由神道设教之时，借此一重勘不破说不定之迷蒙，警戒庸愚，使之有所畏而不敢肆行无忌，未尝非防范人心之一助。此案郑君厕身幕席，专理刑章，其平时必有惴惴戒惧惟恐罣误人命者。脑中记忆印之已深，故病至昏瞀，遂发现此种景象。如果冤鬼夜嗥，哪不阴曹对簿，岂药物中果有却鬼能力，可以为枉法者作金刚之保护耶？热本未清，而遽补以锢之，愈郁愈甚，宁不转生变幻？方虽未见，意自可知。武君学识洵是不凡，惜未详其为何许人耳。（张寿颐《古今医案平议·第一种之第四卷·昏狂》）

汤振甫患疟于嘉兴。医知为暑，与清解法，转为泄泻。以为暑去而湿存，改用温燥，泻益甚而发热不休，神气昏瞀，因而束手，令其买棹旋杭。所亲陈雪航延孟英视之。苔黑面红，胸间拒按，便如胶漆，小溲全无，谵妄耳聋，不眠善笑，脉则洪数而芤。予黄连、黄柏、黄芩、银花、石斛、栀子、楝实、知母、蒌仁、元参为方，绿豆煎清汤煮药，调下神犀丹。四剂而胸次渐舒，稍啜稀粥，便色渐正，小溲亦通。乃去神犀、楝、柏，加生地、石膏。服三日热净神清，脉来柔缓，以甘凉养液十余剂而瘳。大凡温热暑证而大解溏泄者，正是热邪下行，岂可误投温燥之药，反助燎原之势哉！同时一男子患感濒危，浼挽孟英勘之。神昏舌黑，瘛疭脉微。曰：迟矣。此犀角地黄证，惜无人用。病家云：陆某已屡用之矣。因索其方阅之，虽用，犀角屑八分，生地五钱，缘病者便溏，配以枳壳炒焦白术三钱。孟英喟然曰：此方从无如此加减法。况清凉不敌温燥，是徒有犀角地黄之名耳。古人治病，必放出路，兹反截其去路，良由学无理路，遂致人无生路，良可哀也！（王士雄《王氏医案三编·卷一》）

【张寿颐评议】

暑热而大便泄泻，其泄必热，正是自寻出路，因其势而为之清理，一举手之劳耳。此与寒中之泄泻截然不同，且兼症亦必有据。何以乍闻“泻”字，即投温燥，反张其焰，泻何可止。纵使泄止，而热结于里，变象又当何如。汤氏案甚至以绿豆、神犀解毒，一团邪火已燎原矣。幸其泄尚未止，所以犹可挽救。某氏子则截其溏泻，而竟为灰烬。孟英出路一说，可深长思也。（张寿颐《古今医案平议·第一种之第四卷·昏狂》）

【原案】

汤振甫患疟于嘉兴。医知为暑，与清解法，转为泄泻。以为暑去而湿存，改用温燥，泻益甚而发热不休，神气昏瞀，因而束手，令其买棹旋杭。所亲陈雪舫延孟英视之。苔黑面红，胸间拒按，便如胶漆，小溲全无，谵妄耳聋，不眠善笑，脉则洪数而芤。予黄连、黄柏、黄芩、银花、石斛、栀子、楝实、知母、蒌仁、元参为方，绿豆煎清汤煮药，调下神犀丹（神犀丹：犀角尖磨汁、石菖蒲、黄芩各六两；直生地冷水洗净浸透捣绞汁、银花各一斤，如有鲜者，捣汁用尤良；粪清、连翘各十两；板蓝根九两，无则以飞净青黛代之；香豉八两；元参七两；花粉、紫草各四两。各药生晒，切忌火炒。研细，以犀角、地黄汁、粪清和捣为丸，切勿加蜜。如难丸，可将香豉煮烂。每重三钱，凉开水化服，小儿用半丸。如无粪清，可加人中黄四两研入。王孟英自注云：温热、暑疫诸病，邪不即解，耗液伤营，逆传内陷，痉厥昏狂，谵语发斑等证，但看病人舌色干光，或紫绛，或圆硬，或黑苔，皆以此丹救之。若初病即觉神情昏躁，而舌赤口干者，是温暑直入营分。酷热之时，阴虚之体，及新产妇人，患此最多，急须用此，多可挽回，切勿拘泥日数，误投别药以偾事也。兼治痘瘄毒重，夹带紫斑危证，暨痘瘄后，余毒内炽，口糜咽腐，目赤神烦诸证。上本叶氏参治验。——编者注）。四剂而胸次渐舒，稍啜稀粥，便色渐正，小溲亦通。乃去神犀、楝、柏，加生地、石膏。服三日热净神清，脉来柔缓，以甘凉养液十余剂而瘳。大凡温热暑证，而大解溏泄者，正是热邪下行，岂可误投温燥之药，反助燎原之势哉！（王士雄《王氏医案续编·卷一》）

一男子患感濒危，浼孟英勘之。神昏舌黑，瘛疭脉微。曰：迟矣！此犀角地黄证，惜无人用。病家云：陆某已屡用之矣。因索其方阅之，虽用犀角屑八分、生地五钱，缘病者便溏，配以枳壳炒焦白术三钱。孟英喟然曰：此方从无如此加减法，况清凉不敌温燥，是徒有犀角地黄之名耳。古人治病，必放出路，兹反截其去路，良由学无理路，遂致人无生路，良可哀也！眉批：近日庸手每多患此，全不揣摩古人处方主义，复方之法，矛盾混施，深堪痛恶。又犀角与枳术合方，可谓善做截搭题。（王士雄《王氏医案三编·卷一》）

王月锄令媳于庙见时，忽目偏左视，扬手妄言，诸亲骇然。诘其婢媵，素无此恙，速孟英视之。脉弦滑而微数，苔黄脘闷。盖时虽春暮，天气酷热，兼以劳则火升，挟其素有之痰而使然也。与犀、羚、栀、翘、元参、薄荷、花粉、礞石滚痰丸，三服而痰下神清，改投清养遂愈。次年即诞子。（周光远辑《王氏医案》二集三卷）

【张寿颐评议】

此虽非温热病，然痰热互阻，上冲脑经，而为昏瞀谵妄，则其理一也。附录之，可悟异病同源、异病同治之法。（张寿颐《古今医案平议·第一种之第四卷·昏狂》）

【原案】

王月锄令媳，于庙见时忽目偏左视，扬手妄言，诸亲骇然。诘其婢媵，素无此恙，速孟英视之。脉弦滑而微数，苔黄脘闷。盖时虽春暮，天气酷热，兼以劳则火升，挟其素有之痰而使然也。与犀、羚、栀、翘、元参、丹参、薄荷、花粉，送礞石滚痰丸，三服而痰下神清。改投清养遂愈。次年即诞子。（王士雄《王氏医案续编·卷三》）

吴酝香孝廉三令嫒患感，诸医首以升散，继进温补，至三月下旬，症交三十五，昏痉谵语，六昼夜不交睫，旬日不沾米饮。许芷卿视之，俨似养云室症，即拉孟英暨顾听泉、赵笛楼会诊。脉弦滑而微数，齿不能开，窥其舌缩苔垢。孟英曰：尖虽卷，色犹红润，且二便不秘，尚有一线生机未绝也。揆其受病，原不甚重，只因谬治逾月，误药酿成大症，势虽危险，吾济当竭力援之，第勿再犯一味悖药，事或有济。酝香颇极信从。孟英复询其服事婢媪曰：病已逾月，腰以下得毋有磨坏之虞乎？皆曰无之，惟数日前易其所遗，略有血渍，必月事之不愆也。孟英颇疑之，嘱其再易之时留心细察。疏方以犀角四钱、石菖蒲二钱、贝母二两、整块硃砂两许、竹沥碗许，佐以竹叶、竹黄、竹茹、知母、花粉、元参、旋覆、丝瓜络、苇茎、银花、鳖甲，调下紫雪丹。次日诸君复会，渠母徐夫人即云：王君明视隔垣，小女腰下果已磨穿，糜溃如桦，婢媪辈粗忽，竟未之知也。昨药服后，证亦少减。孟英仍主原方。四服后夜始眠，痉才息，舌甫伸，苔乃黑。孟英于前方去鳖甲、硃砂、菖蒲，加生地、栀子。数服后苔转黄，大便黑如胶漆，且有痰色。盖从前大解黄色，似乎无甚大热，不知热为补药所酿，滞于肠胃曲折之地，而不能下行，势必熏蒸于上，致有内陷入藏之逆也。黑矢下而神识渐清，余热复从气分而达，痰嗽不爽，右脉滑搏。孟英主用竹叶石膏汤加减，四剂渐安。而外患痛楚，彻夜呻吟，虽敷以珠黄，滋以甘润，未能向愈。孟英令以大蟾蜍治净煮汤，煎育阴充液之药服之。果痛止肌生，眠食渐进，汛事如期而瘳。冬间适张舟甫之子为室。或疑其病虽愈，而过饵凉药，恐难受孕。迨戊申夏，已得子矣。（周光远辑《王氏医案》二集三卷）

【张寿颐评议】

南人患感，无非温热。庸俗狃于升散，则柔弱之质害已不可胜言，而乃更有所谓温补者，岂非亘古未闻。医家新奇，宁独前无古人，当亦后无来者。此等坏病，皆由医药制成，无怪乎今之病症，多为古书所未尝一见者。虽当时病家之不幸，而使吾侪多得参考之资，则未始非吾辈之有以启迪后人。此案症情，本与上案同一覆辙，孟英用药，亦只清、宣、泄、降四字。惟整块硃砂，不过避熟就生，求其新颖，实亦无甚作用，似不如龙、牡、玳瑁较为有情。曹本旁评颇有微辞，宜矣。此与前案皆道光廿六年丙午事，孟英医案三集皆用编年

例，可覆按也。（张寿颐《古今医案平议·第一种之第四卷·昏狂》）

【原案】

吴酝香孝廉三令嫒患感，诸医首以升散，继进温补，至三月下旬，证交三十五日。昏痉谵语，六昼夜不交睫，旬日不沾米饮。许芷卿视之，俨似养云室证（指章养云室患感，适遇猝惊。黄、包二医，皆主温补，乃至昏谵痉厥，势极危殆，棺衾咸备。证交三十八日，脉至细数无伦，阴将竭矣。两手拘挛，肝无血养，宛如角弓之反张，痰开自汗，渴饮苔黄，面赤臀穿，昼夜不能合眼。王士雄先与犀、羚、贝、斛、元参、连翘、知母、花粉、胆星、牛黄、鳖甲、珍珠、竹黄、竹叶、竹沥、竹茹为方。三剂，两手渐柔，汗亦渐收。又五剂，热退痰降，脉较和，而自言自答，日夜不休。乃去羚、斛、珠、黄，加西洋参、生地，大块朱砂两许。太多，服之聒絮不减，或疑为癫，似有摇惑之意。孟英恐其再误，嘱邀许芷卿商之。芷卿极言治法之丝丝入扣，复于方中加青黛、龙、牡。热在心而用肝肾药，宜乎不效。服二剂，仍喋喋不已。孟英苦思数日，径于前方加木通一钱，投匕即效。次日病者自云：前此小溲业已通畅，不甚觉热，昨药服后，似有一团热气从心头直趋于下，由溺而泄。从此神气安谧，粥食渐加，两腿能动，大解亦坚。忽咽肿大痛，水饮不下。孟英曰：余火上炎也。

仍与前方，更吹锡类散而安。惟臀疮未敛，腿痛不已，乃下焦气血伤残。改用参、芪、归、芍、生地、合欢、山药、麦冬、牛膝、石斛、木瓜、桑枝、藕肉。数服痛止餐加，又与峻补生肌而愈。——编者注），即拉孟英暨顾听泉、赵笛楼会诊。脉弦滑而微数，齿不能开，窥其舌缩苔垢。孟英曰：尖虽卷，色犹红润，且二便不秘，尚有一线生机未绝也。揆其受病原不甚重，只因谬治逾月，误药酿成大证。势虽危险，吾侪当竭力援之，第勿再犯一味悖药，事或有济。酝香颇极信从。孟英复询其服事婢媪曰：病已逾月，腰以下得毋有磨坏之虞乎？皆曰：无之。惟数日前易其所遗，略有血渍，必月事之不愆也。孟英颇疑之，嘱其再易之时，留心细察。疏方以犀角四钱，石菖蒲二钱，贝母二两，整块朱砂两许，朱砂不宜入煎剂，竹沥碗许，佐以竹叶、竹黄、竹茹、知母、花粉、元参、旋覆、丝瓜络、苇茎、银花、鳖甲，调下紫雪丹。次日诸君复会，渠母徐夫人即云：王君明视隔垣，小女腰下果已磨穿，糜溃如桦，婢媪辈粗忽，竟未之知也。昨药服后，证亦少减。孟英仍主原方。四服后夜始眠，痉才息，舌甫伸，苔乃黑。孟英于前方去鳖甲、朱砂、菖蒲，加生地、栀子。数服后苔转黄，大便黑如胶漆，且有痰色。盖从前大解黄色，似乎无甚大热，不知热由补药所酿，滞于肠胃曲折之地，而不能下行，势必熏蒸于上，致有内陷入藏之逆也。黑矢下而神识渐清，余热复从气分而达，痰嗽不爽，右脉滑搏。孟英主用竹叶石膏汤加减。四剂渐安，而外患痛楚，彻夜呻吟，虽敷以珠黄，滋以甘润，未能向愈。孟英令以大蟾蜍治净煮汤，煎育阴充液之药服之。果痛止肌生，眠食渐进，汛事如期而瘳。冬间适张舟甫之子为室，或疑其病虽愈，而过饵凉药，恐难受孕。迨戊申夏，已得子矣。（王士雄《王氏医案续编·卷三》）

姚令舆室素患喘嗽而病春温。医知其本元久亏，投以温补。痉厥神昏，耳聋谵语，面青舌绛，痰喘不眠，皆束手矣。延孟英诊之，脉犹弦滑。曰：症虽危险，生机未绝，遽尔轻弃，毋乃太忍！与犀角、元参、羚角、知母、沙参、花粉、石膏，以清热息风，救阴生液，佐苁蓉、石英、鳖甲、金铃、旋覆、贝母、竹沥，以潜阳镇逆，通络豁痰。三剂而平。继去犀、羚、石膏，加生地黄。服旬日而愈。（王士雄《王氏医案续编·卷四》）

【张寿颐评议】

平素喘嗽，本已阴虚于下，肾气不藏；感受春温，肾阳更易外浮，肾阴更易泛滥；复与温补，助其炎上，哪不痉厥昏迷，谵聋不寐，为痰为喘。宿病新病并作一家。所幸舌绛脉滑，犹为实火，故惟大剂清热，则可以熄风；柔润救阴，则可以生液；而阳升无制，痰涌喘逆，则又重镇潜降，开泄宣络，缺一不可。迨至大势已平，乃复参合滋填，以培真阴之本。此案之所以异于前数条者，前之舌苔多腻，则痰药宜重，星、夏、礞石，不嫌其悍。此则只言舌绛，是红滑不腻可知。虽痰壅且喘，见症或较前数案尤甚。然彼为肺壅塞，此为肾水上泛，痰壅同而来源不同，用药即大有泾渭。孟英斟酌虚实，进退损益，具有丝毫不容相混者在，此学子之所当潜心体会者也。（张寿颐《古今医案平议·第一种之第四卷·昏狂》）

【原案】

姚令舆室，素患喘嗽而病春温，新旧合邪。医知其本元久亏，投以温补。痉厥神昏，耳聋谵语，面青舌绛，痰喘不眠。肺原包心而生，故肺热必及于心。皆束手矣。延孟英诊之，脉犹弦滑。曰：证虽危险，生机未绝，遽尔轻弃，毋乃太忍。与犀角、羚羊、元参、沙参、知母、花粉、石膏，以清热息风，救阴生液；佐苁蓉、石英、鳖甲、金铃、旋覆、贝母、竹沥，以潜阳镇逆，通络蠲痰。三剂而平。继去犀、羚、石膏，加生地黄。服旬日而愈。仲秋令舆病，竟误服温补，数日而殒，岂非命耶？（王士雄《王氏医案续编·卷五》）

章养云室患感，适遇猝惊。黄、包二医皆主温补，乃至昏谵痉厥，势极危殆，棺衾咸备，无生望矣。遂求诊于孟英。症交三十八日，脉至细数无伦，两手拘挛，宛如角弓之反张，痰升自汗，渴饮苔黄，面赤臀穿，昼夜不能合眼。先与犀、羚、贝、斛、元参、连翘、知母、花粉、胆星、牛黄、鳖甲、真珠、竹黄、竹叶、竹茹、竹沥为方。三剂，两手渐柔，汗亦渐收。又五剂，热退痰降，脉较和，而自言自答，日夜不休。乃去羚、斛、珠、黄，加西洋参、生地、大块硃砂两许。服之聒絮不减，或疑为癫，似有摇惑之意。孟英恐其再误，嘱邀许芷卿商之。芷卿极言治法之丝丝入扣，复于方中加青黛、龙、牡。服二剂，仍喋喋不已。孟英苦思数日，径于前方加木通一钱，投匕即效。次日病者自云：前次小溲业已通畅，不觉甚热。昨药服后，似有一团热气，从心头直趋于下，由溺而泄。从此神气安谧，粥食渐加，两腿能动，大解亦坚。忽咽肿大痛，水饮不下。孟英曰：余火上炎也。仍与前方，更吹锡类散而安。惟臀痛未敛，腿痛不已，乃下焦气血伤残。改用参、芪、归、芍、生地、合欢、山药、麦冬、牛膝、石斛、木瓜、桑枝、藕肉，数服痛止餐加，又与峻补生肌而愈。（周光远辑《王氏医案》二集三卷）

【张寿颐评议】

昏谵痉厥，无非痰热窒塞，气火上升，冲激脑之神经，以致运动知觉皆失常度。向来吾国医家止知是肝动风生而为牵掣，热灼津液、血络干枯而为强直。尚是知其一，未知其二。盖内风生而四肢震动固也，然何以自解于强厥、尸寝不动僵硬者？若谓血络皆干而致僵直，则血不流行，其人已无生理，何以尚能稍延数日？且何以亦有投药得当，间或可愈者？以此知西学冲脑一说，何有可征矣。此症痰多舌黄，痰与热交互肆虐，尽人能知，而自汗、面赤、目不能合，宁非气火逆上，有升无降之确症。以言血冲脑经，盖已凿凿可据。清热泄痰，则气火渐以泄降，而上冲之势稍缓。所以汗收而手亦渐柔，神经已稍稍得所，其自言自语，尚不能清醒者，则知觉之未复，仍是神经为病。加殊砂者，以镇坠为义，虽孟英尚未洞悉脑神经病之理，而气火升浮，则辨之以审，固亦与治脑之旨隐隐合符。厥后又加青黛、龙、牡，抑木清肝，潜阳镇摄，法理俱合。而不能如木通一味之桴应者，知前方凉润有余，苦泄不足，纵能清热，而不能下导，则气火尚难遽平。斯脑神经之冲激不已，可悟实痰实热，非苦不清，而亦非苦不降。木通大苦，等于芩、连，且质本空松，易于透达，一得此物，而火即下行，宜乎脑神经之功用应手恢复。药极平常，而用之得当，胜于贵重者百倍。学者当于此处注意，弗令轻轻读过，则临症时必有神机神悟奔赴腕下。彼叶派治此，惟有大剂甘寒凉润，不知一用苦降，并不能一用开痰泄化者，宜乎愈增其困，而一筹莫展矣。孟英心灵手敏，与若辈何可同日而语。王本眉评曰：用木通精当。凡心经蕴热，用犀角、黄连等药，必兼木通，其效乃捷，以能引心经之热，从小肠而出也。意谓此之喃喃自语，止是心受灼热，引之从小肠而出。斯热由溲泄，而心热自清，尚是金元以来误认小溲出于小肠之习惯。须知溺自肾行，膀胱岂与小肠相接者！木通苦泄，导热下行，本不专于心之一脏，若呆说心与小肠，反落偏际，且失生理之真。此近数百年之大误，必不可不为矫正者。近曹氏《新校孟英十四种》，于此条两手拘挛句旁评曰：肝无血养，未尝不是；又于加青黛、牡蛎句旁评曰：热在心而用肝肾药，宜乎不应。则上文既曰肝无血养，而此用肝药以清肝热，亦何不可。而必谓热之在心，仍是认定热由心泄之必从小肠而来，故以心与小肠相为表里之套话附益之，终是一偏之见，反觉木通之效只能清心，岂非窥豹管中，不见其大。以药力之活泼泼地者而限之心，守于一隅，药物有知，亦当起而自辨。颐愿谈药物学者，随处放开眼界，庶几有水银泻地，无孔不入之妙。若拘拘于古人旧说，必谓某药入某某经，则自画之道也。珍珠入煎药何为，即或磨粉冲服，亦无甚功效可言。此富贵家焚琴煮鹤之恶习，徒以价重为可贵，而不辨真味者。费而不惠，纵可以迎合富家心理，最是市医媚态，颐极鄙之。孟英明者，何亦染此习气！若曰咸寒泄降，何如牡蛎生杵为佳，意者用许学士珍珠母法，而传写者脱一母字，遂令孟英受不白之冤。

颐于笔下，不肯稍留忠厚为贤者讳，吾知过矣！（张寿颐《古今医案平议·第一种之第四卷·昏狂》）

【原案】

章养云室患感，适遇猝惊。黄、包二医皆主温补，乃至昏谵痉厥，势极危殆，棺衾咸备，无生望矣。所亲陈仰山闻之，谓云：去秋顾奏云之恙，仅存一息，得孟英救愈，子盍图之？章遂求诊于孟英。证交三十八日，脉至细数无伦，阴将竭矣。两手拘挛，肝无血养，宛如角弓之反张。痰开自汗，渴饮苔黄，面赤臀穿，昼夜不能合眼。先与犀、羚、贝、斛、元参、连翘、知母、花粉、胆星、牛黄、鳖甲、珍珠、竹黄、竹叶、竹沥、竹茹为方。三剂，两手渐柔，汗亦渐收。又五剂，热退痰降，脉较和，而自言自答，日夜不休。乃去羚、斛、珠、黄，加西洋参、生地，大块朱砂两许。太多，服之聒絮不减，或疑为癫，似有摇惑之意。孟英恐其再误，嘱邀许芷卿商之。芷卿极言治法之丝丝入扣，复于方中加青黛、龙、牡。热在心而用肝肾药，宜乎不效。服二剂，仍喋喋不已。孟英苦思数日，径于前方加木通一钱，投匕即效。次日病者自云：前此小溲业已通畅，不甚觉热，昨药服后，似有一团热气从心头直趋于下，由溺而泄。从此神气安谧，粥食渐加，两腿能动，大解亦坚。忽咽肿大痛，水饮不下。孟英曰：余火上炎也。仍与前方，更吹锡类散而安。惟臀疮未敛，腿痛不已，乃下焦气血伤残，改用参、芪、归、芍、生地、合欢、山药、麦冬、牛膝、石斛、木瓜、桑枝、藕肉。数服痛止餐加，又与峻补生肌而愈。（王士雄《王氏医案续编·卷三》）

朱养之令弟媳，初患目赤，服药后，渐至满面红肿，壮热神昏，医者束手。孟英切脉洪实滑数，舌绛大渴，腹微胀。以酒洗大黄、犀角、元参、滑石、甘草、知母、花粉、银花、黄芩、连翘、薄荷、菊花、丹皮，两下之径愈。（王士雄《王氏医案续编·卷四》）

【张寿颐评议】

脉症如是，阳明经府实热显然共知。以有面肿，故用菊花、薄荷轻扬清上，然宣络化痰不可缺也，拟参用象贝、杏仁、枳实、竹茹之属。（张寿颐《古今医案平议·第一种之第四卷·昏狂》）

【原案】

朱养之令弟媳，初患目赤，服药后，渐至满面红肿，壮热神昏，医者束手。孟英切脉洪实滑数，舌绛大渴，腹微胀。以酒洗大黄、犀角、元参、滑石、甘草、知母、花粉、银花、黄芩、连翘、薄荷、菊花、丹皮，两下之径愈。（王士雄《王氏医案续编·卷四》）

谵语医案

韩祖林，年近古稀，孟冬肢厥头肿，谵语遗溺。某作虚中类中，进以温补，势益剧。孟英脉之弦数右滑溢，乃痰热内阻，风温外侵。与羚、贝、茹、栀、翘、薇、桑、菊、丹皮、花粉、旋覆，以莱菔汤煎服而瘳。（王士雄《王氏医案续编·卷五》）

【张寿颐评议】

头部发肿，多属外风，高年得此，必鲜实证。前医知是虚风类中，证情未尝不是，若更误认寻常外感之风，而投以荆、蒡、柴、葛，为祸更将何如（时行大头疫，法必辛凉解表，自普济消毒饮以来，至今多沿用之，实有捷效）？然“虚风”二字，亦必辨得为热为寒，用药始有门径，非可据一“虚”字，而纯用景岳、养葵套法，温补一路，岂是年高者必不可少之法？况乎脉既弦数，右且滑而上溢，则肝火陡浮，直升巅顶，宜乎谵语遗溺，神志为蒙。此其头肿，实是内风动而外风助桀。观孟英“痰热内阻”一句，及所用痰药，可见其人舌苔必是黄腻浊垢，尖边殷红。奈何前医竟至浪投温补！于以知脉舌二者，世俗市医，皆非所习，其弊固不自近日始。（张寿颐《古今医案平议·第二种之第一卷·内风类中血冲脑经病门·昏愦》）

【原案】

韩祖林年近古稀，孟冬患肢厥头肿，谵语遗溺。某作虚中风类，进以温补，势益剧。孟英脉之，脉弦数，右滑溢，乃痰热内阻，风温外侵。与羚、贝、茹、栀、翘、薇、桑、菊、丹皮、花粉、旋覆，以莱菔汤煎服而瘳。（王士雄《王氏医案续编·卷五》）

抽搐医案

海盐周子，因工于画，体素弱，偶患间疟。黄某用首乌、鳖甲、姜、枣等药，病日甚。加以参、桂，狂躁妄言，始延孟英视之。面赤舌绛，溲涩便溏，渴饮汗多，脉形细数，是暑证也。与元参、银花、知母、芩、茹、贝、竹叶、荷秆、莲心、西瓜衣为剂，寻愈。（王士雄《王氏医案续编·卷五》）

【张寿颐评议】

疟多由时邪外感而起，况是间日，必较之日作者感邪稍重，那有开手遽投首乌、鳖甲补涩之理。姜枣不已，又加参桂，助桀固宜。孟英用药，轻清凉润询是专长，然以治此等病状，只算专救药误，不可呆认作疟病笼统疗法本当如是。（张寿颐《古今医案平议·第一种之第八卷·时病疟疾门·暑热疟》）

【原案】

海盐周子因工于画，体素弱，偶患间疟。黄某用首乌、鳖甲、姜、枣等药，病日甚，加以参、桂，狂躁妄言，始延孟英视之。面赤舌绛，溲涩便溏，渴饮汗多，脉形细数，是暑证也。与元参、银花、知母、芩、茹、贝、竹叶、荷秆、莲心、西瓜衣为剂，寻愈。（王士雄《王氏医案续编·卷五》）

狂证医案

李叟年越古稀，意欲纳妾，虽露其情，而子孙以其耄且瞽也，不敢从，因此渐病狂惑。群医咸谓神志不足，广投热补之药，愈服愈剧，始延孟英诊之。脉劲搏指，面赤不言，口涎自流，力大无制。曰：此禀赋过强，阳气偏盛，姑勿论其脉证，即起病一端，概可见矣。如果命门火衰，早已萎靡不振，焉能兴此念头？医见其老，辄疑其虚，须知根本不坚实者，不能享长年，既享大寿，其得于天者必厚。况人年五十，阴气先衰，徐灵胎所谓千年之木，往往自焚，阴尽火炎，万物皆然。去秋吾治邵可亭孤阳喘逆，壮水清火之外，天生甘露饮灌至二百余斤，即梨汁也，病已渐平，仅误与两盏姜汤，前功尽废。可见阴难充长，火易燎原。今附、桂、仙茅、鹿茸、参、戟、河车等药，服之已久，更将何物以生其涸竭之水，而和其亢极之阳乎？寻果不起。（王士雄《王氏医案续编·卷一》）

【张寿颐评议】

经言人年四十，而阴气自半。惟阴先衰，阳乃独亢，虽在高年，外象畏寒，亦是阴耗而阳失所依，因而不振，法无偏于补阳，以灼尽其垂绝真阴之理。近贤之论者已多，况乎此老起病一端，已是孤阳暴露，果能养阴以涵敛之，尚可调剂而得其平，病亦何致不治。无奈以火济火，而速其败，大是可惨。但孟英竟列人参于大队温燥药中，得毋太不检点。邵可亭一症，梨汁可服二百余斤，而姜汤不胜二盏。盖真阴久竭，亢阳用事之时，大剂滋填，必难恢复，所以一得温热，而余焰陡然。必谓姜汤独任其咎，似亦言之太过。（张寿颐《张山雷医集·古今医案平议·第三种之第一卷·肝胆火》）

【原案】

李叟年越古稀，意欲纳妾，虽露其情，而子孙以其耄且瞽也，不敢从，因此渐病狂惑。群医咸谓神志不足，广投热补之药，愈服愈剧，始延孟英诊之。脉劲搏指，面赤不言，口涎自流，力大无制。曰：此禀赋过强，阳气偏盛，姑勿论其脉证，即起病一端，概可见矣。如果命门火衰，早已萎靡不振，焉能兴此念头？

医见其老，辄疑其虚，须知根本不坚实者，不能享长年。既享大寿，其得于天者必厚。况人年五十，阴气先衰，徐灵胎所谓千年之木，往往自焚，阴尽火炎，万物皆然。去冬吾治邵可亭，孤阳喘逆，壮水清火之外，天生甘露饮，灌至二百余斤，即梨汁也，病已渐平，仅误于两盏姜汤，前功尽堕。可见阴难充长，火易燎原。今附、桂、仙茅、鹿茸、参、戟、河车等药，服之已久，更将何物以生其涸竭之水而和其亢极之阳乎？寻果不起。（王士雄《王氏医案续编·卷一》）

刘廉方，常州名士也，在西湖受暑，移榻于崔仲迁别驾处，医治垂危。庄芝阶舍人，拉孟英往诊之。裸卧昏狂，舌黑大渴，溺赤便秘，脉数而芤。与犀角地黄汤加减服之，神识已清，略能进粥。次日复诊，颇知问答，大有生机，仍处甘凉法以赠之，并嘱伊格外谨慎。而越日庄半霞诣孟英偕往诊视，见其目张睛瞪，齿露唇焦，气喘汗出，扬手掷足而不可救药矣。众楚交咻，谓是寒凉药凝闭而然。

孟英曰：病之宜凉宜热，汝辈不知也。脉乃皮里之事，汝等不见也。吾亦不屑为之争辩。惟目瞪唇焦，人所共睹，则其死于何药，自有定论。遂拂衣去。半霞再三请罪，孟英曰：俗人之见，何足介怀！是非日后自明，于我心无慊焉。第斯人斯命，皆可惜也。既而

始知有人主热药以偾事，岂非命也。（王士雄《王氏医案·卷二》）

【张寿颐评议】

此病当初医治垂危，昏狂舌黑，大渴便秘，则所服何药已可想见。迨进犀地而神清能语，是否合辙，路人皆知。乃更致目瞪唇焦，则又是药误，亦所易晓。然且有寒凉凝闭之谤，门外人固不足深责，但水火之辨，当亦尽人皆知。而竟有此不情之议，旁观乱道，淆惑是非，罪亦不容末减。（张寿颐《古今医案平议·第一种之第三卷·阳明热病》）

【原案】

刘廉方，常州名士也，在西湖受暑，移榻于崔仲迁别驾处，医治垂危。庄芝阶舍人拉孟英往诊之。裸卧昏狂，舌黑大渴，溺赤便秘，脉数而芤。与犀角地黄汤加减服之，神识已清，略能进粥。次日复诊，颇知问答，大有生机，仍处甘凉法以赠之，并嘱伊格外谨慎。而越日庄半霞诣孟英偕往诊视，见其目张睛瞪，齿露唇焦，气喘汗出，扬手掷足，而不可救药矣。众楚交咻，谓是寒凉药凝闭而然。孟英曰：病之宜凉宜热，汝辈不知也。脉乃皮里之事，汝等不见也，吾亦不屑为之争辩。惟目瞪唇焦，人所共睹，则其死于何药，自有定论。遂拂衣出。半霞再三请罪，孟英曰：俗人之见，何足介怀？是非日后自明，于我心无慊焉。第斯人斯命，皆可惜也。既而始知有人主热药以偾事，岂非命耶。仅二载而仲迁病，孟英闻之曰：殆矣。盖知其阴虚而受暑湿，恐主药者未必能悔悟于前车也。后果闻其广服温补之剂，以致真阴竭绝而死。覆辙相寻，迷而不醒，可哀也矣！（王士雄《王氏医案·卷二》）

五弟妇偶患微寒发热，医与柴芎等药，一剂遂昏狂悲哭，见人辄怒詈欲搏。屈孟英过诊，脉弦滑而数，面赤不瞑，苔色黄腻，胸下拒按。曰：痰热肝火为患耳。以菖蒲、胆星、旋、赭、连、蒌、枳、半，合雪羹投之，一剂而安。翌日寒热复作，孟英曰：幸其体实，药不可缓，庶免化疟也。照方服五剂，果寒热三作而遂痊。（王士雄《王氏医案三编·卷三》）

【张寿颐评议】

是集署名杭州蒋寅敬堂续辑，则病者乃蒋氏妇也。柴芎不过一服，而变幻至此，升阳之效，何其敏捷！奈何俗人对此，犹有谓发热之必须表汗耶！（张寿颐《古今医案平议·第一种之第四卷·昏狂》）

【原案】

五弟妇偶患微寒发热，医与柴、芎等药，一剂遂昏狂悲哭，见人辄怒詈欲搏。屈孟英过诊，脉弦滑而数，面赤不瞑，苔色黄腻，胸下拒按。曰：痰热肝火为患耳。以菖蒲、胆星、旋、赭、连、蒌、枳、半，合雪羹投之，一剂而安。翌日寒热复作，孟英曰：幸其体实，药不可缓，庶免化疟也。照方服五剂，果寒热三作而遂痊。（王士雄《王氏医案三编·卷三》）

朱养心后人名大镛者，新婚后神呆目瞪，言语失伦。或疑其体弱神怯，与镇补安神诸药，驯致善饥善怒，骂詈如狂。其族兄已生邀孟英诊之，右脉洪滑，与犀角、石膏、菖蒲、胆星、竹沥、知母，吞礞石滚痰丸而愈。（王士雄《王氏医案续编·卷六》）

【张寿颐评议】

癫、狂皆气火挟痰，有升无降，激乱脑神经之病。清热开痰，兼通大府，治标之法，大约如是。然痰浊既蠲，内火潜息，亦必清养以善其后。（张寿颐《张山雷医集·古今医案平议·第三种之第二卷·痰火》）

【原案】

朱养心后人名大镛者，新婚后神呆目瞪，言语失伦。或疑其体弱神怯，与镇补安神诸药，驯致善饥善怒，骂詈如狂。其族兄已生邀孟英诊之，右脉洪滑，与犀角、石膏、菖蒲、胆星、竹沥、知母，吞礞石滚痰丸而愈。（王士雄《王氏医案续编·卷六》）

庄芝阶舍人三令媳患搐搦，间日而作。孟英诊脉弦数，泛泛欲呕，口苦不饥，凛寒头痛，汛事愆期，溲热如火。乃厥阴暑疟也。投以大剂犀、羚、元参、栀、菊、木通、知、楝、花粉、银花之药，数日而愈。（王士雄《王氏医案续编·卷六》）

【张寿颐评议】

此证但云掮搦，间日而作，且只云凛寒，不言发热，是疟病之特异者。观孟英用药如此，则其人必舌质深红殷绛，乃热郁于里，反不外发，几如热深厥深之例。断为厥阴暑疟，虽是异想天开，究竟仍在病理之内。但此等证状，不可多见，而亦未易学步耳。（张寿颐《古今医案平议·第一种之第八卷·时病疟疾门·暑热疟》）

【原案】

庄芝阶舍人三令媳患掮搦，间日而作。孟英诊脉弦数，泛泛欲呕，口苦不饥，凛寒头痛，汛事愆期，溲热如火，乃厥阴暑疟也。投以大剂犀、羚、元参、栀、菊、木通、知、楝、花粉、银花之药，数日而愈。（王士雄《王氏医案续编·卷六》）

胃脘痛医案

李某向患脘痛，孟英频与建中法获瘳。今秋病偶发，他医诊之，闻其温补相投，迳依样而画葫芦。服后耳闭腿疼，不饥便滞，仍就孟英视之。曰：暑邪内伏，误投补药使然，治宜清涤为先。彼不之信，反疑为风气，付外科灼灸，遂致筋不能伸而成痼疾。孟英曰：此证较金病轻逾十倍，惜其惑于浅见，致成终身之患，良可叹也。独怪谋利之徒，假河间太乙针之名而妄施毒手，举国若狂，竟有不惜重价求其一针，随以命尽之者，吾目击不少矣。夫《内经》治病，原有熨之一法，然但可以疗寒湿凝滞之证。河间原方惟二活、黄连加麝香、乳香耳，主治风痹。今乃托诸鬼神，矜夸秘授，云可治尽内伤外感四时十二经一切之病，天下有是理乎？况其所用之药，群集辛热香窜之品，点之以火，显必伤阴，一熨而吐血者有之，其不可轻试于阴虚之体与挟热之证也，概可见矣。吾友盛少云之尊人卧云先生，误于此而致周身溃烂，卧床数载以亡。仲圣焦骨伤筋之训，言犹在耳，操医术者，胡忍执炮烙之严刑，欺世俗而妄利哉！（王士雄《王氏医案续编·卷一》）（张寿颐《张山雷医集·古今医案平议·第三种之第二卷·伏火》）

【张寿颐评议】

脘痛呕吐，本多可用温药之证，是以其先相安，未尝非药病桴应。久服不辍，自属太过，变为伏热，原是应有之义。畏寒者，可认作热深厥深，肢体不仁，则灼热耗血，不能荣养耳。俗手治此，只有通经活络温辛一路，孟英谓杂腻滞于温燥队中，可以不遽生变，确是药理之应。须知腻则更助窒塞，燥则更耗津液，病变多端，已是阴柔与刚燥，各呈其效。孟英仅仅清络化痰，药极平淡，而却能起此病疾，似出情理之外，而究竟仍在病理药理之中。李某一证，病机诚与金母一路，但病状只有“耳闭腿疼，不饥便滞”两句，确比金为轻。盖二人误药，久暂大是不同，惟一误于灸，则成疮化腐，耗伤益甚，仅为残废，犹其幸事。（张寿颐《张山雷医集·古今医案平议·第三种之第二卷·伏火》）

【原案】

李某向患脘痛，孟英频与建中法获瘳。今秋病偶发，他医诊之，闻其温补相投，迳依样而画葫芦。服后耳闭腿疼，不饥便滞，仍就孟英视之。曰：暑邪内伏，误投补药使然，治宜清涤为先。彼不之信，反疑为风气，付外科灼灸，遂致筋不能伸而成痼疾。孟英曰：此证较金病轻逾十倍，惜其惑于浅见，致成终身之患，良可叹也！独怪谋利之徒，假河间太乙针之名，而妄施毒手，举国若狂，竟有不惜重价，求其一针，随以命殉之者，吾目击不少矣。夫《内经》治病，原有熨之一法，然但可以疗寒湿凝滞之证。河间原方，惟二活、黄连加麝香、乳香耳，主治风痹。今乃托诸鬼神，矜夸秘授，云可治尽内伤外感四时十二经一切之病，天下有是理乎？况其所用之药，群集辛热香窜之品，点之以火，显必伤阴，一熨而吐血者有之，其不可轻试于阴虚

之体与挟热之证也，概可见矣。（王士雄《王氏医案续编·卷一》）

痞满医案

石符生随乃翁自蜀来浙，同时患疟。医者以小柴胡汤加姜、桂投之不效，改用四兽、休疟等法，反致恶寒日甚，谷食不进，惟饮烧酒姜汤，围火榻前，重裘厚覆，胸腹痞闷，喜以热熨，犹觉冷气上冲，频吐黏稠痰沫。延至腊初，疲惫不堪，始忆及丙申之恙，访孟英过诊。脉沉而滑数，苔色黄腻不渴，便溏溺赤。曰：是途次所受之暑湿，失于清解，复以温补之品，从而附益之，酿成痰饮，盘踞三焦，气机为之阻塞，所以喜得热熨热饮，气冲反觉如冰。若不推测其所以然之故，而但知闻问在切脉之先，一听气冷喜热，无不以为真脏现获。孰知病机善幻，理必合参，以脉形兼证并究，则其为真热假寒，自昭昭若揭矣。与大剂苦寒之药，而以芦菔汤煎。渐服渐不畏寒，痰渐少，谷渐增。继用甘寒善后，乔梓皆得安全。（王士雄《王氏医案·卷一》）

【张寿颐评议】

治疟不问病情，始则柴胡，继则套方，原是俗医惯伎。亦因普通分类医书，每录四兽、休疟等方，皆浑浑然言其可以治疟，不说可治何等证状。浅者读之，喜其简便，易记易行，哪不彼此天昏地黑。即如四兽饮方下主治，浑言和胃化痰，治食疟、瘴疟诸疟云云，则俗子又奚知皂白。不佞尝谓国医之堕落，类皆俗书误之，盖非虚语。此证温补多时，而反冷气上冲，纯是补药窒塞气机，痰湿愈结愈凝之候。脉沉滑数，苔黄浊腻，已有端倪。孟英处方，虽未详载，而莱菔汤作引，则其他盖可知矣。（张寿颐《古今医案平议·第一种之第八卷·时病疟疾门·湿痰疟》）

【原案】

石符生随乃翁自蜀来浙，同时患疟。医者以小柴胡汤加姜、桂，投之不效，改用四兽、休疟等法，反致恶寒日甚，谷食不进，惟饮烧酒姜汤，围火榻前，重裘厚覆，胸腹痞闷，喜以热熨，犹觉冷气上冲，频吐黏稠痰沫。延至腊初，疲惫不堪，始忆及丙申之恙，访孟英过诊。脉沉而滑数，苔色黄腻不渴，便溏溺赤。曰：是途次所受之暑湿，失于清解，复以温补之品，从而附益之，酿成痰饮，盘踞三焦，气机为之阻塞，所以喜得热熨热饮，气冲反觉如冰。若不推测其所以然之故，而但知闻问在切脉之先，一听气冷喜热，无不以为真脏现获。孰知病机善幻，理必合参，以脉形兼证并究，审病要法。则其为真热假寒，自昭昭若揭矣。与大剂苦寒之药，而以芦菔汤煎。渐服渐不畏寒，痰渐少，谷渐

增。继用甘凉善后，乔梓皆得安全。（王士雄《王氏医案·卷一》）

许康侯令堂，初夏患坐卧不安，饥不能食，食则滞膈，欲噫不宣，善恐畏烦，少眠形瘦，便艰溲短，多药莫瘳。孟英按脉弦细而滑，乃七情怫郁，五火烁痰，误认为虚，妄投补药，气机窒塞，升降失常，面赤痰黄，宜先清展。方用旋覆、菖蒲、紫菀、白前、竹茹、茯苓、黄连、半夏、枇杷叶、兰叶，不旬而眠食皆安。为去前四味，加沙参、归身、紫石英、麦冬，调养而痊。（王士雄《王氏医案三编·卷三》）

【张寿颐评议】

此亦痰热得补，阻滞气机，变生诸患。孟英家法，只有清展泄热四字，是其入手之方针，继则渐参滋养以善后而已。（张寿颐《张山雷医集·古今医案平议·第三种之第二卷·痰火》）

【原案】

许康侯令堂，初夏患坐卧不安，饥不能食，食则滞膈，欲噫不宣，善恐畏烦，少眠形瘦，便艰溲短，多药莫瘳。孟英按脉弦细而滑，乃七情怫郁，五火烁痰，误认为虚，妄投补药，气机窒塞，升降失常，面赤痰黄，宜先清展。方用旋覆、菖蒲、紫菀、白前、竹茹、茯苓、黄连、半夏、枇杷叶、兰叶，不旬而眠食皆安。为

去前四味，加沙参、归身、紫石英、麦冬，调养而痊。（王士雄《王氏医案三编·卷三》）

结胸医案

沈裕昆室人，偶然脘痛。范某与逍遥法，痛颇止，而发热咽疼。邀顾听泉视之，知感温邪，与清散法，疼已而热不退。七日后目闭鼻塞，耳聋肢搐，不言语，不饮食。顾疑证险，愿质之孟英。而沈之两郎，皆从王瘦石学，因请决于师。瘦石亦谓孟英识超，我当为汝致之。时已薄暮，乃飞刺追邀。比孟英往诊，见其外候如是，而左手诊毕即缩去，随以右手出之。遽曰：非神昏也。继挖牙关，察其苔色白滑，询知大解未行。曰：病是风温，然不逆传膻中，而顺传胃府，证无可恐。听泉学问胜我，知证有疑窦，而虚心下问，岂非胸襟过人处。但温邪传胃，世所常有，而此证如是骇人者，因素有痰饮，盘据胃中，外邪入之，得以凭藉。苔色之不形黄燥者，亦此故耳，不可误认为寒。夫温为热邪，脉象既形弦滑以数，但令痰饮一降，苔必转黄。此殆云遮雾隐之时，须具太真燃犀之照，庶不为病所欺。且昔人于温证仅言逆传，不言顺传，后世遂执是伤寒在足经，温热在手经，不知经络贯串，岂容界限。喻氏谓伤寒亦传手经，但足经先受之耳；吾谓温热亦传足经，但手经先受之耳。一隅三反，既有其逆，岂无其顺。盖自肺之心包，病机渐进而内陷，故曰逆；自肺之胃腑，病机欲出而下行，故曰顺。今邪虽顺传，欲出未能，所谓胃病则九窍不和，与逆传神昏之犀角地黄汤证大相径庭。郭云台云：胃实不和，投滚痰而非峻，可谓治斯痰之真证。遂疏小陷胸合蠲饮六神汤加枳、朴，以芦菔煮水煎药服，和入竹沥一杯，送下礞石滚痰丸四钱。沈嫌药峻，似有难色。孟英曰：既患骇人之病，必服骇人之药，药不瞑眩，厥疾不瘳。盖再质之瘦石、听泉乎！沈颔之。王顾阅方，佥以为是，且云如畏剂量，陆续徐投可也。翌日孟英与听泉会诊，脉证不甚减，询知昨药分数次而服。孟英曰：是势分力缓之故也，今可释疑急进，病必转机。听泉深然之，病家亦胆壮矣。如法服下，黎明果解胶韧痰秽数升，各恙即减，略吐语言，稍啜稀粥，苔转黄燥。药改轻清，渐以向安。嗣与育阴柔肝而愈。（王士雄《王氏医案续编·卷一》）

【张寿颐评议】

胃脘结痛，虽曰木不条达，然络之滞，即是阴之虚，逍遥疏肝，极易扰动其横逆之势。故乍得疏泄，痛虽减而即继之以发热咽疼，亦未始非归、柴升举之流弊。顾氏仅以为温邪外感，或尚未知病在乍服逍遥之后。所以清散之法，热不退而日以益甚，意者散字之中，又犯升提以助其虐乎？迨至目闭耳聋，神糊肢搐，肝阳痰热，情状照然。正不待脉之弦数，苔之白滑，而始识挟痰为患也。孟英借病人之自能出手诊脉，以证其神虽糊而尚非冥然无觉，断为不是逆传膻中之候。诚以当时叶氏学说，风靡宇内，苟见热多昏愦等症，无不犀黄、安宫之是尚。独于痰涎郁热一层之最显见而最易治者，一概置之不讲，则甘润适以滋蔓，驯致愈窒愈闭，不动不言，终于息灭。而医者方嚣嚣然自谓吾侪大剂清心，无奈其灵窍不开，是为逆传心包之必不可治，终不悟犀、黄、脑、麝之毒药杀人。适此病有大便未行一症，乃假论讬顺传胃腑，以辟逆传之谬。洋洋洒洒，开导一番，意曲而达，言明且清。盖以举国医林，沉迷于"逆传"二字之中，头脑冬烘，如饮狂药，正言之且易于逆耳，不如姑与之以启其灵机。其实此时不过痰涎闭，窒滞中焦，尚未到大燥大实，承气急下之候。药用滚痰，虽是下法，亦止为痰而设，初非湔涤胃肠猛剂。顾乃反复辨论，郑重申明，且自承为瞑眩骇人者，亦可见当时风气。心包热病，久已熟在人口，援以犀地，无不甘之如饴，而一用大黄，群且畏之如虎，仲师之圣法不昌，而离经背道之言，偏能家喻户晓，医理那不黑暗！其实孟英此论，只是王良诡遇之意。顺传逆传，都是饰说，病情传变，本极活泼，无所谓逆，亦无所谓顺。且传手传足，亦不过扪烛扣盘之见，不足泥也。热病神昏，痰证最多，果其热炽而津液大耗，则养液凉血，自不可少。是叶氏之所谓热入营分者，犀角、地黄诚非禁剂，但仍是清热滋液作用，非以热传心包而专清心中之火也。孟英上条案，即其一例。苔黑舌强，唇茧齿焦，苟非甘露杨枝，何以苏涸辙之鲋。然亦必合以化痰降逆，如象贝、胆星、竹黄、竹茹之属，方能开痰泄浊而神渐清。孟英案中，甚多此法。如其热虽盛而津液未枯，则神昏全是痰热上壅，扰乱脑经，止有重剂泄痰，始可降逆气而清神志。此案舌苔白滑，则止有痰药，并甘寒凉润而屏之，方是正宗。所谓与犀角地黄阳证，大相径庭者，只在燥与不燥，渴饮不渴饮之分。彼一见神昏而即投犀、地者，皆不见舌苔，不辨症状者，盲目盲心，医者已自病神昏谵语，不可救药矣，尚何足以疗人？

【附录】

蠲饮六神汤：治产后痰迷，神昏谵语，恶露不断者，甚或半身不遂，口眼歪斜。橘红、石菖蒲、半夏、胆星、茯神、旋覆花各一钱。

【张寿颐评议】

方出沈尧封《女科辑要》引金尚陶前辈，以此方治丁姓妇，产后神昏，谵语如狂，恶露仍通，一剂神清，四剂霍然。

【张寿颐按】

此是痰塑而气逆上升，冲激脑经之证，故为神昏谵妄，开泄痰涎，则气降神自清。本非为产后而设，孟英习用是方，皆得真谛，案中固数见不鲜。方极平淡，而善愈奇病，其实即在至情至理之中，惟不知此等证情之真者，乃必谓方药之奇怪耶。（张寿颐《古今医案平议·第一种之第三卷·阳明热病》）

【原案】

沈裕昆室，偶发脘痛。范某与逍遥法，痛颇止，而发热咽痛。邀顾听泉视之，知感温邪，与清散法，疼已而热不退。七日后，目闭鼻塞，耳聋肢搐，不言语，不饮食。顾疑证险，愿质之孟英。而沈之两郎，皆从王瘦石学，因请决于师。瘦石亦谓孟英识超，我当为汝致之。时已薄暮，乃飞刺追邀。比孟英往诊，见其外候如是，而左手诊毕即缩去，随以右手出之。遽曰：非神昏也。继挖牙关，察其苔色白滑，询知大解未行。曰：病是风温，然不逆传膻中，而顺传胃府，证可无恐。听泉学问胜我，知证有疑窦，而虚心下问，岂非胸襟过人处。但温邪传胃，世所常有，而此证如是骇人者，因素有痰饮，盘踞胃中，外邪入之，得以凭藉，苔色之不形黄燥者，亦此故耳，不可误认为寒。夫温为热邪，脉象既形弦滑以数，但令痰饮一降，苔必转黄。此殆云遮雾隐之时，须具太真燃犀之照，庶不为病所欺。且昔人于温证仅言逆传，不言顺传，后世遂执定伤寒在足经，温热在手经，不知经络贯串，岂容界限。喻氏谓伤寒亦传手经，但足经先受之耳。吾谓温热亦传足经，但手经先受之耳。一隅三反，既有其逆，岂无其顺？盖自肺之心包，病机渐进而内陷，故日逆；自肺之胃府，病机欲出而下行，故曰顺。今邪虽顺传，欲出未能。所谓胃病，则九窍不和，与逆传神昏之犀角地黄汤证大相径庭。郭云台云：胃实不和，投滚痰而非峻，可谓治斯疾之真诠。遂疏小陷胸合蠲饮六神汤，加枳、朴，以芦菔煮水煎药，和入竹沥一杯，送下礞石滚痰丸四钱。沈嫌药峻，似有难色。孟英曰：既患骇人之病，必服骇人之药，药不瞑眩，厥疾勿瘳，盍再质之瘦石、听泉乎？沈颔之。王、顾阅方，全以为是。且云如畏剂重，陆续徐投可也。翌日孟英与听泉会诊，诊脉证不甚减，询知昨药分数次而服。孟英曰：是势分力缓之故也，今可释疑急进，病必转机。听泉深然之，病家亦胆壮矣。如法服下，黎明果解胶韧痰秽数升，各恙即减，略吐语言，稍吸稀粥，苔转黄燥。药改轻清，渐以向安。嗣与育阴柔肝而愈。（王士雄《王氏医案续编・卷一》）

呕吐医案

陈氏妇盛夏病霍乱吐泻，腹中疠痛，四肢厥冷，冷汗溱溱，转筋戴眼，烦躁大渴，喜冷饮，饮已即吐，六脉皆伏。经云：大气入脏，腹痛下注，可以致死，不可以致生。速宜救阳为急，迟则肾阳绝矣。以四逆汤，姜、附各三钱，炙甘草、吴萸各一钱，木瓜四钱，煎成冷服。日夜连服三剂，四肢始得全和，危象皆退，口渴，反喜沸汤，寒象始露。即于方中佐以生津存液之品，两服而安。愚谓此案论证用药，皆有卓识，惟不言苔色，尚欠周详。其真谛在喜冷饮，而饮已即吐，若能受冷饮者，即为内真热而外假寒矣。（王士雄《归砚录·卷三》）

【张寿颐评议】

此孟英所录慈溪童栻庐《存心稿》之治案也。病是真寒，药物力量，亦极雄伟。热药冷服，使与胃中真寒，不相格拒，易于桴应，又是此证此药之要诀。日夜连进三服，才得肢和，可证斯人回阳之不易。惟其不觉刚燥，故可连进，但不补一句面色唇色，及舌苔淡白如纸，尚是缺点。末段愚谓以下八句，是孟英评语，极中肯綮。（张寿颐《古今医案平议·第一种之第十卷·时病霍乱门·真寒霍乱》）

【原案】

陈氏妇盛夏病霍乱吐泻，腹中疠痛，四肢厥冷，冷汗溱溱，转筋戴眼，烦躁大渴，喜冷饮，饮已即吐，六脉皆伏。余曰：虽霍乱，实脏厥也。经云：大气入脏，腹痛下注，可以致死，不可以致生。速宜救阳为急，迟则肾阳绝矣。以四逆汤，姜、附各三钱，炙甘草、吴萸各一钱，木瓜四钱，煎成冷服。日夜连服三剂，四肢始得全和，危象皆退，口渴，反喜沸汤，寒象始露。即于方中佐以生津存液之品，两服而安。愚谓此案论证用药，皆有卓识，惟不言苔色，尚欠周详。其真谛在喜冷饮，而饮已即吐，若能受冷饮者，即为内真热而外假寒矣（《童栻庐存心稿》）。（王士雄《归砚录·卷三》）

七月十八夜，予患霍乱转筋甚剧，仓卒间，误服青麟丸钱许，彼晓急邀孟英诊之。脉微弱如无，耳聋目陷，汗出肢冷，音哑肌削，危象毕呈。药恐迟滞，因嘱家慈先浓煎高丽参汤，急为接续。随以参、术、白芍、茯苓、附、桂、干姜、木瓜、苡仁、扁豆、莲实为方，一剂而各症皆减。次日复诊，孟英曰：气分偏虚，那堪吐泻之泄夺，误饵苦寒，微阳欲绝。昨与真武、理中合法，脾肾之阳复辟矣，刚猛之品可以撤去。盖吐泻甚而津液伤，筋失其养则为之转，薛生白比之痉病，例可推也。凡治转筋，最要顾其津液，若阳既回，而再投刚烈，则津液不能复，而内风动矣。此治寒霍乱之用附、桂，亦贵有权衡，而不可漫无节制，致堕前功也。即于前方裁去姜、附、肉桂，加黄芪、石斛，服至旬日而愈。予谓此番之病，危同朝露，若非孟英，恐不可救。常闻张柳吟云：但使病者听孟英论病之无微不入，用药之无处不到，源源本本，信笔成章，已觉疾瘳过半。古云檄愈头风，良有以也。

本书误服青麟丸句，有眉评曰：可见浙人禀赋之薄，若幽冀之人，即误服青麟丸数钱，亦不致如斯之甚也。又阳既回而再投刚烈数句，有旁批曰：此一段议论极精微，凡用寒用热，俱宜具此权衡，方无过当之弊，否则药虽中病，而服之不止，反受其害矣。喻氏论中寒症，亦具此意。（王士雄《王氏医案·卷二》）

【张寿颐评议】

王案初编，署名周光远辑录，则此条是周氏自病。考其编次，事在道光二年壬寅，查本书一卷第一条，称甲申夏（道光四年，孟英甫十七龄也），予登厕时，忽然体冷汗出，孟英诊为阳气欲脱。又王案二编四卷，有周光远无疾而逝一条（其年丁未，为道光二十七年），合参是案，知此公禀赋，阳气素馁，是以暴病霍乱，即属阴霾用事，况后误服寒药，那不孤阳欲绝（本书眉评谓浙人禀赋，尚不可一概而论）。证情已极，刻不待缓，先灌独参，而药则四逆人参加味，选材熨帖，最是正宗。至于阳已回即须删除刚燥，只为吐泻既多，津液大耗，即在壮实之体，亦不能漫无限度，反增其燥，况在素禀孱弱，尤胡可太过一筹？抑且病情已转，无是证即不应再用是药，因风转舵，原是临证时不二法门。惟为学识未到者指示机缄，补此一层，亦不可

少，金针度世，何一字非苦海慈航耶？（张寿颐《古今医案平议·第一种之第十卷·时病霍乱门·真寒霍乱》）

【原案】

周光远先生归杭定省，七月十八夜，患霍乱转筋甚剧，仓卒间误服青麟丸钱许，势益甚，侵晓召余诊。脉微弱如无，耳聋目陷，汗出肢冷，音哑肉脱，危象毕呈。药恐迟滞，请其太夫人先浓煎参汤，亟为接续。遂以参、术、苓、芍、附、桂、干姜、扁豆、木瓜、苡仁、莲实为方。终剂，即各证皆减。盖气分偏虚之体，不禁吐泻之泄夺，误饵苦寒，微阳欲绝，故以真武、理中合法以复脾肾之阳。诘朝再视，脉起肢和，即裁附、桂、干姜，加黄芪、石斛，服旬日全愈。（王士雄《随息居重订霍乱论·第三医案篇》）

呕吐/泄泻医案

陈楚珍仲媳，陡患霍乱，急迓孟英治之。云：昨晚曾食冷鱼，夜深病作，想由寒重致此。然脐间贴以回阳膏而不效奈何？及诊脉右甚滑数，口渴苔黄，令按胸下，果坚硬再痛。曰：吐泻虽多，宿食恋膈，非寒症也。回阳膏亟为揭去，以石菖蒲、枳实、苏叶、黄连、

半夏、竹茹、海蜇、芦菔为方服之，一剂霍然。（王士雄《王氏医案三编·卷一》）

【张寿颐评议】

霍乱陡作，多由宿食冷热互结为之根据，此案其显而易见者。右脉滑数，食滞明征，口渴苔黄，确非寒症。但当脘坚硬，则食滞为主，亦与暑热郁结者不同，汗泄痰食，即此已足。苏叶、黄连，止为定呕而设，其分量必甚轻也。（张寿颐《古今医案平议·第一种之第十卷·时病霍乱门·湿热霍乱》）

【原案】

陈楚珍仲媳，陡患霍乱，亟迓孟英治之。云：昨晚曾食冷鱼，夜深病作，想由寒重致此，然脐间贴以回阳膏而不效奈何？及诊脉右甚滑数，口渴苔黄，令按胸下，果坚硬而痛。曰：吐泻虽多，宿食恋膈，非寒证也。回阳膏亟为揭去，以石菖蒲、枳实、苏叶、黄连、半夏、竹茹、海蜇、芦菔为方服之，一剂霍然。（王士雄《王氏医案三编·卷一》）

傅与三令正，年已花甲，患疟服药，浃旬而断，乃夜不能眠者数日，忽然吐泻交作，肢冷自汗，渴喜热汤，神气张皇而有谵语。张某谓元虚，而所用之药，乃桂、芍、萸、连、葛、藿、乌药、木香之类。病家欲投温补，迎孟英质之。脉来浮弦软数，尺中甚弱，舌绛无液，稍有黄苔，乃真阴素亏，久伤谋虑，吸受暑热，化疟未清，扰及中州，则为吐泻。询所吐，果有酸甘苦辣之味，泻亦色酱而热如火，岂非伏热之据耶？然邪已自寻出路，故腹无痛苦。况汗出如淋，不独用香燥疏散之药为耗液，即温补如理中、四逆，亦无非助热而重抽其津也。乃定沙参、龙、牡、朱染茯神、豆黑皮、米仁、木瓜、小麦、竹针、鲜莲子之方。一剂而吐泻皆止，得寐神清，且略知饥，稍能收谷。

次日复诊，病者云：慵舌上脱液者三十年矣，是以最怕热药。奈群医谓疟宜温化，以致愈服愈殆，设非先生眼光如炬，恐昨日已登鬼录矣。寻以充液柔肝而愈。（王士雄《王氏医案三编·卷三》）

【张寿颐评议】

此人以六十之年，津液久亏之体，暑热成疟，而妄投温燥，以致气乱于中，陡然吐泻，则阴液垂竭，那不真元欲脱。香燥既非，温补亦谬，孟英之论，不几令俗子无所借乎？岂知自有固脱养液，宁心柔肝，一条荡平正直之路。须知对症始可发药。读孟英案，不可从病症及药物之针对处细心研究。（张寿颐《古今医案平议·第一种之第十卷·时病霍乱门·湿热霍乱》）

【原案】

傅与三令正，年已花甲，患疟服药，浃旬而断，乃夜不能眠者数日，忽然吐泻交作，肢冷自汗，渴喜热汤，神气张皇而有谵语。张某谓元虚，而所用之药乃桂、芍、萸、连、葛、藿、乌药、木香之类。病家欲投温补，迎孟英质之。脉来浮弦软数，尺中甚弱，舌绛无赦，稍有黄苔，乃真阴素亏，久伤谋虑，吸受暑热，化疟未清，扰及中州，则为吐泻。询所吐，果有酸甘苦辣之味，泻亦色酱而热如火，岂非伏热之据耶？然邪已自寻出路，故腹无痛苦。况汗出如淋，不独用香燥疏散之药为耗液，即温补如理中、四逆，亦无非助热而重劫其津也。乃定沙参、龙、牡、朱染茯神、黑豆皮、薏苡、木瓜、小麦、竹针、鲜莲子之方。一剂则吐泻皆止，得寐神清，且略知饥，稍能收谷。次日复诊，病者云：愢舌上脱液者三十年矣，是以最怕热药。奈群医谓疟宜温化，以致愈服愈殆，设非先生眼光如炬，恐昨日已登鬼录矣。寻以充液柔肝而愈。（王士雄《王氏医案三编·卷三》）

季杰弟簉室，于仲秋二十八之夜，陡患霍乱，腹痛异常。余起诊其脉，细数而弦，肢冷畏寒，盖覆甚厚，询其口不渴，而泻亦不热，惟小溲全无，吐者极苦，舌色甚赤，乃新凉束暑也。玉枢丹、绛雪灌之，皆不受。泻至四五次，始觉渐热，而口大渴，仍不受饮，语言微謇。余令打生藕汁徐灌之，渐能受。遂以芩、连、苡、楝、栀、石斛、桑叶煎服，痛即减，吐泻亦止。次日知

饥，略受食，神惫已极，经络疲疼，与清养法而痊。（王士雄《归砚录·卷四》）

【张寿颐评议】

此症肢冷畏寒，盖覆且厚，而又口不渴，泻不热，极易误认寒证，惟舌色甚赤，则确乎可凭。不佞恒谓无论何病，脉固不皆可凭，症亦不甚可据，惟舌苔舌色，终不能假。惜乎俗医多不能于察舌一层，细为研究，坐令国学不昌，良可扼腕。且通行各种医案，多不详言舌状，则治验是否精确，尚在不可知之数。惟孟英案辨舌最多，金针度人，皆是画龙点睛，紧要关节，读者苟不能从此用心，吾知其终身必无进步。再按：此症当初，畏寒甚盛，必有外感无疑。案中“新凉”二字，本非赘文，于法需兼解表，乃方中竟未及一味辛散者，则当处方之时，必是畏寒已罢，否则孟英必不疏忽至此。此必柔脆体质，所以吐泻之后，竟至言育神惫，善后至此不可少。末句“清养”两字，亦要留意，药贵轻灵，方不负孟英家法。（张寿颐《古今医案平议·第一种之第十卷·时病霍乱门·湿热霍乱》）

【原案】

季杰弟箽室之疟，日轻夜重，少腹觉有块，上冲则呕嗽并作，杳不进谷。余游禾归，已交八日矣。脉软以涩，是肝郁于内，暑侵其外也。用芩、夏、翘、滑、菖、蛤、苏、连、旋、橘、丝瓜络，服六帖，诸恙霍然，随与清养善后。仲秋二十八日，余游濮院归。是夜又陡患霍乱，腹痛异常。余起诊其脉，细数而弦，肢冷畏寒，盖覆甚厚，询其口不渴，而泻亦不热，惟小溲全无，吐者极苦，舌色甚赤，乃新凉束暑也。玉枢丹、绛雪灌之，皆不受。泻至四五次，始觉渐热而口大渴，仍不受饮，语言微謇。余令捣生藕汁徐灌之，渐能受。随以芩、连、苡、楝、栀、斛、桑叶煎服，痛即减，吐泻亦止。次日知饥，略受食，神惫已极，经络酸疼，与清养法而痊。（王士雄《归砚录·卷四》）

倪姓患霍乱吐泻，审知始不作渴，四肢不逆，脉不沉细。一医用大顺散二帖，渐至于此。因见四逆，复加附子，脉症更剧。余曰：此病一误再误，命将殆矣。若果属寒，投热自当病已，今反四逆，脉转沉细欲伏，乃酿成热深厥深，与热邪传入厥阴者何异？即以竹叶石膏汤，人参易西洋参，加黄连、滑石，两剂而愈。同时有陆姓患此，医用回阳之剂，日夜兼进，厥逆烦躁日增。病人欲得冷水，禁绝不与，甚至病者自起，拾地上痰涎以解渴。迁延旬日而死。噫！即使真属阴寒，阳回燥竭，即是热药之性，郁而无主，以凉药和之，病亦立起。不学无术，曷胜护浩叹！（王士雄《归砚录·卷三》）

【张寿颐评议】

此孟英所采慈溪童栻庐之《存心稿》也。乍病之初，脉不沉细，四肢不冷，其非寒症，浅显易知。乃连进大顺散两帖，而反肢冷脉小，因热助虐，当亦易悟。况始不渴，而药后乃渴，辛热烁津，尤其显见。斯人舌色，当必黄燥焦干，轩豁呈露，而前手犹能误认寒病，直是盲心盲目，顽石无灵。从此可知市俗庸手，竟毫不知有辨舌审症一法，国医堕落，直至于此，良堪浩叹！童谓若果属寒，投热病已两句，说理最浅，必可使顽石点头。末段申明果真阴寒，而至于阳回燥渴之时，亦当凉药和之，病可立起，亦是至理明言。总之阴寒直中一症，诚非大剂四逆，小能救急。然大温大燥，可一而不可再，苟得阳回，必须因风转舵。浅者不悟，认作昨方获效，辄与连投，亦滋变幻，而况乎病者之本非直中真寒耶？（张寿颐《古今医案平议·第一种之第十卷·时病霍乱门·湿热霍乱》）

【原案】

倪姓患霍乱吐泻，审知始不作渴，四肢不逆，脉不沉细。一医用大顺散两帖，渐至于此。因见四逆，复加附子，脉证更剧。余曰：此病一误再误，命将殆矣。若果属寒，投热病已，今反四逆，脉转沉细欲伏，乃酿成热深厥深，与热邪传入厥阴者何异？即以竹叶石膏汤，人参易西洋参，加黄连、滑石，两剂而愈（《童栻庐存

心稿》)。(王士雄《归砚录·卷三》)

腹痛医案

采定州杨素园治案，壬子夏次子患干霍乱，身热不渴，舌燥无苔，六脉俱伏，痛在胃脘，连及胸胁，势甚汹涌。余与地浆一碗，势少定，少顷复作。因径投大承气汤一帖，其痛即下行之脐间，又一帖，痛又下行，伏于少腹右角，按之始痛，不按则与平人无异。起病至此，已历周时，思食甚急，乃与绿豆煮粥食之。食后一切如常，惟少腹右角按之仍有小块，隐隐作痛。遂重用当归、杞子、蒌仁，佐以桃仁、红花，少加牛膝以导之。服一时许，腹中汩汩有声，下紫血一块，约五寸许，而少腹之痛块若失。此病治法，原出一时臆见，然竟以获痊，特录出质之潜斋，不知以为何如？愚谓霍乱症，因于暑热者多，故感受稍重，极易入营分。古人刺以泄血，及内饮芜蔚汤、藕汁、童便，此所以治营分之邪也。杨公子舌燥无苔而不渴，痛又及胁，必平日偶有络伤未觉，乃邪遂乘隙而入也。承气之硝、黄，并是血药，气行则瘀降，故痛得渐下。迨块在痛未蠲而知饥能食，盖气分之邪已廓，而血分之邪尚匿，无庸承气之真攻，改从濡化而曲导，操纵有法，余服其手眼之超。(王

士雄《归砚录·卷三》)

【张寿颐评议】

痛在胃脘，而连及胸胁，症属肝胃，显然易知。但舌既无苔，似乎病在气分，不必径投承气，而素园乃用之者，当是脘间痛处，按之极实。且既饮地浆之后，痛能稍定而又作，则非仅暑热气分之病，所以径投是汤，亦属随风转舵，因机利导之一法。细绎舌燥无苔四字，则其质地，必殷红而不淡白，病属暑热蕴结，无可疑者。迨至药到痛降，而又停顿，似可踵步再投。但是膏粱柔弱之质，攻下不可太过，改用和阴通瘀，孟英断为操纵有法，洵是定评。(张寿颐《古今医案平议·第一种之第十卷·时病霍乱门·干霍乱》)

【原案】

杨素园治案，壬子夏患干霍乱，身热不渴，口燥无苔，六脉俱伏，痛在胃脘，连及胸胁，势甚汹涌。先与地浆一碗，势少定，少顷复作。因径投大承气汤一帖，其痛即下行至脐间，又一帖，痛又下行，伏于少腹右角，按之则痛，不按则与平人无异。起病至此，已历周时，思食甚急，乃以绿豆煮粥与之。食后一切如常，惟少腹右角，按之仍有小块，隐隐作痛。遂重用当归、枸子、蒌仁，佐以桃仁、红花，少加牛膝以导之。服一时许，腹中汩汩有声，下紫血一块，若五寸许，而少腹之痛块若失。此病治法，原出一时臆见，然意以获痊，特录出质之半痴（指王士雄。——编者注），不知以为何如？

王士雄按：霍乱证因于暑热者多，故感受稍重，极易入营。古人刺以泄血，及内服益母汤、藕汁、童溺，皆所以治营分之邪也。杨公子舌燥无苔而不渴，痛又及胁，必平日偶有络伤未觉，乃邪遂乘隙而入也。承气之硝黄，并是血药，气行则瘀降，故痛得渐下。迨块在而按之始痛，且知饥能食，益见气分之病已蠲，而血分之邪尚匿。毋庸承气之直攻，改从濡化而曲导，操纵有法，余服其手眼之超。景岳谓：饮食下行之道，必由少腹下右角而后出于广肠。自夸阅历而知，古人并未言及。盖渠尝治一人食面角，杂投巴豆、大黄而不效也。魏柳洲曰：就此观之，景岳平生临证，遗憾多矣。夫面角由胃入肠，既至少腹之角，岂能作痛如是，而又如拳如卵。必其人素有疝病，偶因食面而发，或兼当日之房劳，遂乃决张如是，故推荡之药不应，得木香、火酒一派辛热香窜而痛始止也。至谓食由少腹下右角而后出广肠，更堪捧腹。经谓大小肠皆盘屈十六曲，则左旋右折可知，岂知筒如袋而直下乎？嘻！按杨公子少腹右角之痛，设非乃翁卓识，医必误认食滞，特附录魏语以广其义，并为崇尚景岳者告。（王士雄《随息居重订霍乱论·第三医案篇·南针》）

王开荣偶患腹中绞痛，自服治痧诸药，而大便泻血如注。孟英诊之，左颇和，右关尺弦大而滑，面赤油红，喘逆不寐。与苇茎汤合金铃子散，加银花、侧柏叶、栀、斛、芩、连，二帖后面红退，血亦止。乃裁柏叶、银花，加雪羹、枯荷秆。又二帖始发热，一夜得大汗周时，而腹之痛胀爽然若失，即能安寐进粥。改投沙参、知母、花粉、桑叶、杷叶、石斛、白芍、橘络、杏仁、冬瓜子、茅根、荷秆。三帖大解行，而脉柔安谷。（王士雄《王氏医案续编·卷二》）

【张寿颐评议】

腹痛本身因于郁热者，厥阴气滞，相火内燔，而更用辛香走窜之药，助其疏泄，以致泻血如注。脉则弦滑，色则油红，加以喘逆，势已汹涌。肃肺清肝，而苦以坚之，上下交顾，药力亦厚，想来分量必重。其得汗而痛胀始已者，则经络通而郁结自解耳。（张寿颐《张山雷医集·古今医案平议·第三种之第二卷·伏火》）

【原案】

王开荣偶患腹中绞痛，伏暑在内。自服治痧诸药，而大便泻血如注。香燥可以益热。孟英诊之，左颇和，右关尺弦大而滑。弦滑者痰也，大者热也。面色油红，喘逆不寐。与苇茎汤合金铃子散，加银花、侧柏叶、栀、斛、芩、连。二帖后，面红退，血亦止。乃裁柏叶、银花，加雪羹、枯荷秆。又二帖始发热，一夜得大汗周时，而腹之痛胀，爽然若失，即能安寐进粥。改投沙参、知母、花粉、桑叶、杷叶、石斛、白芍、橘络、杏仁、冬瓜子、茅根、荷秆。三帖大解行，而脉柔安谷。（王士雄《王氏医案续编·卷二》）

许兰屿令正，正月中旬偶食蒸饼，即觉腹中攻痛，而寒热间作。以为疟也，请孟英诊之。脉弦软而微数，曰：此不可以疟论，缘营素亏，往岁愈后少于调补，仍当濡养奇经。盖阳维为病亦能作寒热，而八脉隶于肝肾，温肾凉肝，病即霍然矣。授以苁蓉、枸杞、当归、白薇、青蒿、茯苓、竹茹、鳖甲、楝实、藕，数帖果愈。

迨二月中旬，其病复作，举家佥以为疟。或云必前次早补，留邪未去使然。而兰屿远出，家无主议之人。孟英曰：前次愈之太易，我之罪也。不为善后，谁之过欤？如信我言，指日可瘳。第须多服培养之剂，保无后患。于是仍服前药，亦数剂而安。

续以集灵膏去牛膝，加羊藿、阿胶、当归、黄柏、菟丝、苁蓉、蒲桃干，熬膏服之，竟不再发。（王士雄《王氏医案三编·卷二》）

【张寿颐评议】

此元阴素虚，厥阴气滞，内郁生热，而为寒热间作，有似于疟，实非疟病。姑附于此，用备读者参证。

王谓阳维为病作寒热，是巧引经文，借作点染之资料，不过敷佐以润饰文字。若问阳维脉病，何缘而有寒有热，则虽有仪、秦之辨，亦不能说出其所以然之真理。乃复以八脉隶于肝肾，拍合肝肾阴虚而发潮热，措辞尚能圆到。实在此人肝肾气营两亏，因而或寒或热，其理可信。孟英温肾凉肝之说，盖谓肾阳亦衰，可以温养。究竟阴虚生内热，是此病之吃重处。观孟英方药，唯苁蓉向有温肾之说，实则盐渍久藏，再经漂淡，温于何有？惟当归辛而温和，流通气血，可以作为温药。总之此人上年半产，肾阴久亏，肝阳偏炽，此番复病，全本于虚。寒热既停，遂尔辍药，本不足恃。迨反覆之后，继以大剂填阴，熬膏久服，病根，是为阴虚善后一定不可少之要著。孟英案，此一卷，皆咸丰二年壬子事。许氏上年治案在第一卷中，今附禄于左，用资参考。两次善后方，皆从魏玉璜一贯煎脱化而来，洵阴亏肝扰之无上良方也。许兰屿令正，自夏间半产后患感证，虽已治愈，而腰腹左痛时作，多医杂治，其病日增，食减汛愆，卧床不起。黄某谓诸药无功，惟有肾气汤先固其根本。频服之，痛益剧，且痛作之时，则带下如注。黄谓显系真火无权，附桂复为加重，遂至痛无停晷，呻吟欲绝。陈春湖嘱迎孟英诊之，左关尺弦数无伦，形消舌赤，彻夜无眠。是肾阴大亏，肝阳极炽，营液耗夺，八脉交虚之证也。用龟板、乌鲗、苁蓉、枸杞、归身、楝实、竹茹、白薇、黄柏、丝瓜络、蒲桃干、藕为方。一剂知，数剂已。续加熟地、阿胶，调理月余，经行而愈。（张寿颐《古今医案平议·第一种之第八卷·时病疟疾门·虚疟》）

【原案】

许兰屿令正，正月中旬偶食蒸饼，即觉腹中攻痛而寒热间作。以为疟也，请孟英诊之。脉弦软而微数，曰：此不可以疟论，缘营素亏，往岁愈后少于调补，仍当濡养奇经。盖阳维为病亦能作寒热，而八脉隶于肝肾，温肾凉肝，病即霍然矣。授以苁蓉、枸杞、当归、白薇、青蒿、茯苓、竹茹、鳖甲、楝实、藕，数帖果愈。迨二月中旬，其病复作，举家佥以为疟。或云：必前次早补，留邪未去使然。而兰屿远出，家无主议之人。孟英曰：前次愈之太易，我之罪也。不为善后，谁之过欤！如信我言，指日可瘳。第须多服培养之剂，保无后患。于是仍服前药，亦数剂而安。续以集灵膏去牛膝，加羊藿、阿胶、当归、黄柏、菟丝、苁蓉、蒲桃干，熬膏服之，竟不再发。（王士雄《王氏医案三编·卷二》）

张月波令弟，陡患腹痛，适饱啖羊肉面条之后。医皆以为食滞，连进消导，痛甚而渴，得饮大吐，二便不行。又疑寒结，叠投燥热，其病益加，呻吟欲绝，已四日矣。孟英视之，脉弦数，苔干微黄，按腹不坚。以海蜇一斤，凫茈一斤，煎汤频灌，果不吐。令将余汤煎栀、连、楝、斛、茹、芩、枇杷叶、知母、玄胡、柿蒂、旋覆为剂，吞龙荟丸。投匕而溲行痛减，次日更衣而愈。（王士雄《王氏医案续编·卷五》）

【张寿颐评议】

腹痛本多厥阴气滞，消导而痛反甚，则必大便未行，壅塞益甚，下不通而气上逆，乃为呕吐。再与燥热，肝气更炽。雪羹汤清润，所以能定肝火之上逆。药则清肝肃肺，斡旋大气，泄导下行，亦是应有尽有。（张寿颐《张山雷医集·古今医案平议·第三种之第二卷·痰火》）

【原案】

张月波令弟，陡患腹痛，适饱啖羊肉面条之后。医皆以为食滞，连进消导，痛甚而渴，得饮大吐，二便不行。又疑寒结，益投燥热，其病益加，呻吟欲绝，已四日矣。孟英视之，脉弦数，苔干微黄，按腹不坚。以海蜇一斤，凫茈一斤，煎汤频灌，果不吐。令将余汤煎栀、连、楝、斛、茹、芩、枇杷叶、知母、延胡、柿蒂、旋覆为剂，吞龙荟丸。投匕而溲行痛减，次日更衣而愈。（王士雄《王氏医案续编·卷五》）

腹胀医案

何氏妇年未四旬，于庚戌冬患腹胀善呕。或云寒凝气滞，宜吸鸦片烟以温运之。及烟瘾既成，而病如故。或云冷积也，莫妙于蒜罨。往夏遂以蒜杵如泥，遍涂脊骨，名曰水灸。灸后起疱痛溃，骨蒸减餐，其胀反加，经乃渐断。招越医庄某治之，云劳损也。进以温补，病乃日甚。复邀张凤喈、包次桥、姚孟斋诸人视之，佥云劳损已成。或补阴，或补阳，服至冬令，便泻不饥，骨立形消，卧床不起。今春请神方于各乩壇，皆云不治。其夫因蒲艾田荐于许信臣学使，随任广东，家无主意，束手待毙而已。蒲闻而怜之，为屈孟英一诊，以决危期之迟速，初无求愈之心也。切其脉弦细数，循其尺索刺粗，舌绛无津，饮而不食，两腿肿痛，挛不能伸，痰多善怒，腹胀坚高，上肤黄粗，循之戚戚然，昼夜殿屎（愁苦地呻吟。——编者注），愁容黎瘁，小溲短涩而如沸，大便日泻十余行。脉色相参，万分棘手。惟目光炯炯，音朗神清，是精气神之本实未拨。病虽造于极中之极，却非虚损之末传也。殆由木土相凌，为呕为胀。洋烟提涩其气，益令疏泄无权。蒜灸劫耗其阴，更使郁热内烁。进以温补，徒为壮火竖帜而涸其津。溉以滋填，反致运化无权而酿为泻。固之涩之，煞费苦心。余谓赖有此泻，尚堪消受许多补剂。纵临证心粗，不询其泻出之热而且腻，岂有肾虚脾败之泻，可以久不安谷而延之至今乎？夫人气以成形耳，法天行健，本无一息之停。而性主疏泄者肝也，职司敷布者肺也，权衡出纳者胃也，运化精微者脾也，咸以气为用者也。肝气不疏，则郁而为火；肺气不肃，则津结成痰。胃气不通，则废其容纳；脾气不达，则滞其枢机。一气偶愆，即能成病。推诸外感，理亦相同。如酷暑严寒，人所共受，而有病有不病者，不尽关乎老小强弱也，以身中之气有愆有不愆也。愆则邪留著而为病，不愆则气默运而潜消。调其愆而使其不愆，治外感内伤诸病，无余蕴矣。今气愆其道，津液不行，血无化源，人日枯瘁。率投补药，更阻气机，是不调其愆愆而反锢其疾也。疾日锢而腹愈胀，气日愆血愈枯。或以为干血劳，或以为单腹胀，然汛断于腹胀半年之后，是气愆而致血无以化，非血病而成胀矣。既胀而驯致腿肿筋挛，不可谓之单胀矣。肿处裂有血纹，坚如鳞甲，显为热壅，不属虚寒。借箸而筹（箸，筷子。筹，策划。后因以“借箸”比喻代人策划。——编者注），气行则热自泄，首重调愈，展以轻清，忌投刚燥。热泄则液自生，佐以养血，须避滋腻，宜取流通。徐洄溪所谓病去则虚者亦生，病留则实者亦死。勿以药太平淡，而疑其不足以去痛也。艾田云：薛一瓢谓人须修到半个神仙身分，才可当得名医二字。聆君妙论，不愧名医。于是以沙参、竹茹、丝瓜络、银花、楝实、枇杷叶、冬瓜皮、黄柏、当归、麦冬、枸杞、白芍，出入为方。用水露煮苇茎藕汤煎药，服四剂，脉柔溲畅，泻减餐加。乃参以西洋参、生地、黄连、花粉、薏苡、栀子之类。又六剂，舌色渐淡，腿肿渐消。服至匝月，忽然周身汗出溱溱，而肿胀皆退，舌亦津润，皮肤渐蜕，肌肉渐生，足亦能伸，便溺有节。并不另授峻补，两月后可策杖而行矣。天时渐热，服药已久，以虎潜丸方熬为膏，用藕粉漂捣成丸。因丸剂皆药之渣质，脾运殊艰，孟英凡治阴虚须滋补者，悉熬取其精华，而以可为佐使者和之为丸，不但药力较优，亦且饵之易化。如法服至畏夏，健步经通，遂以康复。艾田云：此证人不能治，神亦不能治。君竟能肉白骨而生之，不仅半个神仙，殆人而仙者耶。抑仙而降为人者耶（水露以甜水贮甑，蒸取其露，宜临时蒸用，取其有升降之机而养津液也，一书甑汗水，停久则失性矣）？（王士雄《王氏医案三编・卷二》）

【张寿颐评议】

此病初起，不过肝气不疏，升多降少，而一吸鸦片，重加涩滞，气机更窒，血络亦失其流利之常，烁液凝痰，原是黑籍（旧时称嗜鸦片者为黑籍中人。——编者注）中之通病。迨至蒜罨成疮，再耗其血，自然气益滞，络益涩。肝乃更横，胀势反加，此理之常，无足异者，而补塞又是半年，何一非助桀为虐。考孟英案，此卷皆咸丰二年壬子治验，则此人病已逾年矣。证状固已极中之极，随手叙来，无一句不令医家望而却步。孟英提出“气”字，能将许多现证，穿成一线，句句入情入理，推勘尽致，绝无一字附会穿凿，竟是古来各家治案中得未曾有。总之，肌肤粗刺，舌绛无津，腿肿痛挛，溲涩短热，纯是温补阻塞气机，水源窒滞，津液不布。选药只在清肃肺气以探其源，泄热养液以助其润。精义尤在蒸汽水煎药，即借水汽流通气滞，斯能激浊扬清，升降俱到。药物皆极寻常，而果能应弦合节，甫及旬日，病去其半，至匝月而汗出溱溱，岂非津液已充，水到渠成之妙。其后丸子缓调，独撷精华，不用渣滓，又其识见之独到者。苟以寻常草根骨肉，一律制丸，试问此久病初醒，胃气几何，焉能消化，更奚望其成功。此公手眼，果然天授。然如有好学深思之士，随在留心，何必无灵敏之思想，寻踪学步。山雷窃谓此案从肃肺泄热入手，正以蕴隆已久，不得不从本源上着想，但知见证治证，真是毫无把握。与《三编》一卷治朱绀云令正一条，同一机杼。杨素园所谓运枢机，通经络，乃孟英用药之秘，诚不诬也。爰录是案于伏火类，则读者易于领悟。朱氏案今录入后幅痰火类，拙议亦尝备论之，请阅者彼此合参，其以不才之见为何如？（张寿颐《张山雷医集·古今医案平议·第三种之第二卷·伏火》）

【原案】

何氏妇年未四旬，于庚戌冬患腹胀善呕。或云寒凝气滞，宜吸鸦片烟以温运之，及烟瘾既成而病如故。或云冷积也，莫妙于蒜罨。往夏遂以蒜杵如泥，遍涂脊骨，名曰水灸。灸后起疱痛溃，骨蒸减餐，其胀反加，经乃渐断。招越医庄某治之，云：劳损血。进以温补，病乃日甚。复邀张凤喈、包次桥、姚益斋诸人视之，佥云劳损已成。或补阴，或补阳，服至冬令，便泻不饥，骨立形消，卧床不起。今春请神方于各乩坛，皆云不治。其夫因蒲艾田荐于许信臣学使，随任广东，家无主意，束手待毙而已。蒲闻而怜之，为屈孟英一诊，以决危期之迟速，初无求愈之心也。切其脉弦细数，循其尺索刺粗，舌绛无津，饮而不食，两腿肿痛，挛不能伸，痰多善怒，腹胀坚高，上肤黄粗，循之戚戚然，昼夜殿屎（即呻吟。——编者注），愁容黎瘁，小溲短涩而如沸，大便日泻十余行。脉色相参，万分棘手。惟目光炯炯，音朗神清，是精气神之本实未拨，病虽造于极中之极，却非虚损之末传也。殆由木土相凌，为呕为胀。洋烟提涩其气，益令疏泄无权；蒜灸劫耗其阴，更使郁攸内烁；进以温补，徒为壮火竖帜而涸其津；溉以滋填，反致运化无权而酿为泻。固之涩之，煞费苦心。余谓赖有此泻，尚堪消受许多补剂。纵临证心粗，不询其泻出之热而且腻，岂有肾虚脾败之泻，可以久不安谷而延之至今乎？夫人气以成形耳，法天行健，本无一息之停。而性主疏泄者肝也，职司敷布者肺也，权衡出纳者胃也，运化精微者脾也，咸以气为用者也。肝气不疏，则郁而为火；肺气不肃，则津结成痰；胃气不通，则废其容纳；脾气不达，则滞其枢机。一气偶愆，即能成病，推诸外感，理亦相同。如酷暑严寒，人所共受，而有病有不病者，不尽关乎老小强弱也。以身中之气有愆有不愆也，愆则邪留著而为病，不愆则气默运而潜消。调其愆而使之不愆，治外感内伤诸病无余蕴矣。今气愆其道，津液不行，血无化源，人日枯瘁。率投补药，更阻气机，是不调其愆而反痼其疾也。疾日痼，腹愈胀，气日愆，血愈枯。或以为干血劳，或以为单腹胀。然汛断于腹胀半年之后，是气愆而致血无以化，非血病而成胀矣。既胀而驯致腿肿筋挛，不可谓之单胀矣。肿处裂有血纹，坚如鳞甲，显为热壅，不属虚寒。借箸而筹，气行则热自泄。首重调愆，展以轻清，忌投刚燥，热泄则液自生；佐以养血，须避滋腻，宜取流通。徐洄溪所谓病去则虚者亦生，病留则实者亦死。勿以药太平淡，而疑其不足以去病也。艾田云：薛一瓢谓人须修到半个神仙身分，才可当得名医二字，聆君妙论，不愧名医。于是以沙参、竹茹、丝瓜络、银花、楝实、枇杷叶、冬瓜皮、黄柏、当归、麦冬、枸杞、白芍出入为方，用水露煮苇茎、藕汤煎药。服四剂，脉柔溲畅，泻减餐加。乃参以西洋参、生地、黄连、花粉、薏苡、栀子之类。又六剂，舌色渐淡，腿肿渐消。服至匝月，忽然周身汗出溱溱，而肿胀皆退，舌亦津润，皮肤渐脱，肌肉渐生，足亦能伸，便溺有节。并不另授峻补，两月后可策杖而行矣。天时渐热，服药已久，以虎潜丸方熬为膏，用藕粉漂捣成丸，因丸剂皆药之渣质，脾运殊艰。孟英凡治阴虚须滋补者，悉熬取其精华而以可为佐使者和之为丸，不但药力较优，亦且饵之易化。如法服至长夏，健步经通，遂以康复。水露以甜水贮甑，蒸取其露，宜临时蒸用，取其有升降之机，而养津液也，一名甑汗水，停久则失性矣。（王士雄《王氏医案三编·卷二》）

石芷卿骤患腹胀，旬日后脐间出脓。外科视为肠痈，与温补内托之药，遂咳嗽不眠，腹中绞痛异常，痰色红绿，大便不行，乃延孟英商之。脉弦细以数，舌绛而大渴。曰：察脉候是真阴大虚之证，芪、术、归、桂皆为禁剂。以甘露饮加西洋参、花粉、贝母、杏仁、冬瓜子投之，痰咳即安。外科谓此恙最忌泄泻，润药不宜多服。孟英曰：阴虚液燥，津不易生，虽求其泻不可得也。恶可拘泥一偏而不知通变哉！仍以前法去杏、贝、花粉，加知母、百合、合欢为方，并嘱其另邀老医朱嵩年敷治其外。如法施之，果渐向安。久之当脐痂落，如小儿蜕脐带状，脐内新肉莹然而愈。（王士雄《王氏医

案续编・卷一》）

【张寿颐评议】

腹胀甫及旬日，而当脐溃脓，此疡科家之所谓盘脐肠痈也。本是湿热挟痰，阻滞于皮里膜外，苟非内热已炽，何以成脓甚易？治宜清化，岂可蛮补！且既已自溃，何有补托？更何有温补？而乃芪、术加桂，抱薪救火，那不焚如益烈！即如当归一味，寻常目光，皆以为补血活血妙品，况在疡家，又谁不自始至终千篇一律。抑知气味雄烈，利于虚寒之郁滞，而大不利于实热之猖狂。对于此人，适足为害。孟英特以归、桂并提，虽似不伦，却有妙义，不独疡科家闻所未闻，即内科名家固亦多昧昧于此药之实在性情效用也。迨此人误于温补，而咳不能眠，痰红便结，舌绛大渴，则光滑且燥，盖亦可见。大剂沃焦，犹属人所易能，但须知其清而不滞，润而不腻，则亦不可忽略看过。（张寿颐《张山雷医集・古今医案平议・第三种之第二卷・痰火》）

【原案】

石芷卿，骤患腹胀，旬日后脐间出脓。湿热积于小肠。外科视为肠痈，与温补内托之药，眉批：肠痈无温补内托之法。遂咳嗽不眠，腹中绞痛异常，痰色红绿，大便不行，乃延孟英商之。脉弦细以数，舌绛而大渴。曰：察脉候是真阴大虚之证，乃真阴为热药所耗，非本如是也，芪、术、归、桂，皆为禁剂。以甘露饮加西洋参、花粉、贝母、杏仁、冬瓜子投之，痰咳即安。眉批：清其上源而下流自清，亦喻氏法也。外科谓此恙最忌泄泻，润药不宜多服。此何恙也？而以为最忌泄泻，真呓语也。孟英曰：阴虚液燥，津不易生，虽求其泻不可得也，恶可拘泥一偏，而不知通变哉？仍以前法去杏、贝、花粉，加知母、百合、合欢为方，并嘱其另邀老医朱嵩年敷治其外。如法施之，果渐向安。久之当脐痂落，如小儿蜕脐带状，脐内新肉莹然而愈。（王士雄《王氏医案续编·卷一》）

泄泻医案

吴酝香孝廉令孙兑官，患发热洞泻，大渴溲少，涕泪全无。孟英曰：暑风行于脾胃也。以沙参、生苡仁、生扁豆、银花、石斛、滑石、甘草、竹叶、冬瓜皮，澄地浆煎服，数日而痊。（王士雄《王氏医案续编·卷三》）

【张寿颐评议】

暑热熏蒸，童龄稚阴未充，颇多消化不良，大便洞泻之病。或兼发热，是亦吴俗所谓？夏之一证，治当健脾清暑。如孟英此案，最为灵动不滞。若补脾而不用参、术，犹恐失之呆笨，或稍加芳香，如藿梗、佩兰叶亦佳。果是脾胃已虚，可用生山药。其有湿邪留滞而舌腻者，则少加生茅术。此皆暑热作泻之正治，非独稚龄，即成年者亦不外乎此。王谓暑风行于脾胃，尚嫌沿习古人成说，殊非病理之真。试绎所选药物，清暑有之，何尝一顾及风？可知孟英此说，尚是空泛话头，学者不可为其所愚。（张寿颐《古今医案平议·第一种之第九卷·时病痢疾门·泄泻》）

【原案】

吴酝香孝廉令孙兑官，患发热洞泻，大渴溲少，涕泪全无。孟英曰：暑风行于脾胃也。以沙参、生薏苡、生扁豆、银花、石斛、滑石、甘草、竹叶、冬瓜皮，澄地浆煎服，数日而痊。按：此等证，幼科无不作惊风治，因而夭折者多矣。（王士雄《王氏医案续编·卷三》）

蒋敬堂令堂七十四岁，陡患泄泻，腹微痛，身发热，神思不清，自汗呕恶，不进饮食。亟延医视，云虑其脱，拟进参药。迨孟英来诊，曰：暑脉微弱，不可谓之虚也，且兼数象，参不可投。高年固属阴亏，然去其所本无，即所以全其所本有也。爰定芩、连、滑、斛、茹、柏、竹叶、银花、橘皮、枇杷叶之方，冬瓜汤煎药。一剂而热退神清，二剂霍然矣。

考证：此案原本称家慈七十四岁。考本书《三编》三卷，首署杭州蒋敬堂续辑，知此人即蒋君之母，爰改为蒋某令堂，以昭其实。若以原文亦称家慈，则读者将不辨是何许人矣。此编书体例，与妄改古书者不同。近见沪上世界书局印行陆氏士谔新编《孟英案分类》一书，凡是姓名称呼，悉仍原书之旧。岂独误认颜标，直是熊光哭墓矣。那不令人笑破齿颊耶？（王士雄《王氏医案三编·卷三》）

【张寿颐评议】

高年气营两亏，不胜暑热燔灼，消化器官不利，而为腹疼泄泻，盖亦与幼稚暑泄同一病机。惟此条有神志不清及自汗两者，逾七年华，何尝非正气大衰。清暑队中，加以潞参扶持，未始非正当理法。况乎脉又微弱，一物党参，决无补住暑邪之事，但不可术、芪并进，呆笨不灵耳。观孟英选药，三黄苦寒，而合以清肃肺胃，分利小水。可知其人虽不进食，而尚无痰、湿、食之阻滞，则舌色亦不红滑、不腻，再合之脉微弱而数，正合中虚本色。乃谓参不可投，此是孟英之一癖。似乎酷暑令中，潞参有如鸩毒者。潜斋医案屡以为戒，寿颐不敏，未敢作应声之虫。且暑脉之所以微弱者，原是热伤元气，而脉搏不及。暑邪不是实邪，断不致与参大相反对，此愚以为大惑不解者。后有明哲，其谓之何？（张寿颐《古今医案平议·第一种之第九卷·时病痢疾门·泄泻》）

【原案】

蒋敬堂令堂年七十四，陡患呕泻，身热腹痛，神思不清。或以为霍乱，或虑其虚脱，迎余诊之。脉微弱而数，曰：暑脉自虚，不可以高年而畏脱，辛散痧药，则不免耗伤其津液。爰定芩、连、滑、斛、茹、柏、银花、竹叶、橘皮、枇杷叶之方，冬瓜汤煎。一剂而热退神清，再剂霍然。敬堂慷慨多情，知医施药，余契友也。庚申春闻其争先拒贼，竟以被戕，惜哉！（王士雄《随息居重订霍乱论·第三医案篇·梦影》）

金晓耕发热二旬，医与表散，竟无汗泄；嗣投温补，而大便泄泻，小水不行，口干肌削，势濒于危。胡秋纫荐孟英诊之，右寸独见沉数。曰：暑热锢于肺经耳！与白虎、芦根、天水，加芩、桔、杏、贝为方。服后头面痦疹遍发，密无针缝，明如水晶光。人皆危之。孟英曰：此肺邪得泄也。果肤润热退，泻止知饥。又服甘凉濡润二十余剂，痦疹始愈。亦仅见之症也。（王士雄《王氏医案续编·卷一》）

【张寿颐评议】

温热而妄投表药，得汗则邪热因以益张。即不得汗，而温升扰动之性鼓激于里，亦未有不为虎附翼者。若在阴液不足之体，则燥烈烁津，为祸尤亟！陈修园所以谓柴胡、葛根诸方，得汗有敝，不得汗亦有敝也。此人既经表散，竟无汗泄，其为津液素伤已可概见。乃不与清滋，而浪投温补，则反助邪热肆虐。大便泄者，温邪之自寻去路也。而小溲不行，则肺胃热壅于上，上窍不通，溺道自闭。右寸脉独见沉数者，乃肺胃锢热在里，窒塞不宣之所致。孟英选药，专清肺胃，解其郁热，即所以宣其气机。服后而即头面痞疹密布，是为肺胃之气已得开泄之证验。其白虎、芦根、苓、桔、杏、贝诸物，初非透发之药，而反能祛邪外达者，仍是向者表药鼓动邪热已到肌腠之间，第热势壅遏反不能出。故一得清言，而即透露耳。然津液本薄，耗烁已甚，若非濡润频仍，亦难春回槁木，故必待甘凉二十余剂，而痞疹始化。本文所谓仅见者，正以言涸鲋之苏殊不容易。何以原书眉评反曰：此温症之轻者，用药合法，故其愈甚速云云。岂不与本文甘凉濡润二十余剂大相矛盾！如果速愈，亦何以称之与仅见之症！欲为医书加评，而不能细心体会，轻于落墨，亦何往而不点金成铁。以此知著书固非易事，即批评亦未可率尔操觚矣。（张寿颐《古今医案平议·第一种之第五卷·斑疹》）

【原案】

金晓耕发热二旬，医与表散，竟无汗泄。嗣投温补，即大解泄泻，小水不行，口干肌削，势濒于危。胡秋纫荐孟英诊之，右寸独见沉数。曰：暑热锢于肺经耳。与白虎、苇茎、天水，加芩、桔、杏、贝为方。服后头面瘖疹遍发，密无针缝，明如水晶光。人皆危之。孟英曰：此肺邪得泄也。果肤润热退，泻止知饥。又服甘凉濡润二十余剂，瘖疹始愈。亦仅见之证也。眉批：此温证之轻者，用药合法，故其愈甚速。（王士雄《王氏医案续编·卷一》）

七月中旬，吕君慎庵拉视沈则甫令正之恙。两年前曾患滞下，嗣后便泻不已，今夏更剧，每晨尤甚，后又肠鸣，不饥不渴，畏热无汗，胸闷时呕，夜不成眠，形消色瘁，小溲通畅，脉软微弦，经事渐稀。乃中虚木侮，生化无权，气久虚而血将涸矣。若刚燥则助风阳，滋腻更增滑溜，议砥柱中流，回狂澜而镇风轮。以潞党参、山药、石脂、余粮各三钱，茯苓、白芍各一钱五分，煨诃子、橘皮各一钱，牡蛎八钱，乌梅肉炭八分，酒炒黄柏六分，熟附子、炙甘草各五分，甘澜水煎陈米汤煮药使浓厚，徐徐细呷，俾留恋中宫，不致直下为法。迨八月下旬，在曹霭山茂才处，晤则甫云；前方服至四帖，病即愈，今已色华能食矣。（王士雄《归砚录·卷四》）

【张寿颐评议】

此亦肝脾两调之法，可与以前数条参观。（张寿颐《古今医案平议·第一种之第九卷·时病痢疾门·虚泄》）

【原案】

七月中旬，余游槜李归，道出梅泾，吕君慎庵拉视沈则甫令正之恙。两年前患滞下，嗣后便泻不已，今夏更剧，每晨尤甚，后又肠鸣，不饥不渴，畏热无汗，胸闷时呕，夜不成眠，形消色瘁，小溲通畅，脉软微弦，经事渐稀。乃中虚木侮，生化无权，气久虚而血将涸矣。若刚燥则助风阳，滋腻更增滑溜，议砥柱中流，回狂澜而镇风轮。以潞党参、山药、石脂、余粮各三钱，茯苓、白芍各一钱五分，煨诃子、橘皮各一钱，牡蛎八钱，乌梅肉炭八分，酒炒黄柏六分，熟附子、炙甘草各五分，甘澜水煎陈米汤煮药使浓厚，徐徐细呷，俾留恋中宫，不致直下为法。迨八月下旬，在曹霭山茂才处晤则甫云。前方服至四帖，病即愈，今已色华能食矣。因以诗什、芽茶为赠。次年冬，闻患寒热亡。（王士雄《归砚录·卷四》）

沈雪江令嫒，黎里徐少岩刑部之媳也。胎前患泻，娩后不瘳，半载以来，诸药莫效。余按脉弦数而尺滑，询知带盛口干，腰痠咽痛，溲热善噫，肢冷畏烦。乃肝热而风行于胃，液走则阴血日亏。与白头翁汤加余粮、石脂、熟地、龟板、竹茹、青蒿、砂仁，频服而痊。（王士雄《归砚录·卷四》）

【张寿颐评议】

此清肝固肾之法。(张寿颐《古今医案平议·第一种之第九卷·时病痢疾门·虚泄》)

【原案】

沈君雪江令嫒，黎里徐少岩刑部之媳也。胎前患泻，娩后不瘳，半载以来，诸药莫效。余按脉弦数而尺滑，询知带盛口干，腰痠咽痛，溲热善噫，肢冷畏烦。乃肝热而风行于胃，液走则阴血日亏。与白头翁汤加余粮、石脂、熟地、龟板、竹茹、青蒿、砂仁，频服而痊。(王士雄《归砚录·卷四》)

沈友闻令郎厚载，久患羸弱，驯致腹痛便泄，恶谷形消。诸医束手，求孟英图之。脉虚弦而空软，曰：不可为矣。虽然，治之得法，尚可起榻。可虞者其明年春令乎！爰以潞参、鳖甲、芪、芍、甘、柏、薏、斛、木瓜、橘皮为方，吞仲景乌梅丸。不旬日而便坚食进，又旬日即下楼而肌充矣。(王士雄《王氏医案三编·卷三》)

【张寿颐评议】

此本劳瘵而至便泻，古人所谓过中不治之候。观孟英用药，仍是肝脾两调之法。惟既能肌充，似尚可不至遽陨，而明春竟逝者，则必起居不慎有以促之，当非旁人之所能预料。而案中乃有春令可虞一语，据脉虚弦空软四字，盖以根柢不坚，不胜春生发泄之意巧为附会，此必事后追述，特意插此一层自神其术。在当时医家，尚未免玲痴陋习。究竟医非仙佛，必无凭脉可断死生之理，读者须放开眼界观之，慎弗堕其术中而不悟。（张寿颐《古今医案平议·第一种之第九卷·时病痢疾门·虚泄》）

【原案】

沈友闻令郎厚载，久患羸弱，驯致腹痛便泻，恶谷形消。诸医束手，求孟英图之。脉虚弦而空软，曰：不可为矣。虽然，治之得法，尚可起榻，可虞者，其明年春令乎。爰以潞参、鳖甲、芪、芍、甘、柏、薏、斛、木瓜、橘皮为方，吞仲景乌梅丸。不旬日而便坚食进，又旬日即下楼而肌充矣。……次年春杪，厚载竟逝。（王士雄《王氏医案三编·卷三》）

施瀛洲体丰色白，夏月在绍患泻，医进参、术、桂、附、熟地、四神之类，略无寸效。季冬来杭就诊于孟英。其脉微弱，左手及右尺沉取有弦数之象，眩晕形消，舌色深紫，无苔不渴，纳食腹胀，溲少而赤，泻必肠鸣。中气固虚，理应投补，但不可佐滋腻以滞中枢，而助其溜下之势；又不宜杂燥热以煽风阳，而壮其食气之火。予参、芪、术、苡、升、柴、苓、泽、香、连为剂，吞通关丸，乃宣清升降补运兼施之法也，服之良效。浃旬舌淡溲行，胀消晕止，惟大便未实耳。去苓、泽、

升、柴、香、连、通关丸，加菟丝、木瓜、橘皮、黄柏、石脂、白芍善后而瘳。（王士雄《王氏医案三编·卷三》）

【张寿颐评议】

体丰色白，中气未免不足，泄泻而脉且微弱，补中元是正治。然何以补必兼温，市医头脑，太是简单。但左脉右尺沉中既带弦数，舌又深紫无苔，前者之桂、附、四神，已未免扰动肝火。孟英所谓不可滋腻，不可燥热，诚是正论。惟溲短而赤，似不必通关丸之桂，且有眩晕，则升柴亦非不按所敢漫与恭维。况既以香、连清肝，而升、柴浃旬，终觉未妥。升降兼施一句，亦有可议。（张寿颐《古今医案平议·第一种之第九卷·时病痢疾门·虚泄》）

【原案】

施瀛洲体丰色白，夏月在绍（指浙江绍兴。——编者注）患泻，医进参、术、桂、附、熟地、四神之类，略无寸效。季冬来杭就诊于孟英。其脉微弱，左手及右尺沉取有弦数之象，眩晕形消，舌色深紫，无苔不渴，纳食腹胀，溲少而赤，泻必肠鸣。中气固虚，理应投补，但不可佐滋腻以滞中枢，而助其溜下之势；又不宜杂燥热以煽风阳，而壮其食气之火。予参、芪、术、苡、升、柴、苓、泽、香、连为剂，吞通关丸，乃宣清升降补运兼施之法也，服之良效。浃旬舌淡溲行，胀消晕止，惟大便未实耳。去苓、泽、升、柴、香、连、通

关丸，加菟丝、木瓜、橘皮、黄柏、石脂、白芍善后而瘳。（王士雄《王氏医案三编·卷三》）

姚树庭以古稀之年而患久泻，群医杂治不效，佥以为不起矣。延至季秋，邀孟英决行期之早晚，非敢望愈也。孟英曰：弦象独见于右关，按之极弱，乃土虚木贼也。调治得法，犹可引年，何以遽尔束手乎？乃出从前诸方阅之，皆主温补升阳。曰：理原不背，义则未参耳。如姜、附、肉蔻、骨脂之类，气热味辣，虽能温藏，反助肝阳，肝愈强则脾愈受戕，且辛走气，而性能通泄，与脱者收之之义大相刺谬。而鹿茸、升麻可治气陷之泻，而非斡旋枢机之品。至熟地味厚滋阴，更非土受木克，脾失健行之所宜。纵加砂仁酒炒，终不能革其腻滞之性，方方用之，无怪乎愈服愈泻，徒藉景岳穷必及肾为口实也。与异功散加山药、扁豆、莲子、乌梅、木瓜、芍药、蒺藜、石脂、余粮，服之果效。恪守百日，竟得康强。越三载以他疾终。

【原书眉评】

语语精义，由此类推，可以知用药之权衡矣。又旁评曰：扶脾抑肝，加以收摄下焦，须看其与病证针锋相对处。（王士雄《王氏医案·卷一》）

【张寿颐评议】

此案为道光丁酉年事，孟英年卅岁。以七十老翁而患久泻，虚脱当补，伊谁不知？不知当时医家，何所见而必用温燥。脾胃已伤，而反以助肝横逆，那不益增其困。肝益肆则疏泄之令益行，正与固摄本旨背道而驰。虚弦之脉，独显于右关，木乘土位，最是明瞭。孟英持论，字字金针，而选药全从扶脾柔肝立定宗旨，合之土质，既能摄敛，亦且以土固土，举重若轻，自然效如桴鼓。此公神秘，必须买丝绣之。（张寿颐《古今医案平议·第一种之第九卷·时病痢疾门·虚泄》）

【原案】

姚树庭以古稀之年而患久泻，群医杂治不效，佥以为不起矣。延至季秋，邀孟英决行期之早晚，非敢望愈也。孟英曰：弦象独见于右关，按之极弱，乃土虚木贼也。调治得法，犹可引年，何以遽尔束手乎？乃出从前诸方阅之，皆主温补升阳。曰：理原不背，义则未尽耳。如姜、附、肉蔻、骨脂之类，气热味辣，虽能温脏，反助肝阳，肝愈强则脾愈受戕，且辛走气，而性能通泄，与脱者收之之义大相刺谬。而鹿茸、升麻可治气陷之泻，而非斡旋枢机之品。至熟地味厚滋阴，更非土受木克、脾失健行之所宜。纵加砂仁酒炒，终不能革其腻滑之性，方方用之，无怪乎愈服愈泻，徒藉景岳“穷必及肾”为口实也。眉批：语语精义。由此类推，可以知用药之权衡矣。与异功散加山药、扁豆、莲子、乌梅、木瓜、芍药、蒺藜、石脂、余粮，扶脾抑肝，加以收摄下焦，须看其与病证针锋相对处。服之果效。恪守百日，竟得康强。越三载，以他疾终。（王士雄《王氏医案·卷一》）

一人患晨泄有年，累治不效，而春间尤甚。孟英按其脉曰：汝虽苦泻，而泻后腹中反觉舒畅乎？曰：诚然。苟不泄泻，又胀闷减食矣。而服四神、附、桂之药，其泻必加，此曷故也？曰：此非温升补涩之证，乃肝强脾弱，木土相凌。处一方令其常服，数帖即安，后竟无此恙矣。方用白术、苡仁、黄连、楝实、桂枝、茯苓、木瓜、芍药、蒺藜、橘皮而已。（王士雄《王氏医案·卷二》）

【张寿颐评议】

此壬寅年案。晨泄虽是虚证，亦何必定属虚寒。自陈修园《医学三字经》教人必用四神丸，而俗子喜简单，不问病情，草率从事，正犯助肝疏泄之弊，是以每服而泻必加，正与七一案同一机杼。南雅堂医书本非上乘之禅，孟英方药仍是肝脾并治，亦与上案异曲同工。但证较上条为轻，则药物更为平淡，可悟相体裁衣之妙。（张寿颐《古今医案平议·第一种之第九卷·时病痢疾门·虚泄》）

【原案】

一人患晨泄有年，累治不效，而春间尤甚。孟英按其脉曰：汝虽苦泻，而泻后腹中反觉舒畅乎？曰：诚然。苟不泄泻，又胀闷减食矣。而服四神、附、桂之药，其泻必加，此曷故也？曰：此非温升补涩之证，乃肝强脾弱，木土相凌。处一方令其常服，数帖即安，后竟无此恙矣。方用白术、苡仁、黄连、楝实、桂枝、茯苓、木瓜、芍药、蒺藜、橘皮而已。眉批：扶脾抑肝，制方灵动。（王士雄《王氏医案·卷二》）

有某妇者，年三十余，嫠居数载，体素羸弱，月事按年一行。仲夏偶患泻，医知其虚也，即进六君子加味，反腹痛而下白垢。以为寒甚也，因灸之，痛利加剧。改用升阳法，遂呕吐痰嗽，不寐不饥，且利时觉腰内有冷风飒飒。于是理中、肾气、四神、乌梅等丸，及余粮、石脂，遍试不效。至季秋，乃父余某浼许某延余诊。脉甚弦涩，暮热晡寒，舌色鲜红，苔白口苦，小溲短少，吐水极酸。此由情志不舒，木乘土位，治不中窾，煽动内风。予橘、半、苓、茹、连、柏、苡、木瓜、芍药为方。服后二便如火，呕嗽、腹痛，腰风皆止。三剂后复诊，弦涩渐退，苔化知饥，大便犹溏，日仅一二行。病者以为遇仙，乃以养胃和肝善其后。（王士雄《古今医案按选·卷一》）

【张寿颐评议】

仍是清肝之法。（张寿颐《古今医案平议·第一种之第九卷·时病痢疾门·虚泄》）

【原案】

有某妇者，年三十余，嫠居数载，体素羸弱，月事按年一行。仲夏偶患泻，医知其虚也，即进六君子加味，反腹痛而下白垢。以为寒甚也，因灸之，痛利加剧。改用升阳法，遂呕吐痰嗽，不寐不饥，且利时觉腰内有冷风飒飒。于是理中、肾气、四神、乌梅等丸，及余粮、石脂，遍试不效。至季秋，乃父余某浼许某延余诊。脉甚弦涩，暮热晡寒，舌色鲜红，苔白口苦，小溲短少，吐水极酸。此由情志不舒，木乘土位，治不中窾，煽动内风。予橘、半、苓、茹、芩、连、柏、苡、木瓜、芍药为方。服后二便如火，呕嗽、腹痛，腰风皆止。三剂后复诊，弦涩渐退，苔化知饥，大便犹溏，日仅一二行。病者以为遇仙，乃以养胃和肝善其后。（王士雄《古今医案按选·卷一·泄泻》）

痢疾医案

丙午春，高汉芳患滞下色酱，日数十行，年已七十七岁。自去秋以来，渐形疲惫，即服补药，驯致见痢。黄某径用温补，势乃剧。延孟英诊之，右脉弦细芤迟，口渴溲涩，时时面赤自汗。乃吸受暑邪，误作虚治，幸其所禀极坚，尚能转痢。一误再误，邪愈盛而正反虚矣。以白头翁汤加参、术、银花、芩、芍、楝、斛、延胡，二剂即减，五剂而安。继与调补，竟得霍然。后三载以他疾终。（王士雄《王氏医案续编·卷三》）

【张寿颐评议】

丙午为道光二十六年，孟英三十九岁。此以误补生热，而厥阴气窒，转为滞下者，正气已伤，热郁不化。此等方案，俱为液耗气结者设法。似此证候，世所恒有，果属阴虚热滞，俱可酌量仿效。（张寿颐《古今医案平议·第一种之第七卷·时病痢疾门·暑热滞下》）

【原案】

丙午春，高汉芳患滞下色酱，日数十行，年已七十七岁。自去秋以来，渐形疲惫，即服补药，驯致见痢。黄某径用温补，势乃剧。延孟英诊之，右脉弦细芤迟，脉虚证实。口渴溲涩，时时面赤自汗，乃吸受暑邪，误作虚治，幸其所禀极坚，尚能转痢。一误再误，邪愈盛而正反虚矣。以白头翁汤加参、术、银花、芩、芍、楝、斛、延胡。二剂即减，五剂而安。继与调补，竟得霍然，后三载以他疾终。（王士雄《王氏医案续编·卷三》）

曹泳之二尹将赴代理昌化任，而疟痢并作，寒少热多，滞下五色。逆孟英视之，面垢苔黄，干呕口渴，痛胀溺赤，汗出神疲，脉至洪数不清。与大剂芩、连、滑、朴、知母、花粉、银花、石膏、连翘、竹茹等药。投匕即减，三服而起。（王士雄《王氏医案续编·卷三》）

【张寿颐评议】

此疟痢并作，但疟为轻而痢为重，但与清热，则痢减而疟亦已。临证时必须识得病机何在，专重一边，自有捷效。若在俗手，必以病兼寒热，而与人参败毒散，则危象随之矣。（张寿颐《古今医案平议·第一种之第九卷·时病痢疾门·热毒重痢》）

【原案】

曹泳之二尹将赴代理昌化任，而疟痢并作，寒少热多，滞下五色。逆孟英视之，面垢苔黄，干呕口渴，痛胀溺赤，汗出神疲，脉至洪数不清。与大剂芩、连、滑、朴、知母、花粉、银花、石膏、连翘、竹茹等药。投匕即减，三服而起。（王士雄《王氏医案续编·卷三》）

陈诵芬令堂，年越古稀，精神素旺，滞下数月，病日以剧。所亲蒋策勋嘱延孟英图之。已粒米不纳，虽啜饮而咽膈阻塞，唇舌皆紫，痰中带血，吐之甚艰，日夜更衣数十次，稀粪挟以赤垢，若欲小溲，必令人重按肛门，始能涓滴而出，热如沸汤。脉则左手弦洪涩数而上溢，软滑而大，按之无神。孟英曰：此证本滞下，良由七情郁结，木土相乘。医谓高年，辄投温补，酿成危证，药不可为。诵芬云：先生之言是也。家慈因春间迭闻江南之警，心甚皇皇，举家迁避，饮食顿减。夏初旋里，似已稍安。六月间患泻，饮食又减。屡进参、术、熟地、附、桂、炮姜之剂，竟无寸效，惟望鼎力斡旋是幸。孟英曰：上不能纳，下不能分，中气无权，营津两匮。既承下问，姑拟一方，仅许小瘥，不能奏绩也。诵芬从之。服后即思粥食，小溲单行。再求转方，孟英坚不承手。果至秋季而没。其方乃沙参、冬瓜子、丝瓜络、芦根、紫菀、菖蒲、竹茹、通草、苡仁、枇杷叶、陈仓米，以水露煎服也。顾铁舟赞府，精于医者也，目击其一服而进粥溺行，因叹曰：仙方也，惜遇之不早，命矣夫！（王士雄《王氏医案三编·卷三》）

【张寿颐评议】

此本热痢，而且温且补，窒塞不通，反以助其燥热，津液已尽之候。孟英所以断为不治者，全在“按之无神”四字。所服之方，不过清肃肺胃。盖病已津液耗竭，选药不得不迓迎接。出于轻灵一途，然竟能纳粥溺行，可见清润自能顺降。此等方案，最是孟英心得，惜其遇之不早，亦是实情。（张寿颐《古今医案平议·第一种之第九卷·时病痢疾门·暑热滞下》）

【原案】

陈诵芬令堂，年越古稀，精神素旺，滞下数月，病日以剧。所亲蒋策勋嘱延孟英图之。已粒米不纳，虽啜饮而咽膈阻塞，唇舌皆紫，痰中带血，吐之甚艰，日夜更衣数十次，稀粪挟以赤垢，若欲小溲，必令人重按肛门，始能涓滴而出，热如沸汤。脉则左手弦洪涩数而上溢，右软滑而大，按之无神。孟英曰：此证本滞下，良由七情郁结，木土相乘。医谓高年，辄投温补，酿成危证，药不可为。诵芬云：先生之言是也。家慈因春间叠闻江南之警，心甚皇皇，举家迁避，饮食顿减。夏初旋里，似已稍安。六月间患泻，饮食又减。屡进参、术、熟地、附、桂、炮姜之剂，竟无寸效，惟望鼎力斡旋是幸。孟英曰：上不能纳，下不能分，中气无权，营津两匮。既承下问，姑拟一方，仅许小瘥，不能奏绩也。诵芬从之。服后即思粥食，小溲单行。再求转方，孟英坚不承手。果至季秋而没。其方乃沙参、冬瓜子、丝瓜络、芦根、紫菀、菖蒲、竹茹、通草、薏仁、枇杷叶、陈仓米，以水露煎服也。顾铁舟赞府，精于医者也，目击其一服而进粥溺行，因叹曰：仙方也，惜遇之不早，命矣夫！（王士雄《王氏医案三编·卷三》）

高若舟之庶母，年逾花甲，体丰善泻。张某向用参术取效。今秋患白痢，张谓寒湿滞中，仍与理中加减，病遂日增。因疑老年火衰，蒸变无权，前药中复加附子。白痢果减，而腹胀且疼，不食不溺，哕逆发热，势已危殆。始迓孟英视之。脉沉而滑数梗梗。曰：暑热未清，得毋补药早投乎？与芩、连、杏、朴、曲、芍、滑、楝、银花、海蜇、鸡内金之类。一剂溺行痛减，而痢下仍白。其女为屠西园之室，乃云：向服补药，白痢已止，今服凉药，白痢复作。盖病本久寒，凉药不可再用矣。孟英曰：言颇近理，使他医闻之，必改温补。但病机隐伏，测识匪易。前此之止，非邪净而止之止，乃邪得补而不行之止，邪气止而不行，是以痛胀欲死。夫强止其痢，遽截其疟，犹之乎新产后妄涩其恶露也。世人但知恶露之宜通，而不知间有不可妄通者。但知疟痢之当止，而不知邪未去而强止之，其害较不止为尤甚也。今邪未清涤，而以温补药壅塞其流行之道，以致邪不能出，逆而上冲，哕不能食，是痢证之所畏。吾以通降凉润之剂，搜邪扫浊，惟恐其去之不速。胡反以白痢复作为忧，岂欲留此垢滞于腹中，冀其化脂膏而填空隙，故若是之宝惜而不愿其去耶？幸若舟深信，竟从孟英议。寻愈。（王士雄《王氏医案续编·卷一》）

【张寿颐评议】

白痢属寒，曾见诸书多有辩驳，然尚未详出于何种医籍，此不谰言，不逍识者一笑。此案以逾甲之龄，向来多泻，宜于参术而滞下色白。俗子遂以温补从事，可见白痢虚寒一说，竟为流俗所信用。不知审证，而漫从俗说用药，以耳为目，殊堪喷饭。孟英以其脉之沉滑数有力，而知是暑热。然不言舌色，可见此人之舌，未必显露热状。盖积滞在肠，而胃尚无病，故不现于舌，宜乎前手不知为热，于以知临床辨证，上非易享。一得泄导之药，而即溺行痛减，下行为顺，本是此证惟一要务。至其痢下仍白，而夏生乃女之疑，总缘“白痢为寒”四字，深印妇孺脑海。彼辈何知，原无足怪。孟英一番开导，割切翔实，句句至理名言。非独治医者须明此理，即非医家，亦必识得疟痢二者强上之害，庶不为庸手所误。（张寿颐《古今医案平议·第一种之第九卷·时病痢疾门·暑热滞下》）

【原案】

高若舟之庶母，年逾花甲，体丰善泻。张某向用参、术取效。今秋患白痢，张谓寒湿滞中，仍与理中加减，病遂日增。因疑老年火衰，蒸变无权，前药中复加附子。白痢果减，而腹胀且疼，不食不溺，哕逆发热，势已危殆。始迓孟英视之。脉沉而滑数梗梗。曰：暑热未清，得无补药早投乎？与芩、连、杏、朴、曲、芍、滑、楝、银花、海蜇、鸡内金之类。一剂溺行痛减，而痢下仍白。其女为屠西园之室，乃云：向服补药，白痢已止，今服凉药，白痢复作。盖病本久寒，凉药不可再用矣。孟英曰：言颇近理，使他医闻之，必改温补。但病机隐伏，测识匪易。前此之止，非邪净而止之止，乃邪得补而不行之止，邪气止而不行，是以痛胀欲死。夫强止其痢，遽截其疟，犹之乎新产后妄涩其恶露也。世人但知恶露之宜通，而不知间有不可妄通者；但知疟痢之当止，而不知邪未去而强止之，其害较不止为尤甚也。今邪未清涤，而以温补药壅塞其流行之道，以致邪不能出，逆而上冲，哕不能食，是痢证之所畏。吾以通降凉润之剂，搜邪扫浊，惟恐其去之不速。胡反以白痢复作为忧，岂欲留此垢滞于腹中，冀其化脂膏而填空隙，故若是之宝惜而不愿其去耶？眉批：通达之论，医所宜知。幸若舟深信，竟从孟英议。寻愈。（王士雄《王氏医案续编·卷一》）

管氏妇自去秋患赤痢，多医罔效，延至暮春。孟英诊脉弦数，苔黄渴饮，腹胀而坠，五热夜甚。用白头翁汤合金铃子散，加苓、芍、栀、斛，吞驻车丸。浃旬而愈。（王士雄《王氏医案续编·卷二》）

【张寿颐评议】

赤痢延至半年，血液未有不耗者。而脉则弦数，舌则苔黄，渴饮夜热，则阴虚是本，热炽是标，尚与纯虚者相去一间。驻车丸诚是虚热久痢之良药，而以白头翁汤、金铃子散，相辅而行，虚实兼到，适得其平，更是炉火纯青之候。（张寿颐《古今医案平议·第一种之第

九卷·时病痢疾门·虚痢》）

【原案】

管氏妇，自去秋患赤痢，多医罔效，延至暮春。孟英诊脉弦数，苔黄渴饮，腹胀而坠，五热夜甚。用白头翁汤合金铃子散加芩、芍、栀、斛，吞驻车丸。浃旬而愈。（王士雄《王氏医案续编·卷二》）

金愿谷舍人次郎奎官，九月间患五色痢，日下数十行，七八日来口噤不纳，腹痛呻吟，危在旦夕矣。有主人参以补之者，有主生军以荡之者，举家皇皇，不知所措。孟英视之曰：暑挟食耳，误服热药矣。攻补皆不可施也，轻清取之，可即愈焉。以北沙参、黄连、鲜莲子、栀子、黄芩、枇杷叶、石斛、扁豆、银花、桔梗、山楂、神曲、滑石为方。其家以为病深药淡，恐不济事。西席庄晓村云：纵使药不胜病，而议论极是，定不致加病也。竭力赞其居停投之。覆杯即安，旬日而起。予闻孟英尝曰：莲子最补胃气而镇虚逆，若反胃由于胃虚而气冲不纳者，但日以干莲子细嚼而咽之，胜于他药多矣。凡胃气薄弱者，常服玉芝丸，能令人肥健。至痢证噤口，皆是热邪伤其胃中清和之气，故以黄连苦泄其邪，即仗莲子甘镇其胃口。今肆中石莲皆伪，味苦反能伤胃，切不可用。惟鲜莲子煎之清香不浑，镇胃之功独胜，如无鲜莲，则干莲亦可用。或产莲之地，湖池中淘得入水不腐之老莲，即古所谓真石莲也。昔人治噤口痢多用此，然可不必拘泥，庶免作伪之人以赝乱真，反致用而无效，徒使病不即愈也。

【原书眉评】

噤口痢，虚热在胃也，补虚则碍热，清热则妨虚，兹又加以食积，尤为棘手，须看其用药圆到处。

附：玉芝丸　孟英自制方：猪肚一具治净，以莲子去心入肚内，水煎糜烂。收干捣为丸服。（王士雄《王氏医案·卷二》）

【张寿颐评议】

此证本以积热挟食，只是滞下之寻常证候。当初若用清热化滞行气之药，如洁古之芍药汤去归、桂，加楂肉、神曲、枳实、麦芽之属一二剂，无不立应之理。乃所叙证状，止云七八日来，而不言曾饮何药，即据孟英“误服热药”四字推之，前手必已妄与温涩，乃致酿成重恙。观孟英定方，沙参、石斛、鲜莲子与芩、连并进，可知此时燥热已盛，胃液欲枯，而食滞尚犹未化，单补单攻，咸在所禁。虽不言舌，而舌心黄厚干燥，尖边殷红，唇龈皆赤，俱可想见。王虽自谓轻清，究竟此方药物，皆有力量，绝非轻微淡泊，不关痛痒可比。病家疑为病深药淡者，止是门外人不识药理之空谈，只见得方中各药，都是寻常通用，无一味特殊，乃有此疑。本不足征，无须致辨。后段所论反胃噤口两者证治，则独有发明，均是金针度世。惟滞下而至噤口，实是地道不通，壅热上冲，确是实证。但胃受熏灼，津液必耗，眉评认作虚热，则专指伤液一边着想，尚有误会。果是胃虚，则芩、连、楂、曲，俱不可施，而此人此证，乃无挽回之余地矣。一字之讹，足以引起后学无数纠结，是不可以不说。（张寿颐《古今医案平议·第一种之第九卷·时病痢疾门·热毒重痢》）

【原案】

金愿谷舍人次郎魁官，九月间患五色痢，日下数十行，七八日来口噤不纳，腹痛呻吟，危在旦夕矣。有主人参以补之者，有主生军以荡之者，举家皇皇，不知所措。孟英视之曰：暑挟食耳，误服热药矣。攻补皆不可施也，轻清取之，可即愈焉。以北沙参、黄连、鲜莲子、栀子、黄芩、枇杷叶、石斛、扁豆、银花、桔梗、山楂、神曲、滑石为方。其家以为病深药淡，恐不济事。西席庄晓村云：纵使药不胜病，而议论极足，定不致加病也。竭力赞其居停投之，覆杯即安，旬日而起。予闻孟英尝曰：莲子最补胃气而镇虚逆。若反胃由于胃虚而气冲不纳者，但日以干莲子细嚼而咽之，胜于他药多矣。凡胃气薄弱者，常服玉芝丸（猪肚一具洗净，以莲子去心入肚内，水煎糜烂收干，捣为丸服用即可。——编者注），能令人肥健。至痢证噤口，皆是热邪伤其胃中清和之气，要言不烦。故以黄连苦泄其邪，即仗莲子甘镇其胃。今肆中石莲皆伪，味苦反能伤胃，切不可用。惟鲜莲子煎之清香不浑，镇胃之功独胜。如无鲜莲则干莲亦可用。或产莲之地，湖池中淘得入水不腐之老莲，即古所谓真石莲也。昔人治噤口痢多用此，然可不必拘泥，庶免作伪之人，以赝乱真，反致用而无效，徒使病不即愈也。（王士雄《王氏医案·卷二》）

潘圣征仲冬患感，至十四日退热之后，杳不知饥。群医杂治。迨季冬下旬，转为滞下五色，溲涩口干，始延孟英诊之。右脉弦细而数，右弦滑而空，苔色黄腻根焦，时或自汗，乃气液两竭，热毒逗留之象。必从前过服温补之药，否则热退在十四日之期，何至延今五十余朝，而见证若是之棘手哉？其弟鸿轩云：此番之病，补药不过二三剂。惟仲秋患疟时，医谓其苔白体丰，云是寒湿，尝饵附桂数十剂，且日饮烧酒耳。孟英曰：此即酿病之具矣。治病且难，何况有如许之药毒内伏，更将何法以生之耶？坚不立方。其家必欲求药，以期扶持度岁。孟英曰：是则可也。以白头翁汤加银花、绿豆、归身、白芍、陈米、燕根、兰叶、藕为剂，而以补中益气大料蒸露代水煎药。服后焦苔渐退，粪色亦正，举家喜出望外，复乞孟英图之。奈脉无转色，遂力辞之。（王士雄《王氏医案续编·卷三》）

【张寿颐评议】

此以久服附桂，蕴酿热毒，灼尽津液，而成败证。叙脉两“右”字必有一误，疑上句当作左脉弦细而数，则肾肝真液已竭，右脉弦滑而空，是胃气垂绝。此案所以预料其必败者，全在脉理上决之。否则滞下五色，溲涩口干，苔色黄腻根焦等证，大剂沃焦救焚，容亦有可挽之望。孟英方药，亦与上数条约略相近，而早能断定于下手之初者，此国医脉理之大有可凭处。奈何局外之人，本未有诊脉经验，而可嘐嘐然侈论脉理为不凭，亦只昭其谫陋无识而已，于吾道亦复何损！（张寿颐《古今医案平议·第一种之第九卷·时病痢疾门·热毒重痢》）

【原案】

潘圣征仲冬患感，至十四日退热之后，杳不知饥。群医杂治。迨季冬下旬，转为滞下五色，腿肿裂血，溲涩口干，始延孟英诊之。左脉弦细而数，右弦滑而空，苔色黄腻根焦，时或自汗，乃气液两竭，热毒逗留之象。必从前过服温补之药，否则热退在十四日之期，何至延今五十余朝，而见证若是之棘手哉？其弟鸿轩云：此番之病，补药不过二三剂。惟仲秋患疟时，医谓其苔白体丰，云是寒湿，尝饵附桂数十剂，且日饮烧酒耳。孟英曰：此即酿病之具矣。治病且难，何况有如许之药毒内伏，更将何法以生之耶？坚不立方。其家必欲求药，以期扶持度岁。孟英曰：是则可也。以白头翁汤加银花、绿豆、归身、白芍、陈米、燕根、兰叶、藕为剂，而以补中益气大料，蒸露代水煎药。服后焦苔渐退，粪色亦正，举家喜出望外，复乞孟英图之。奈脉无转色，遂力辞之。（王士雄《王氏医案续编·卷八》）

濮树堂患滞下，医者以其脉弱体虚，第三日即参补养。延至匝月，痛痢不减，谷食不思，肌瘦如豺，面浮足肿，目干舌绛，懒语音低，气短汗多，略难转侧。诸医无策，始迓孟英诊之。曰：初起脉微弱，为暑之本象，今按之尚数，乃阴液已伤，渴饮无苔，岂容温补。溲赤而痛，胡可酸收？见证虽危，治不可紊。为定白头翁汤加西洋参、干地黄、炙草、白芍、麦冬、阿胶、酒炒银花之剂，以水露煮陈仓米汤煎药。群议以为药太凉润，不可轻试。孟英曰：此厥阴证而胃液已伤，幸而脉未空数浮弦，亟予养阴清热，庶可图功。若徒议药不议病，纵有一片婆心，未免好仁不好学矣。病者忆及乙巳之病，深信不疑，遂服之。一剂知，六剂而痢净，舌润知饥，溲通得睡。第便溏腹痛，日必两行，左龈赤肿而疼。外涂以玉枢丹，内治以三奇散加潞参、炙草、薏苡、扁豆、鸡胜胵、黄柏、橘皮，吞香连丸。旬余而浮肿消，大便坚，舌苔生，起于榻。而口腹不节，发热口干，乃食复也。按法治之热退，至七日始更衣。因嘱其加意珍摄，俾易康痊。奈家务纷繁，既愈即不能静养，神机曲运，心气涣散不收，液涸津枯，而前功尽堕。惜哉！然此案自可传也。（王士雄《王氏医案三编·卷三》）

【张寿颐评议】

此证当初以误治迁延日久，而致阴液大耗，胃津告竭，本极难治。孟英识是厥阴证者，以肝阴匮乏，而厥阴气机窒滞故耳。初用白头翁汤加味，清热与滋液并顾，已是大费周章。汽水煎药，可为噤口恶痢备一法门。果然应手痢止，可谓医药能事。厥后病机反复，卒归不治。此则人定之不易胜天，而处方者苦心孤诣，固不可没也。（张寿颐《古今医案平议·第一种之第九卷·时病痢疾门·暑热滞下》）

【原案】

濮树堂患滞下，医者以其脉弱体虚，第三日即参补养。延至匝月，痛痢不减，谷食不思，肌瘦如豺，面浮足肿，口干舌绛，懒语音低，气短汗多，略难转侧，诸医无策。始迓孟英诊之。曰：初起脉微弱，为暑之本象，今按之尚数，乃阴液已伤，渴饮无苔，岂容温补？溲赤而痛，胡可酸收？见证虽危，治不可紊。为定白头翁汤加西洋参、干地黄、炙草、白芍、麦冬、阿胶、酒炒银花之剂，以水露煮陈仓米汤煎药。群议以为太凉润，不可轻试。孟英曰：此厥阴证而胃液已伤，幸而脉未空数浮弦，亟予养阴清热，庶可图功。若徒议药不议病，纵有一片婆心，未免好仁不好学矣。病者忆及乙巳之病，深信不疑，遂服之。一剂知，六剂而痢净，舌润知饥，溲通得睡。第便溏腹痛，日必两行，左龈赤肿而疼。外涂以玉枢丹，内治以三奇散加潞参、炙草、薏仁、扁豆、鸡膍胵、黄柏、橘皮，吞香连丸。旬余而浮肿消，大便坚，舌苔生，起于榻。而口腹不节，发热口干，乃食复也。按法治之热退，至七日始更衣。因嘱其加意珍摄，俾易康痊。奈家务纷繁，既愈即不能静养，神机曲运，心气涣散不收，液涸津枯，而前功尽堕。惜哉！然此案自可传也。（王士雄《王氏医案三编·卷三》）

钱君友琴，年五十九岁。曾于七月间患滞下，自服大黄一剂而瘥。（王士雄《归砚录·卷四》）

【张寿颐评议】

痰湿窒塞，虽有大热，皆不可误与清凉。此其义诚非病家所知，抑亦俗医所不悟。孟英特为点明，最是治温热者一大要诀。（张寿颐《古今医案平议·第一种之第八卷·时病疟疾门·湿痰疟》）

【原案】

钱君友琴，年五十九岁。曾于七月间患滞下，自服大黄一剂而瘥。（王士雄《归砚录·卷四》）

沈绥斋令堂，患滞下色白，医与温运，病势日剧，腹胀昏瞀，汤饮不下。孟英诊为伏暑，用芩、连、滑、朴等药。沈疑高年，且素患脘痛，岂可辄用苦寒。孟英再四剖陈，始服半剂，病果大减，不数帖即愈。按此等证甚多，奈执迷不悟者，虽剀切言之，不能解其惑，亦可哀也已。（王士雄《王氏医案续编·卷一》）

【张寿颐评议】

此亦以色白而妄与温药者，偏是谰言，偏能举世奉行，大是奇事。孟英用药，虽止叙四味，然其他辅佐，盖可想见。既有腹胀，则楂、曲、槟榔，定当采入。此寻常滞下之恒法，亦不可以其浅易而屏之。（张寿颐《古今医案平议·第一种之第九卷·时病痢疾门·暑热滞下》）

【原案】

沈绥斋令堂，患滞下色白，医与温运，病势日剧，腹胀昏瞀，汤饮不下。孟英诊为伏暑，用芩、连、滑、朴等药。沈疑高年，且素患脘痛，岂可辄用苦寒。孟英再四剖陈，始服半剂，病果大减，不数帖即愈。按此等证甚多，奈执迷不悟者，虽剀切言之，不能解其惑，亦可哀也已。（王士雄《王氏医案续编·卷二》）

盛犀林广文之仆患血痢，自秋徂冬，半年罔效。孟英察脉细弱而口干，腰膝痠疼。与鹿角霜、苁蓉、枸

杞、杜仲、续断、血余、石脂、木瓜、砂仁末炒熟地黄，十余剂而痊。（王士雄《王氏医案续编·卷一》）

【张寿颐评议】

血痢淹缠半年，未有不虚之理。脉证至此，肝肾真阴惫矣。滋填养液，柔驯肝气，原是虚痢久缠之正治。凡痢后阴虚，而胃纳犹可者，均可准此例以为增损，最有捷效。（张寿颐《古今医案平议·第一种之第九卷·时病痢疾门·虚痢》）

【原案】

盛犀林广文仆，患血痢，自秋徂冬，半年罔效。孟英察脉细弱而口干，腰膝痠疼。与鹿角霜、苁蓉、枸杞、杜仲、菟丝、续断、血余、石脂、木瓜、砂仁末炒熟地黄，十余剂而痊。（王士雄《王氏医案续编·卷二》）

十八涧徐有堂室病痢，医作寒湿治，广服温补之药。痢出觉冷，遂谓沉寒，改投燥热。半月后发热无溺，口渴不饥，腹疼且胀，巅痛不眠。翁嘉顺嘱其求诊于孟英。察脉弦细，沉取甚数，舌绛无津，肌肉尽削。是暑热胶锢，阴气受烁。与北沙参、肉苁蓉、芩、斛、楝、芍、银花、桑叶、丹皮、阿胶，合白头翁汤为剂。次日各患皆减，痢出反热。有堂不解问故。孟英曰：热证误投热药，热结而大便不行者有之；或热势奔迫，而泄泻如火者有之；若误服热药，而痢出反冷者，殊不多见也。无怪医者指为久伏之沉寒。吾以脉证参之，显为暑热。然暑热之邪，本无形质，其为滞下也，必挟身中有形之垢浊。故治之之道，最忌补涩壅滞之品。设误用之，则邪得补而愈炽，浊被壅而愈塞，耗其真液之灌溉，阻其正气之流行。液耗则出艰，气阻则觉冷。大凡有形之邪，皆能阻气机之周流。或痰盛于中，胸头觉冷，积滞于府，脐下欲熨之类，皆非真冷，人不易识，吾曾治愈多人矣。徐极叹服，仍议育阴涤热，病果渐瘳。（王士雄《王氏医案续编·卷一》）

【张寿颐评议】

滞下而自知所出者冷，似此证状，确是特异。盖积滞窒塞，已为阳气不到之处，又经广服温补，气机益复不通，所以见此证状。王以脉之沉数，舌之色绛，而识为暑热，辨证亦非深奥。迨凉润一投，而气机流利，所下觉热，亦固其所。孟英滔滔辩论，明白晓畅，均是振聩发聋之晨钟暮鼓。（张寿颐《古今医案平议·第一种之第九卷·时病痢疾门·暑热滞下》）

【原案】

十八涧徐有堂室病痢，医作寒湿治，广服温补之药。痢出觉冷，遂谓沉寒，改投燥热。半月后，发热无溺，口渴不饥，腹疼且胀，巅痛不眠。翁嘉顺嘱其求诊于孟英。察脉弦细，沉取甚数，舌绛无津，肌肉尽削，是暑热胶锢，阴气受烁。与北沙参、肉苁蓉、苓、斛、楝、芍、银花、桑叶、丹皮、阿胶，合白头翁汤为剂。次日，各患皆减，痢出反热。有堂不解问故？孟英曰：热证误投热药，热结而大便不行者有之；或热势奔迫，而泄泻如火者有之；若误服热药，而痢出反冷者，殊不多见也。无怪医者指为久伏之沉寒。吾以脉证参之，显为暑热。然暑热之邪，本无形质，其为滞下也，必挟身中有形之垢浊。故治之之道，最忌补涩壅滞之品。设误用之，则邪得补而愈炽，浊被壅而愈塞，耗其真液之灌溉，阻其正气之流行。液耗则出艰，气阻则觉冷。大凡有形之邪，皆能阻气机之周流。如痰盛于中，胸头觉冷，积滞于府，脐下欲熨之类，皆非真冷，人不易识，吾曾治愈多人矣。徐极叹服，仍议育阴涤热，病果渐瘳。（王士雄《王氏医案续编·卷一》）

孙心言以七十之年，患滞下。胡某知为暑热，以清宁丸下之，治颇不谬。继则连投术、朴、夏、葛等药，渐至咽疼口糜，呃忒噤口。诸医进补，其势孔亟。伊婿童秋门迓孟英诊之。右脉滑数上溢，身热面赤，溲涩无眠，体厚痰多，时欲出汗。在痢疾门中，固为危候，第以脉证参之，岂是阳虚欲脱？实由升散温燥之剂烁其阴液，肺胃之气窒塞不能下行也。与大剂肃清之药，一剂知，二剂已。随以生津药溉之，痢亦寻愈。按：此等痢呃，古书未载，而治法悬殊。世人但守成法，不知变

通，治而不愈，诿之证危，况属高年，病家亦不之咎也。孰知有此随时而中之妙法耶？（王士雄《王氏医案续编·卷三》）

【张寿颐评议】

既知暑热滞下，既用清宁丸，何以又用葛根之升？咽痛口糜，呃忒噤口，升提逆上，何以捷于影响如是？惟观其渐至两字，乃知升燥药方连进不已，病随药变，岂不吻合。而群医复能进补，岂不使之闭结以死，而心犹未快耶？是诚何心，殆不可晓。断为肺热窒塞，尚属尽人能知。虽案中不详药物，似乎太略，然既有大剂肃清四字，则所用何药，苟其稍谙医理，何难推想得之。幸而虽在高年，气体犹厚，一得良药，即能桴应。此等治案，固不得以其未出药味而不录也。（张寿颐《古今医案平议·第一种之第九卷·时病痢疾门·暑热滞下》）

【原案】

孙心言以七十之年患滞下，胡某知为暑热，以清宁丸下之，治颇不谬。继则连投术、朴、夏、葛等药，渐至咽疼口糜，呃忒噤口。诸医进补，其势孔亟。伊婿童秋门迓孟英诊之。右脉滑数上溢，身热面赤，溲涩无眠，体厚痰多，时欲出汗。在痢疾门中，固为危候，第以脉证参之，岂是阳虚欲脱？实由升散温燥之剂烁其阴液，肺胃之气窒塞而不能下行也。与大剂肃清之药，一剂知，二剂已。随以生津药溉之，痢亦寻愈。按：此等痢呃，古书未载，而治法悬殊。世人但守成法，不知变通，治而不愈，诿之证危，况属高年，病家亦不之咎也。孰知有此随时而中之妙法耶！（王士雄《王氏医案续编·卷三》）

桐乡冯诒斋广文夫人，于秋杪起患赤痢，延至次年春杪，证已濒危。适余游鸳湖，往视之。昼夜三四十行，汛断肌消，少腹素有聚癥，跃跃而动，气冲胸下，绞痛难堪，仰不能眠，饥不能食，口干舌绛，五热溺无，头项汗频，音低色夺，脉来细数，右软尺空。是久积忧劳，兼伤哀痛，真阴素弱，岂可与常痢同观？以沙参、熟地、黄连、黄柏、白头翁、秦皮、冬虫夏草、枸杞、橘核、白薇，用藕、苡、燕窝煮汤煎药，服二十剂。余游瀛洲转来复诊，脉和痢减，安谷能眠，痛止溺行，面有华色。改用人参、熟地、龟板、归身、黄连、黄柏、枸杞、白薇、薏苡、砂仁，以藕汤煎成，入阿胶烊服而愈。（王士雄《归砚录·卷四》）

【张寿颐评议】

此证据孟英原书，病起之时，正值广文大故之初（时在咸丰丁巳，广文年甫二十七，患病疡经年，遂成怯证），壮年新孀，忧劳哀痛，阴伤内热，肝郁情志之病，自与时邪实积不同。方以肝、肾为主，清热为佐，

询是阴虚热痢之一大法门。（张寿颐《古今医案平议·第一种之第九卷·时病痢疾门·虚痢》）

【原案】

其（指桐乡冯诒斋。——编者注）夫人即于秋杪起患赤痢，延至次年春杪，证已濒危。适余游鸳湖，往视之。昼夜三四十行，汛断肌消，少腹素有聚瘕，跃跃而动，气冲胸下，绞痛难堪，卧不能眠，饥不能食，口干舌绛，五热溺无，头项汗频，音低色夺，脉来细数，右软尺空。是久积忧劳，兼伤哀恸，真阴素弱，岂可与常痢同观？以沙参、熟地、黄连、黄柏、白头翁、秦皮、冬虫夏草、枸杞、橘核、白薇，用藕、苡、燕窝煮汤煎药，服二十剂。余游瀛洲转来复诊，脉和痢减，安谷能眠，痛止溺行，面有华色。改用人参、熟地、龟板、归身、黄连、黄柏、枸杞、白薇、薏苡、砂仁，以藕汤煎成，入阿胶烊服而愈。（王士雄《归砚录·卷四》）

汪左泉病滞下，昼夜数十行，而即日须补岁考遗才，浼孟英商速愈之策。切脉弦滑，苔黄满布。曰：易事耳。重用芩、连，佐以楂、朴，送服青宁丸四钱，投匕而痊，略无他恙。（王士雄《王氏医案续编·卷一》）

【张寿颐评议】

此乃湿热实积之普通滞下证，脉舌如是，自宜泄化。方虽只出四药一丸，意者白芍、木香、建曲之属，皆在其列。此是实证，于法可下，然用清宁丸，不用生军，盖只宜缓导，不宜蛮攻。然后知治是病者，轻用承气，殊非妥善之策。（张寿颐《古今医案平议·第一种之第九卷·时病痢疾门·暑热滞下》）

【原案】

汪左泉病滞下，昼夜数十行，而即日须补岁考遗才，浼孟英商速愈之策。切脉弦滑，苔黄满布。曰：易事耳。重用芩、连，佐以枳、朴，送服青麟丸四钱，投匕而痊，略无他恙。（王士雄《王氏医案续编·卷一》）

王瘦石夫人患滞下，腹痛微呕，不饥口苦，溲短耳鸣。孟英诊曰：脉见细弱之形，肌无华泽之色，汛不行而早断，舌紫黯以无津，是素质阴亏，情怀悒郁，二阳默炽，五液潜消，虽吸暑邪，莫投套药。予白头翁汤加雪羹、银花、栀子、楝实，数剂而减。继去雪羹，加生地、苁蓉、柿饼、藕汁而安。改授甘麦大枣加西洋参、生地、苁蓉、竹茹、归、芍、蒲桃干，而以藕汤煎服，调养体质以痊。（王士雄《王氏医案续编·卷七》）

【张寿颐评议】

此亦阴液素亏之体，暑热烁津，肝气郁窒之滞下，而不因于实积者。所叙脉舌见证，已极明备，无待辞费。虽有呕谷，而其势不盛，亦是肝气上逆，胃津不布，与噤口实证绝端不同，特为著明一“微”字，笔下大有分寸。此人体质，竟与前一案大略相似，病情药理，可谓同一机杼。孟英所谓暑邪而莫投套药者，正以元阴太薄，误与消导香燥，无一不与病反，而未尝非暑热之为痢，特与前案连类录之，读者当能自知隅反矣。（张寿颐《古今医案平议·第一种之第九卷·时病痢疾门·暑热滞下》）

【原案】

王瘦石夫人患滞下，腹痛微呕，不饥口苦，溲短耳鸣。孟英诊曰：脉见细弱之形，肌无华泽之色，汛不行而早断，舌紫黯以无津，是素质阴亏，情怀悒郁，二阳默炽，五液潜消，虽吸暑邪，莫投套药。予白头翁汤加雪羹、银花、栀子、楝实，先清暑邪，数剂而减。继去雪羹，加生地、苁蓉、柿饼、藕汁而安。改授甘麦大枣，加西洋参、生地、苁蓉、竹茹、归、芍、蒲桃干，而以藕汤煎服，调养体质以痊。（王士雄《王氏医案续编·卷七》）

王苇塘患滞下，医投枳、朴、槟、楂之药。数服后肢冷自汗，杳不进谷，脘闷腹痛，小溲牵疼，举家皇皇。孟英视脉细涩，舌绛无津，是高年阴亏，伏暑伤液。况平昔茹素，胃汁不充，加以燥烈之药，津何以堪？因与沙参、银花、苁蓉、白芍、石斛、木瓜、甘草、楝实、扁豆花、鲜稻头。数剂痛闷渐去，汗止肢温。乃加生地、阿胶、麦冬、柿饼、蒲桃干等以滋之。居然而痢止餐加，惟舌色至匝月始津润复常，阴液之难充也如此。（王士雄《王氏医案续编 · 卷二》）

【张寿颐评议】

此以长斋肠胃素枯之体，误服苦燥消克之药，津液更伤，肝气郁结，脘闷腹痛，全是气机窒塞，与实积之证，病状近似，而病理天渊。脉之细涩，舌之绛燥，俱有可征。药以滋液润燥，与柔驯肝气，并辔以驰，原是孟英长技。须观其清而不浊，乃能痛闷渐去，则厥阴得调之效果。第二步乃加胶、地之腻，而柿饼、葡萄，仍是肃肺与柔肝并重。（张寿颐《古今医案平议 · 第一种之第九卷 · 时病痢疾门 · 虚痢》）

【原案】

王苇塘患滞下，医投枳、朴、槟、楂之药。数服后，肢冷自汗，杳不进谷，脘闷腹痛，小溲牵疼，举家皇皇。孟英视脉细涩，舌绛无津，是高年阴亏，伏暑伤液。况平昔茹素，胃汁不充，加以燥烈之药，津何以堪？因与沙参、银花、苁蓉、白芍、石斛、木瓜、甘草、楝实、扁豆花、鲜稻头，滋阴养液、兼调肝气。数剂痛闷渐去，汗止肢温。乃加生地、阿胶、麦冬、柿饼、蒲桃干等以滋之。居然而痢止餐加，惟舌色至匝月始津润复常，阴液之难充也如此。（王士雄《王氏医案续编 · 卷二》）

王雨苍室仲秋患滞下，治两旬而罔效，何新之荐孟英往视。脉来弦数而滑，腹坠腰疼，溲少口干，面赤烦躁，知饥能食，夜不成寐，而滞下赤白，从无粪色相兼，及至更衣，又极艰涩，略无痢色相杂。通补温凉，服皆不应，稍投升举，气塞于胸，询其月事，因痢愆期。孟英曰：此病不在肠中也。能食便艰，府气并不窒滞，阴虚木旺，营液因而旁溢。缘冲任隶于阳明，平人气血循经，各行其度，岂有冲任之血液可从大肠而出之理乎？然天地虽有定位，山泽可以通气，周身脉络，原自贯穿，挹彼注兹，风阳所煽，犹之交肠证，粪从前阴而出，举一反三，病机可悟。何极叹服。爰以乌鲗、茜根、阿胶、鲍鱼、苁蓉、枸杞、柏子仁、黄柏、银花、藕为剂。一服即减，不旬而瘥。续参熟地、当归、龟板、鹿霜善后而愈。

【案后自注】

鲍鱼，淡干鱼也。诸鱼皆可为之，然以石首鱼为胜，俗谓白鲞是也。惟台州三伏所干者，味淡而香，色白尾圆，世称松门台鲞，可以入药，无腥咸作吐之弊。其误用鳆鱼者，盖失考也。（王士雄《王氏医案三编·卷一》）

【张寿颐评议】

此证以滞下赤白，与更衣时之艰涩，分道扬镳，断为汛事之病，非肠中宿垢，事实确凿，似不可谓为不是。究竟肝肾阴虚，风阳煽动，何必非虚痢之一类？观孟英选药，仍是调养肾肝，而病机随应，盖亦滞下中之一种变化，所以仍录入滞下案中，俾学者易于隅反。交肠之证，盖亦肝热积瘀，小溲污浊，有如粪秽。治法亦宜清泄肝热为主，非真大肠与膀胱，果能交互易位。此占人命名之大不正者，即有旧案，均属奇诡，断不可信。（张寿颐《古今医案平议·第一种之第九卷·时病痢疾门·虚痢》）

【原案】

王雨苍室，仲秋患滞下，治两旬而罔效。何新之荐孟英往视。脉来弦数而滑，腹坠腰疼，溲少口干，面红烦躁，知饥能食，夜不成眠，而滞下赤白，从无粪色相兼，及至更衣，又极艰涩，略无痢色相杂。通补温凉，服皆不应，稍投升举，气塞于胸，询其月事，因痢愆期。孟英曰：此病不在肠中也。能食便坚，府气并不窒滞，阴虚木旺，营液因而旁溢。缘冲任隶于阳明，平人气血循经，各行其度，岂有冲任之血液，可从大肠而出之理乎？然天地虽有定位，山泽可以通气，周身脉络，原自贯穿，挹彼注兹，风阳所煽，犹之交肠证粪从前阴而出，举一反三，病机可悟。何极叹服。爰以乌鲗、茜根、阿胶、鲍鱼、苁蓉、枸杞、柏子仁、黄柏、银花、藕为剂。一服即减，不旬而瘥。续参熟地，当归、龟板、鹿霜善后而愈。（王士雄《王氏医案三编·卷一》）

吴尔纯，八月下旬患滞下，腹痛异常，伊外祖许仲廉延孟英往诊。形瘦脉数而弦，口渴音微，溺涩。乃阴分极虚，肝阳炽盛，伏暑为痢。治法不但与寒痢迥异，即与他人之伏暑成痢者，亦当分别用药也。与白头翁汤加知母、花粉、银花、丹皮、金铃、延胡、沙参、芩、连服之。次日复视，痢减音开，而右腹疼胀拒按。为加冬瓜子、乌药、鼠矢，三剂而消，滞下亦愈。惟薄暮火升，面赤自汗，重加介类潜阳而痊。（王士雄《王氏医案续编·卷四》）

【张寿颐评议】

此人以阴分极虚之体，伏暑蕴热，而为滞下，是热入厥、少两阴，而并无实积窒滞者。观孟英所用药，理自可推想而知，其所以腹痛者，纯乎厥阴郁结，则音声不开，亦是气结所致。孟英所谓与他人之伏暑成痢，当有分别者，大有深意。如其不能识破此中玄理，但视为寻常食滞，则此证之败极速。方中不用一味消导化滞之药，是真暑热滞下中之别开生面者。读者须与温热病中热入厥、少诸案参互而观，始能参透孟英不言之奥。再进一步言之，则此人舌色必殷红光滑，甚且燥不生津，亦与实积滞下之必有浊腻舌苔者不同。其后少腹疼胀拒按，仍是厥阴滞气未化，鼠矢导浊，仍赖柔肝清润诸物相辅而行，乃有捷效。迨至滞下已痊，腹无痛楚，而犹薄暮火升，面赤自汗，阴不涵阳，虚人本色，介类潜阳

亦可与育阴涵敛之剂双管齐下，则疗治阴虚液耗之能事毕矣。（张寿颐《古今医案平议·第一种之第九卷·时病痢疾门·暑热滞下》）

【原案】

吴尔纯，八月下旬患滞下，腹痛异常。伊外祖许仲廉，延孟英往诊。形瘦，脉数而弦，口渴，音微，溺涩。乃阴分极虚，肝阳炽盛，伏暑为痢。治法不但与寒痢迥异，即与他人之伏暑成痢者，亦当分别用药也。与白头翁汤，加知母、花粉、银花、丹皮、金铃、延胡、沙参、芩、连服之。亦治通伏暑成痢之方。次日复视，痢减音开，而右腹疼胀拒按。为加冬瓜子、乌药、鼠矢，三剂而消，滞下亦愈。惟薄暮火升，面赤自汗，重加介类潜阳而痊。此方顾及阴虚。（王士雄《王氏医案续编·卷四》）

项君香圃患赤痢濒危，其亲庄嵋仙少府，拉余往视。脉细，不饥，口干舌绛，形消色瘁，不寐，溺无。禾中医者，以其素耽曲蘖，辄进苦燥渗利之药，而不闻景岳云：酒之为害，阴虚者饮之，则伤阴也。况病因暑热，不挟湿邪，温燥过投，阴液有立涸之虞。余将旋里，为定西洋参、生地、甘草、银花、石斛、麦冬、生白芍、扁豆花、枳椇子、藕汁一方，冬瓜煎汤，令其恣服。次年春余往禾候庄芝阶先生之疾，有一人来拜谢，面如重枣，素昧生平，甚讶之。嵋仙曰：即香圃也。面色素赤，上年因病危而色脱，故先生不识耳。承惠之方，服十余帖而愈，今又善饮如昔矣。（王士雄《归砚录·卷四》）

【张寿颐评议】

此亦阴液素虚之体，而温燥太过，津液告竭，虚热甚炽之一定治法。（张寿颐《古今医案平议·第一种之第九卷·时病痢疾门·虚痢》）

【原案】

项君香圃患赤痢濒危，所亲庄嵋仙少府，拉余往视。脉细不饥，口干舌绛，形消色瘁，不寐溺无。禾中医者，以其素耽曲蘖，辄进苦燥渗利之药，而不闻景岳云：酒之为害，阴虚者饮之，则伤阴也。况病因暑热，不夹湿邪，温燥过投，阴液有立涸之虞。余将旋里，为定西洋参、生地、甘草、银花、石斛、麦冬、生白芍、扁豆花、枳椇子、藕汁一方，冬瓜汤煎，令其恣服。次年春，余往禾候庄芝阶先生之疾，有一人来拜谢，面如重枣，素昧生平，甚讶之。嵋仙曰：即香圃也。面色素赤，上年因病危而色脱，故先生不识耳。承惠之方，服十余剂而愈，今又善饮如昔矣。（王士雄《归砚录·卷四》）

叶昼三侄女适朱氏，上年四月分娩，七月患赤痢。

其家谓产后之病，不敢服药。延至今春，肌消膝软，见食欲呕。昼三迓孟英诊之，左细软，右滑数，伏暑为病，幸未误药。与沙参、陈仓米、归、芍、续断、木瓜、扁豆、连、斛、石莲、荷蒂、柿蒂、枇杷叶、橘皮为方，送驻车丸而愈。（王士雄《王氏医案续编·卷二》）

【张寿颐评议】

此以产后而赤痢亦经半年，病理与上条如出一辙。但此证见食欲呕，则胃阴已惫，情状更比上条管氏为剧。是以同用驻车丸，而煎剂则注重清养胃阴。学者能从此分别寻绎，临诊时何患不能随机应变耶？（张寿颐《古今医案平议·第一种之第九卷·时病痢疾门·虚痢》）

【原案】

叶昼三侄女适朱氏，上年四月分娩，七月患赤痢。其家谓产后之病，不敢服药。延至今春，肌削膝软，见食欲呕。昼三迓孟英诊之，左细软，右滑数，伏暑为病，幸未误药。与沙参、陈仓米、归、芍、续断、木瓜、扁豆、连、斛、石莲、荷蒂、枇杷叶、橘皮为方，送驻车丸而愈。（王士雄《王氏医案续编·卷二》）

一叟患滞下，色白不黏，不饥不渴，腹微痛而不胀。孟英切脉迟微。进大剂真武汤加参而愈。（王士雄《王氏医案续编·卷一》）

【张寿颐评议】

此案只言脉之迟微，而药乃如此，则必别有虚寒确证，且舌质亦更有可凭者。而言之不详，尚嫌漏略。（张寿颐《古今医案平议·第一种之第九卷·时病痢疾门·虚痢》）

【原案】

一叟患滞下，色白不黏，不饥不渴，腹微痛而不胀。孟英切脉迟微。进大剂真武汤加参而愈。（王士雄《王氏医案续编·卷二》）

张氏女夏月患霍乱，医用姜、附、藿、朴、茱、连等药。呕吐虽止，腹痛不已，而痢五色。至第八日始延余诊。两目罩翳，唇红舌绛，胸膈烦悗，口渴引饮，脉细数，沉部有力。是暑秽之毒，扰乱中宫而病霍乱。苦热虽可开郁止呕，毕竟反助邪势，致变五色毒痢。与子和桂苓甘露饮加黄连、银花、黑豆，两服翳退，而诸恙递减，胃亦稍苏。因畏药不肯再服。余谓余邪未净，留而不去，戕害脏腑，必转他病。乃与三豆加甘草代茶频饮而愈。（王士雄《归砚录·卷三》）

【张寿颐评议】

此亦孟英所采童栻庐之医案也。孟英于变五色毒痢句下，有评语曰：此暑毒尚下甚重，而兼湿邪，故仅变五色痢。若无湿而暑毒内盛者，服姜附即不可救矣。又后有注语曰：童为吴浩然及门，可谓青出于蓝。且知霍乱有阴阳二证，更非近人所能及，惜余未见其人也。

张山雷按：霍乱而可用姜、附、霍、朴等药者，惟寒湿为宜，若是热郁，姜附直同鸩毒。此人得此而变毒痢，尚非热结重症，孟英评语，确能窥见此中症结。但既变热毒恶痢，而渴饮舌绛等等，症情昭著，竟是当用犀、羚、大黄之时，何以反需于桂。且子和此方，明为寒热错杂而设，抑亦药味庞杂，本非佳剂，对于此症，尤多不合。孟英盖因童氏能识霍乱之寒热，姑录之以见庆界有此人才，已属不可多得耳。若以病情药理，细为寻绎，则不佞殊不敢认为好手。（张寿颐《古今医案平议·第一种之第十卷·时病霍乱门·湿热霍乱》）

【原案】

张氏女夏月患霍乱，医用姜、附、藿、朴、茱、连等药。吐呕虽止，腹痛不已，而痢五色。至第八日，始延余诊。两目罩翳，唇红舌绛，胸膈烦悗，口渴引饮，脉细数，沉部有力。是暑秽之毒，扰乱中宫而病霍乱。苦热虽欲开郁止呕，毕竟反助邪势，致变五色毒痢。与子和桂苓甘露饮加黄连、银花、黑豆，两服翳退，而诸恙降序，胃亦稍苏。因畏药不肯再服。余谓余邪未净，留而不去，戕害脏腑，必转他病。乃与三豆汤加甘草代茶频饮而愈（《童栻庐存心稿》）。（王士雄《归砚录·卷三》）

朱饬庵孝廉年未三旬，自都中奔丧回杭。患滞下赤白，腹不甚痛，而奔迫异常，能食溺长，医治罔效。孟英脉之，虚弦而软。曰：此不可以常痢视也。以三奇散加归、芍，送香连丸而愈。（王士雄《王氏医案三编·卷二》）

【张寿颐评议】

此长途跋涉，劳伤中气之滞下证。脉虚且软，里急迫注，叙证极明，三奇散为恰好。虽未言舌色，然苔必不甚垢腻，盖亦可想而知。（张寿颐《古今医案平议·第一种之第九卷·时病痢疾门·虚痢》）

【原案】

朱饬庵孝廉，年未三旬，自都中奔丧回杭。患滞下赤白，腹不甚痛，而奔迫异常，能食溺长，医治罔效。孟英脉之，虚弦而软。曰：此不可以常痢视也。以三奇散加归、芎，送香连丸而愈。（王士雄《王氏医案三编·卷二》）

朱浚宣令弟患滞下，五色并见，神昏肢搐，大渴茎肿，腹痛夜热，危险异常。孟英察脉细数。与白头翁汤加犀角、生地、银花、石斛、楝实、延胡、芩、连、滑石、丹皮、木通、甘草梢等药。三帖后热退神清，溺行搐止。乃去犀角、草梢、丹皮、滑石、木通，加砂仁拌炒熟地、山楂炭，服之渐安。半月而愈。（王士雄《王

氏医案续编·卷二》）

【张寿颐评议】

此亦热盛肝扰而无甚积滞之证治。（张寿颐《古今医案平议·第一种之第九卷·时病痢疾门·热毒重痢》）

【原案】

朱浚宣令堂患滞下，医闻色白，而与升提温补。旬日后，肢冷自汗，液脱肛坠。群医束手，虑其虚脱。因浼濮树堂乞诊于孟英。曰：药误耳。与大剂行气、蠲痰、清热之药，果渐吐痰而痢愈。（王士雄《王氏医案续编·卷二》）

朱某，患痢于越，表散荡涤滋腻等药，备尝之矣。势濒于危，始返杭乞孟英诊之。神气昏沉，耳聋脘闷，口干身热，环脐硬痛异常，昼夜下五色者数十行，小溲涩痛，四肢抽搐，时时晕厥。曰：此暑湿之邪失于清解，表散荡涤，正气伤残，而邪气乃传入厥阴。再以滋腻之品补而锢之，遂成牢不可拔之势。正虚邪实，危险极矣。与白头翁汤加楝实、苁蓉、芩、连、栀、芍、银花、石斛、桑叶、羚羊角、牡蛎、海蜇、鳖甲、鸡内金等药，大剂频灌。一帖而抽厥减半，四帖而抽厥始息。旬日后便色始正，溲渐清长，粥食渐进，半月后脐间之硬，始得尽消。改用养阴，调理逾月而康。（王士雄《王

氏医案·卷二》)

【张寿颐评议】

滞下本无表散之理，此必误信人参败毒散之谬说而铸大错者。喻氏《寓意草》亦当分任其咎。既已升提于前，而复荡涤于后，津液再伤，厥阴之气乃纠结而不可解。更以滋腻锢塞之，于是变幻愈多，见证奇险。而孟英选药，不过清解与调肝，双管齐下，竟能一剂即知，四帖大定。当惊涛骇浪，天旋地转之交，而举重若轻，断鳌立极。且所用药物，又极平常，只消寻得一线头绪在手，则见证纵极离奇，无不彼此贴伏，顷刻安靖。此国医之独擅胜场者，然非孟英之心灵手敏，盖亦未易语此。然则医虽小道，真有可学而不易学者乎？愿有心人其细味之。（张寿颐《古今医案平议·第一种之第九卷·时病痢疾门·热毒重痢》)

【原案】

朱某患痢于越，表散荡涤滋腻等药，备尝之矣。势濒于危，始返杭乞孟英诊之。神气昏沉，耳聋脘闷，口干身热，环脐硬痛异常，昼夜下五色者数十行，小溲涩痛，四肢抽搐，时时晕厥。曰：此暑湿之邪，失于清解，表散、荡涤，正气伤残，而邪乃传入厥阴。再以滋腻之品补而锢之，遂成牢不可拔之势，正虚邪实，危险极矣。与白头翁汤加楝实、苁蓉、芩、连、栀、芍、银花、石斛、桑叶、橘叶、羚羊角、牡蛎、海蜇、鳖甲、鸡内金等药，大剂频灌。一帖而抽厥减半，四帖而抽厥始息。旬日后便色始正，溲渐清长，粥食渐进。半月后脐间之硬，始得尽消。改用养阴，调理逾月而康。（王士雄《王氏医案·卷二》）

朱念民患泄泻，自谓春寒偶薄，而饮烧酒。次日转为滞下，左腹起一痞块，痢时绞痛异常。孟英曰：阴虚木燥，侮胃为泄，误饮火酒，怒木愈张，非寒也。亟屏辛温之物，用白头翁汤加芩、楝、栀、连、海蜇、银花、草决明、枳椇子、绿豆皮，十余剂而愈。（王士雄《王氏医案续编·卷一》）

【张寿颐评议】

此必阴虚肝旺之体，王谓肝木侮胃而为泄泻，真是洞见隔垣之论。怒木已横，而复以火酒助其诪张，乃搘撑结块，绞痛异常。此全是肝气而毫无积滞者，即从清热柔肝入手，兼解酒毒，乃至十余剂始能全愈。可见阴虚之人，无不肝气助虐，且扰之则一触即动，驯之则缓缓图功。此等孱弱体质，病后苟不滋填肝肾，后患必有不堪设想者。（张寿颐《古今医案平议·第一种之第九卷·时病痢疾门·热毒重痢》）

【原案】

朱念民患泄泻，自谓春寒偶薄而饮烧酒，次日转为滞下，左腹起一痞块，痢时绞痛异常。孟英曰：阴虚木燥，侮胃为泄，误饮火酒，怒木愈张，非寒也。亟屏辛温之物，用白头翁汤加芩、楝、栀、连、海蜇、银花、草决明、枳椇子、绿豆皮，十余剂而愈。（王士雄《王氏医案续编·卷一》）

朱生甫明经以花甲之年，偶在嘉兴患滞下甚剧，急买棹旋杭，集诸医议治。许敬斋宗景岳，谓痢必本于寒湿，主干姜、桂、朴以温化；洪石生尚东垣，闻其向患脱肛，主清暑益气以举陷。或云素善饮而有鼻衄，血热阴亏，既受暑邪，宜玉女法以两清；或云痢必有积，不必问其余，宜大黄、归、枳以荡涤。聚讼纷纭。乃郎仲和等不知所从，而质诸孟英。诊毕遂问此何证？当用何药？曰：此滞下证之最难治者也。痢初作即不能起于榻，而五色并见，噤口不食，非暑热之深受，一何至于此极耶？满面红光，鼻赤尤甚，肺热素炽，暑火烁金，故水失化源，溺少而涩，此不可以温燥再劫其津也。肢掣无眠，合目呓语，时时烦躁，视物不明，畏热喜风，口干易汗，阳气浮越，暑渐侵营，故苔虽腻黄，尖红根黑，此不可以升散再扰其阳也。胸次不舒，饮水欲噎，欲噫不达，欲嚏不能，茎缩易填，时有噩梦，肝多怫郁，痰阻清阳，故升降不调，中枢窒滞，此不可以滋涩再碍其机也。又非寻常之痢，病仅在府，可以推荡以为功也。参之于脉，右寸关缓滑，而寸较抑，左则弦洪而数，兼上溢，故知其气郁痰凝，暑火深受，风阳内动，久耗心营。所幸两尺皆平，身无大热，如能治之中肯，仅可无虞。仲和出诸方云：然则此皆不可服乎？曰：咸治痢之法也。惜尊翁之证，不能合于此药耳。若尊翁之恙，见证虽太错杂，而责重在于肝经。肝属厥阴，风火内寄，故此经之痢，宜柔宜凉，忌刚忌温。以肝为角木，龙性难驯，变化飞腾，病机莫测。但使风阳靖息，庶几险浪不兴，纵有别脉未清，自可徐为疏瀹也。仲和闻而心折，力恳图维。于是以仲圣白头翁汤为主方，加石菖蒲、川贝母、竹茹，开痰舒郁以调其气；犀角、银花、竹叶，凉血息风以清其心；冬瓜、蔗梢、凫茈、海蜇，煮汤煎药，以清胃热而生津，化府气而濯垢；吞送滋肾丸三十粒，引肝火迅速下行。服后诸恙递减，粪色渐见，痰果频吐，神气亦安。既而粥食日增，夜眠恬适。始去犀角、雪羹、滋肾丸，加西洋参、阿胶，以复其津液。迨痢净而时有血随粪下，为如鸦胆仁，以龙眼肉包而吞之，果止。唯肠鸣气泄，稀粪随流，肛坠难收，脉亦弦软。知其病去而正虚也，改用三奇散而安。继予气血交培善后，仍佐蠲痰舒郁，康健较胜曩时，盖并其积年宿疾而去之也。故生甫谢孟英诗五排结句云：不因施上药，那得挽沉疴；块垒从今尽，先生殆缓和。案中第十五行别脉未清句，“脉”字盖“派”字之伪。（王士雄《王氏医案三编·卷二》）

【张寿颐评议】

此案所叙诸医议论一段，不问病人现状何若，病情何若，或则自矜宗派，或则偶举一端，何尝非病理药理应有之一义。无如病人不敏，不能移病凑药，则诸公伟论，非徒无益，又将奈何？本怒咒也而以嬉笑出之，孟英为诸公揶揄，亦可谓之绝技。须细味其罗举见证，而一一揭出其受病之本源。正如抽茧剥蕉，层层搜剔，然则诸公成方，尚何有解嘲之余地？只此数行，已极尽谈医之能事。所尤奇者，此人证状，庞杂万端，不几如满地散钱，将从何处收拾得起。倘无一条线索，即用药无入手之路，究竟责重在肝，便是南针可指，六辔在手，一尘不惊。此孟英之绝诣，诚非浅学所能望见项背者。然学子之读其书者，不可不寻绎此中至理，自求深造有得。医案至此，叹观比矣！（张寿颐《古今医案平议·第一种之第九卷·时病痢疾门·热毒重痢》）

【原案】

朱生甫明经以花甲之年，偶在嘉兴患滞下甚剧，急买棹旋杭，集诸医议治。许敬斋宗景岳，谓痢必本于寒湿，主干姜、桂、朴以温化；洪石生尚东垣，闻其向患脱肛，主清暑益气以举陷。或云素善饮而有鼻衄，血热阴亏，既受暑邪，宜玉女法以两清；或云痢必有积，不必问其余，宜大黄、归、枳以荡涤。聚议纷纭，乃郎仲和等不知所从，而质诸孟英。诊毕，遂问此证何如？

当用何药？曰：此滞下证之最难治者也。痢初作即不能起于榻，而五色并见，噤口不食，非暑热之深受，一何至于此极耶？满面红光，鼻赤尤甚，肺热素炽，暑火烁金，故水失化源，溺少而涩，此不可以温燥再劫其津也。肢掣无眠，合目呓语，时时烦躁，视物不明，畏热喜风，口干易汗，阳气浮越，暑渐侵营，故苔虽腻黄，尖红根黑，此不可以升散再扰其阳也。胸次不舒，饮水欲噎，欲噫不达，欲嚏不能，茎缩易嗔，时有噩梦，肝多怫郁，痰阻清阳，故升降不调，中枢窒滞，此不可以滋涩再碍其机也。又非寻常之痢，病仅在府，可以推荡以为功也。参之于脉，右寸关缓滑而寸较抑，左则弦洪而数兼上溢，故知其气郁痰凝，暑火深受，风阳内动，久耗心营。所幸两尺皆平，身无大热，如能治之中肯，尽可无虞。仲和出诸方云：然则此皆不可服乎？曰：咸治痢之法也。惜尊翁之证，不能合于此药耳。若尊翁之恙，见证虽太错杂，而责重在于肝经。肝属厥阴，风火内寄，故此经之痢，宜柔宜凉，忌刚忌温。以肝为角木，龙性难驯，变化飞腾，病机莫测。但使风阳靖息，庶几险浪不兴，纵有别脉未清，自可徐为疏瀹也。仲和闻而心折，力恳图维。于是以仲圣白头翁汤为主方，加石菖蒲、川贝母、竹茹，开痰舒郁以调其气。犀角、银花、竹叶，凉血息风以清其心。冬瓜、蔗梢、凫茈、海蜇，煮汤煎药，以清胃热而生津，化府气而濯垢。吞送滋肾丸三十粒，引肝火迅速下行。服后诸恙递减，粪色渐见，痰果频吐，神气亦安。既而粥食日增，寝眠恬适。始去犀角、雪羹、滋肾丸，加西洋参、阿胶，以复其津液。迨痢净而时有血随粪下，为加鸦胆仁，以龙眼肉包而吞之果止。惟肠鸣气泄，稀粪随流，肛坠难收，脉亦弦软。知其病去而正虚也，改用三奇散而安。继予气血交培善后，仍佐蠲痰舒郁，康健较胜曩时，盖并其积年宿疾而去之也。故生甫谢孟英诗五排结句云：不因施上药，那得挽沉疴。魄垒从今尽，先生殆缓和。（王士雄《王氏医案三编·卷二》）

庄芝阶舍人之外孙汪震官，春前陡患赤痢。孟英诊之，脉滑数而沉，面赤苔黄，手足冷过肘膝，当脐硬痛，小溲涩少，伏热为病也。与大剂芩、连、栀、楝、滑石、丹皮、砂仁、延胡、楂、曲、银花、草决明等药。两服手足渐温，而脚背红肿，起疱如蒲桃大一二十枚。四服后腹痛减，苔退而渴。于原方去楂、曲、砂仁，加白头翁、赤芍、海蜇。旬日后痢色转白，而腿筋抽痛。乃去丹皮、滑石、赤芍，加鸡金、橘红、生苡、石斛。两服痛止溲长，粪色亦正，脚疱溃黄水而平，谷食遂安。改用养胃阴清余热之法而愈。闻孟英治此证，每剂银花辄两许，尚须半月而瘳，设病在他家，焉能如此恪信？苟遇别手，断无如此重剂，况在冬春之交，诚古所未有之痢案，后人恐难企及。

【原书眉评】

此案步步合法，待少一番荡涤之功，故觉少延时日耳。然凉剂已畏其寒，若加荡涤之品，必不敢服，此治病之所以难也。（王士雄《王氏医案续编·卷二》）

【张寿颐评议】

此证陡然赤痢，而脉滑数以沉，舌苔又黄，当脐硬痛，洵是实证。原文于手足冷过肘膝句旁，有批语曰：此火实证，何不加大黄荡涤之？于手足渐温之旁，批曰：清热之效。于脚背红肿之旁，批曰：湿热下注，若于前方加大黄荡涤，当不至此。又于腿筋抽痛之旁，批曰：热久伤阴，古人急下存阴之法，原以防此，所见皆确。盖非孟英之见不到此，必病家有所疑惧，或以童年而虑其过剂，眉评之说，未为无因。（张寿颐《古今医案平议·第一种之第九卷·时病痢疾门·热毒重痢》）

【原案】

庄芝阶舍人之外孙汪震官，春前陡患赤痢。孟英诊之，脉滑数而沉，面赤苔黄，手足冷过肘膝，当脐硬痛，小溲涩少，伏热为病也。与大剂芩、连、栀、楝、滑石、丹皮、砂仁、延胡、楂、曲、银花、草决明等药。此大实证也，何不加大黄荡涤之。两服手足渐温，清热之效。而脚背红肿起疱如蒲桃大一二十枚。湿热下注也。若于前方加大黄荡涤，当不至此。四服后腹痛减，苔退而渴。于原方去楂、曲、砂仁，加白头翁、赤芍、海蜇。旬日后，痢色转白，而腿筋抽痛。乃去丹皮、滑石、赤芍，加鸡金、橘红、生苡、石斛。热久伤阴也，古人急下存阴之法，原以防此，救法好。两服痛止溲长，粪色亦正，脚疱溃黄水而平，谷食遂安。改用养胃阴清余热之法而愈。合法。闻孟英治此证，每剂银花辄两许，尚须半月而瘳，设病在他家，焉能如此恪信？苟遇别手，断无如此重剂，况在冬春之交，诚古所未有之痢案，后人恐难企及。眉批：此案步步合法，特少一番荡涤之功，故觉少延时日耳。然凉剂已畏其寒，若加荡涤之品，必不敢服，此治病之所以难也。（王士雄《王氏医案续编·卷二》）

胁痛医案

定州杨素园明府宰宜黄，吏治有声，精于医学。其夫人多病，自治不痊。毗陵吴子和嘱其函恳酝香，屈孟英诊视。而孟英因母老急欲旋里，坚辞不往。即据来信所述病状，拟方立案云：细阅病原，证延二十余年。始因啖杏，生冷伤乎胃阳，肝木乘虚，遂患胁疼挛掣。身躯素厚，湿盛为痰，温药相投，是其效也。驯致积温成热，反助风阳，消烁胃津，渐形瘦削。而痰饮者本水谷之悍气，缘肝升太过，胃降无权，另辟窠囊，据为山险。初则气滞以停饮，继则饮蟠而气阻，气既阻痹，血亦愆其行度，积以为瘀。前此神术丸、控涎丹之涤饮，丹参散、桃核承气之逐血，皆为杰构，已无遁情。迨延久元虚，即其气滞而实者亦将转为散漫而无把握矣。是以气升火浮，颧红面肿，气降火熄，黄瘦日增。苟情志不怡，病必陡发。以肝为刚藏，在志为怒，血不濡养，性愈㑷张（欺诳。——编者注）。胃土属阳，宜通宜降，通则不痛，六腑以通为用，更衣得畅，体觉宽舒，是其征也。体已虚，病似实。虚则虚于胃之液，实则实于肝之阳。中虚原欲纳食，而肝逆蛔扰欲呕，吐出之水，已见黑色，似属胃底之浊阴。风鼓波澜，翻空向上，势难再攻。承示脉至两关，中取似形鼓指，重按杳然，讵为细故。际此春令，正鸢飞鱼跃之时，仰屋图维，参彻土绸缪（紧密缠缚。——编者注）之议，是否有当？仰就斤绳。沙参八钱、鲜竹茹四钱、川椒红二分、乌梅肉炭六分、茯苓三钱、旋覆三钱、金铃肉二钱、柿蒂十个、仙半夏一钱、淡肉苁蓉一钱五分、冬虫草一钱五分、吴萸汤炒黄连四分，另用炙龟板、藕各四两，漂淡陈海蜇二两，凫茈一两，赭石四两，先煮清汤代水煎药（正月十四日）。上拟方案，来差星夜赍回，于十六日到宜。素园读案狂喜，以为洞见脏腑，必欲孟英一诊，以冀霍然。遂夤夜备舆，专丁持函，求孟英暂缓归期。酝香笃于寅谊，再四劝驾，併嘱四令郎季眉偕行。孟英迫于情不可却，二十二日抵宜署。初诊案云：证逾二十年，右胁聚气，有升无降，渴喜冷饮，畏食甘甜，甘能缓中，冷堪沃热，病机于此逗露，根深难即蠲除，标实本虚，求全匪易。据述，脉亦屡迁，似无定象。夫既流善幻，显属于痰。兹按脉左缓滑、右软迟，两尺有根，不甚弦涩，是汛愆因乎气阻，尚非阴血之枯。春令肝木乘权，胃土久受戕克，病已入络，法贵缓通。通则不痛，府以通为补，法虽时变，不能舍通字以图功，布鼓雷门（越击此鼓，声闻洛阳。布鼓，谓以布为鼓，故无声。比喻在高手面前卖弄本领。——编者注），诸希教正。沙参八钱、鲜竹茹四钱、青黛五分、旋覆三钱、酒炒黄连六分、白前一钱、白蒺藜三钱、紫菀一钱、海石五钱、川楝肉三钱、川贝一两、黑栀三钱，另以生蛤粉、生冬瓜子、芦根、莱菔各一两，丝瓜络五钱、海蜇二两、柿蒂十个，先煮汤代水煎药，葱须二分（后下）。

再诊：左脉如昨，兼弦，右寸亦转缓滑，中脘气渐下降，二便欲解不行。盖升降愆常，枢机窒塞，由乎风阳浮动，治节横斜，肺既不主肃清，一身之气皆滞也。轻可去实，先廓上游。前方去海石，加栝蒌三钱，枳实一钱。

三诊：脉来较静，小溲渐行，虽未更衣，已能安谷，浊得下降，导以清通。前方去贝、楝，加归尾钱半，桃仁十粒，送服导水丸十粒。

四诊：腿凉便滞，气少下趋，颧面时红，火炎上僭，两胁较热，络聚痰瘀。叠授清宣，更衣色黑，噫气渐罢，酸水不呕，纳谷颇增，脉稍和缓。法仍缓导，冀刈根株。前方去枳实、归尾，减导水丸五粒。

五诊：各恙皆减，眠食渐安，火犹易升，头疼面赤，颊瘦结核，胁热未蠲，脉渐柔和，且参清养。前方去白前、青黛、紫菀、黄连，加银花、贝母、黄菊、丹参、陈细茶、橄榄。

六诊：积痰下降，颈核渐平，舌紫口干，卯辰热僭。阴虚木旺，气道尚未肃清，养血靖风，自可使其向愈。前方去陈茶、葱须，加石斛。

留赠善后方：便色转正用此。沙参八钱、冬虫夏草二钱、女贞三钱、丹参三钱、竹茹四钱、川石斛五钱、盐水泡橘红八分、黄菊三钱、旋覆三钱、黑栀三钱、川贝四钱、金铃肉一钱五分，另以炙鳖甲、漂海蜇各一两，苇茎二两、丝瓜络五钱，煮汤代水煎药。

又：诸恙尽瘳，用此滋养。

前方去橘红、菊花、金铃、栀子、旋覆，加石英、沙蒺藜、茯苓各三钱，苁蓉、当归各一钱五分，汤引去苇茎，加炙龟板一两，藕二两。（王士雄《王氏医案续编・卷六》）

【张寿颐评议】

饮积至念年余，输化无权，肝阳鸱虐，胃承其弊，噫气呕酸，降少升多，本虚标实。病情转折，孟英叙述已极详明。入手方针，寻一个“通”字以为枢纽，清肃肺室，柔驯肝横，纳气涤饮，无一非通之作用。尤妙在葱须一味，气疏以达，流通络滞，洵有专长。孟英选药，轻灵活泼，真是不可思议。果也肺气渐舒，肝阳渐戢，胃亦渐安，溲通便黑，噫罢呕停。从可知久病之躯，见证复杂，苟不得一线索，贯而串之，则满地散钱，势且无可著手。必寻得一条隙缝，头头是道。但廿年宿恙，止此六七改方，自谓可使向愈，似乎言之太易。第就眼前景象，固不可不以为大有功。试寻绎留赠善后两方，仅仅加以冬虫草、女贞、沙菀、苁蓉、龟板，为摄纳肾阴作用。此外仍注意于肃肺柔肝，则其时之证情，盖亦可想矣。（张寿颐《张山雷医集·古今医案平议·第三种之第二卷·痰火》）

【原案】

定州杨素园明府宰宜黄，吏治有声，精于医学。其夫人多病，自治不痊。毗陵吴子和，嘱其函恳酝香，屈孟英诊视。而孟英因母老，急欲旋里，坚辞不往。即据来信所述病状，拟方立案云：细阅病原，证延二十余年。始因啖杏，生冷伤乎胃阳，肝木乘虚，遂患胁疼挛掣。身躯素厚，湿盛为痰，温药相投，是其效也。驯致积温成热，反助风阳，消烁胃津，渐形瘦削。而痰饮者，本水谷之悍气，缘肝升太过，胃降无权，另辟窠囊，据为山险。初则气滞以停饮，继则饮蟠而气阻，气既阻痹，血亦愆其行度，积以为瘀。前此神术丸、控涎丹之涤饮，丹参饮、桃核承气之逐血，皆为杰构，已无遁情。迨延久元虚，即其气滞而实者，亦将转为散漫而无把握矣。是以气升火浮，颧红面肿，气降火息，黄瘦日增。苟情志不怡，病必陡发。以肝为刚脏，在志为怒，血不濡养，性愈佣张。胃土属阳，宜通宜降，通则不痛，六腑以通为用，更衣得畅，体觉宽舒，是其征也。体已虚，病似实。虚则虚于胃之液，实则实于肝之阳。中虚原欲纳食，而肝逆蛔扰欲呕，吐出之水已见黑色，似属胃底之浊阴。风鼓波澜，翻空向上，势难再攻。承示脉至两关中取似形鼓指，重按杳然，讵为细故。际此春令，正鸢飞鱼跃之时，仰屋图维，参彻土绸缪之议，是否有当，仰就斤绳。沙参八钱、鲜竹茹四钱、川椒红二分、乌梅肉炭六分、茯苓三钱、旋覆三钱、金铃肉二钱、柿蒂十个、仙半夏一钱、淡肉苁蓉一钱五分、吴萸汤炒黄连四分、冬虫夏草一钱五分。

另用炙龟板、藕各四两，漂淡陈海蜇二两，凫茈一两，赭石四钱，先煮清汤，代水煎药。正月十四日。

上拟方案，来差星夜赍回，于十六日到宜。素园读案狂喜，以为洞见脏腑，必欲孟英一诊，以冀霍然。遂夤夜备舆，专丁持函，求孟英暂缓归期。酝香笃于寅谊，再四劝驾，并嘱四令郎季眉偕行。孟英迫于情不可却，二十二日抵宜署。初诊案云：证逾二十年，右胁聚气，有升无降，饮阻不宣，呕逆减餐亦将半载，二便非攻不畅，容色改换不常，吐苦吞酸，苔黄舌绛，渴喜冷饮，畏食甘甜，甘能缓中，冷堪沃热，病机于此逗露，根深难即蠲除，标实本虚，求痊匪易。据述脉亦屡迁，似无定象。夫既流善幻，显属于痰。兹按脉左缓滑，右软迟，两尺有根，不甚弦涩，是汛愆因乎气阻，尚非阴血之枯。春令肝木乘权，胃土久受戕克，病已入络。法贵缓通，通则不痛，腑以通为补，法虽时变，不能舍通字以图功。布鼓雷门，诸希教正。

沙参八钱、鲜竹茹四钱、青黛五分、旋覆三钱、酒炒黄连六分、白前一钱、生白蒺三钱、紫菀一钱、海石五钱、川楝肉三钱、川贝一两、黑栀三钱。

另以生蛤粉、生冬瓜子、芦根、芦菔各一两，丝瓜络五钱，海蜇二两，柿蒂十个，先煮汤，代水煎药，葱须二分（后下）。

再诊：左脉如昨兼弦，右寸亦转缓滑，中脘气渐下降，二便欲解不行。盖升降愆常，枢机窒涩，出乎风阳浮动，治节横斜，肺既不主肃清，一身之气皆滞也。轻可去实，先廓上游。

前方去海石，加栝蒌三钱，枳实一钱。

三诊：脉来较静，小溲渐行，虽未更衣，已能安谷。浊得下降，导以清通。

前方去贝、楝，加归尾钱半，桃仁十粒，送服导水丸十粒。

四诊：腿凉便滞，气少下趋，颧面时红，火炎上僭，两胁较热，络聚痰瘀。叠授清宣，更衣色黑，噫气渐罢，酸水不呕，纳谷颇增，脉稍和缓。法仍缓导，冀刈根株。

前方去枳实、归尾，减导水丸五粒。

五诊：各恙皆减，眠食渐安，火犹易升，头疼面赤，颊瘦结核，胁热未蠲，脉渐柔和。且参清养。

前方去白前、青黛、紫菀、黄连，加银花、贝母、黄菊、丹参、陈细茶、橄榄。

六诊：积痰下降，颈核渐平，舌紫口干，卯辰热僭。阴虚木旺，气道尚未肃清，养血靖风，自可使其向愈。前方去陈茶、葱须，加石斛。留赠善后方：便色转正用此。沙参八钱、冬虫夏草二钱、女贞三钱、丹参三钱、竹茹四钱、川斛五钱、盐水泡橘红八分、黄菊三钱、旋覆三钱、黑栀三钱、川贝四钱、金铃肉一钱五分。另以炙鳖甲、漂海蜇各一两，苇茎二两，丝瓜络五钱，煮汤代水煎药。

又：诸恙尽瘳，用此滋养。

前方去橘红、菊花、金铃、栀子、旋覆，加石英、沙蒺藜、茯苓各三钱，苁蓉、当归各一钱五分，汤引去苇茎，加炙坎版一两，藕二两。眉批：予室人患痰饮胁痛二十年矣。初则畏寒喜热，颇宜健脾利气之品。至甲辰冬服神术丸一料，夙患顿捐，渐不畏寒。己酉冬，因气恼而复病，误服游山散钱许，势遂披猖，得孟英诊视，始渐就安痊。但痰饮未能尽除，每日须按摩数百下，嗳气数十口，方觉稍快。否则胸痞异常，二便恒秘，而便出仍不干燥，偶有时二便通调，则为之体适者终日。正《内经》所谓得后与气则快然而衰也。明明痰饮之证，特以阴血久亏，既不任香燥，而气机素滞，又不利滋填，遂至莫可为计。安得孟英常加诊视，而尽刈其根株耶？（王士雄《王氏医案续编・卷六》）

积聚医案

黄莲泉家戚妪病痢，朱某以其年老，而为舍病顾虚之治。渐至少腹结块，攻痛异常，大渴无溺，杳不知饥，昼夜百余行，五色并见，呼号欲绝。始延孟英诊之，脉至沉滑而数。因谓曰：纵暑热深受，见证奚至是耶？此必温补所酿耳。夫痢疾古称滞下，明指欲下而涩滞不通也。顾名思义，岂可以守补之品更滞其气，燥烈之药再助其虐乎？少腹聚气如瘕，痢证初起因于停滞者有之。今见于七八日之后，时欲冲逆，按之不硬，则显非停滞之可拟。实为药剂之误投，以致邪浊蟠踞，滋蔓难图。及检所服诸方，果是参、术、姜、萸、附、桂、粟壳、故纸、川椒、乌梅等，一派与病刺谬之药。孟英曰：彼岂仇于汝哉？畏老而补之，见痢而止之，亦未尝不煞费苦心。而欲汝病之即愈，惜徒有欲愈之心，未明致愈之道。但知年老元虚，不闻邪盛则实。彼亦年近古稀，悬壶多载，竟毕世沉迷于立斋、景岳诸书，良可叹也，岂造化果假权于若辈乎？不然何彼书彼术之风行哉！戚云：壬寅之病，赖君再生，今乃一误至此，恐仙丹不能救矣。孟英曰：幸未呕哕，尚可希冀一二。遂与苁蓉、楝、芍、芩、连、橘、斛、楂、曲、延胡、绿梅、鳖甲、鸡金、鼠矢、海蜇，出入互用，数帖渐安，继加驻车丸吞服，逾月始健。

【原书眉评】

痢疾初起即补，变成噤口者有之，延为休息者有之。邪因补而固结不解，虽有名手，无如之何，良可叹恨！（王士雄《王氏医案续编·卷一》）

【张寿颐评议】

此证在孟英接手之时，少腹结块，攻痛异常，大渴无溺，脉沉滑数，昼夜百余行五色并见，可谓热毒滞下之最剧者。若用喻氏《寓意草》大黄黄连甘草一法，似亦可以对证获效，然已属高年，且非起病时有大积滞之实证，则攻下即所不胜。孟英谓少腹聚气不在初起，而见七八日之后，时欲冲逆，按之不硬，断为非属停滞，则误于温补固涩，窒塞气机，而助其厥阴之横逆耳。前手只知其老，不辨症状，酿成危险，不必复论。须细味孟英所选诸药，虽亦用楂、曲、鸡金导滞之品，而此外苁蓉、楝、芍、延胡、绿梅、鼠矢等物，全从厥阴气结著想，方能以无厚入有间，与病情针芥相合。盖治病定方，本非辨证为难，必辨证而识其所以然之原理，然后选药始有方针，则治验必能应手。此证不可与毒痢一例论治，学者不可不识此意，寿颐所以不以此案录入毒痢一类者，其旨如是。孟英天姿过人，凡治至危极险之证，须看他绝不在见证上落墨，必从病理病情中寻出一条线索。自然六辔在手，一尘不惊，乃能按部就班，应弦合节，是为孟英之最不可及处。以不佞所见古今治案，平心论之，实未见有一人可以几及孟英者。窃谓欲读孟英书，苟能从此一著留心学步，则吾道其庶有豸乎？原评谓痢疾初起即补变幻最多，诚是确论，然以不才所见，误补于先，改授疏化，尚易得效；惟误与固涩者，最难挽救。（张寿颐《古今医案平议·第一种之第九卷·时病痢疾门·暑热滞下》）

【原案】

黄莲泉家戚妪病痢，朱某以其年老，而为舍病顾虚之治。渐至少腹结块，攻痛异常，大渴无溺，杳不知饥，昼夜百余行，五色并见，呼号欲绝。始延孟英诊之。脉至沉滑而数，因谓曰：纵使暑热深受，见证奚至是耶？此必温补所酿耳。夫痢疾古称滞下，明指欲下而涩滞不通也。顾名思义，岂可以守补之品更滞其气，燥烈之药再助其虐乎？少腹聚气如瘕，痢证初起，因于停滞者有之。今见于七八日之后，时欲冲逆，按之不硬，则显非停滞之可拟。实为药剂之误投，以致邪浊蟠踞，滋蔓难图。及检所服诸方，果是参、术、姜、萸、附、桂、粟壳、故纸、川椒、乌梅等一派与病剌谬之药。孟英曰：彼岂仇于汝哉？畏老而补之，见痢而止之，亦未尝不煞费苦心。而欲汝病之即愈，惜徒有欲愈之心，未明致愈之道。但知年老元虚，不闻邪盛则实。彼亦年近古稀，悬壶多载，竟毕世沉迷于立斋、景岳诸书，良可叹也！岂造化果假权于若辈乎？不然何彼书彼术之风行哉！戚云：壬寅之病，赖君再生，今乃一误至此，恐仙丹不能救矣。孟英曰：幸未呕哕，尚可希冀一二。遂与苁蓉、楝、芍、芩、连、橘、斛、楂、曲、元胡、绿梅、鳖甲、鸡金、鼠矢、海蜇，出入互用，数帖渐安。继加驻车丸吞服，逾月始健。眉批：痢疾初起即补，变成噤口者有之，延为休息者有之，邪因补而固结不解，虽有明手，无如之何，良可叹恨。（王士雄《王氏医案续编·卷一》）

头痛医案

蒋敬堂室，患头偏左痛，筋掣汛愆，数日后，不言不食不便，小便间日一行，唇焦舌黑。医投牛黄丸、紫雪丹、犀角、竹沥等药，渐不识人。乃兄周雨禾延余视之，面色青黄，舌色黑腻，脉来迟耎。予地黄饮子，五剂而语出识人，八剂而更衣，十余剂而起矣。其人春夏两次堕胎，秋间又病忧劳。盖营阴大虚，而内风陡动也。孟英此案见魏玉璜《续类案》十八卷喑门附注中。但云今冬，而不详何年。盖即校刻魏案之时，咸丰之元年也（此案亦见主案《三编》一卷之末，正是咸丰之元年。须抄全案，与此颇有出入）。

【张寿颐评议】

是亦少阴厥逆之大虚欲脱证。唇焦是津液枯涸而干，色必不红紫，舌黑必滑腻不厚，与热证之唇焦舌黑大异，故用是方。彼投牛黄、紫雪者，正以误认焦黑而不辨其所以然之故也。（张寿颐《古今医案平议·第二种之第二卷·脱证》）

【原案】

蒋敬堂室患头偏左痛，筋掣汛愆，数日后，不言不食不便，小便间日一行，唇焦舌黑。医投牛黄丸、紫雪丹、犀角、竹沥等药，渐不识人。乃兄周雨禾延余视之，面色青黄，舌色黑腻，脉来迟软。予地黄饮子，五剂而语出识人，八剂而更衣，十余剂而起矣。其人春夏两次堕胎，秋间又病忧劳。盖营阴大虚，而内风陡动也。（魏之琇《续名医类案·卷十八·暗》）

李华甫继室，陡患霍乱，而兼溺血如注，头疼如劈，自汗息微，势极危殆。迎孟英诊视，脉极弦驶，是肝阳内炽，暑热外侵。先用犀角、木通、滑石、栀子、竹茹、薏苡、银花、茅根、菊叶为大剂，和入藕汁，送当归龙荟丸。而霍乱即安，惟溺血虽减，而小溲时头犹大痛，必使人紧抱其头，重击其巅，始可略耐。尚是风阳僭极，肺胃不清也。以苇茎汤去桃仁，加百合、白薇、玄参、竹叶、西瓜翠衣、菊叶、莲子心为方，和入童便，仍吞龙荟丸。服旬日而愈。（王士雄《王氏医案三编·卷一》）

【张寿颐评议】

霍乱而兼溺血，其为蕴热，而肝家疏泄太过，已可想见。况复头痛如破，脉极弦驶，则肝阳横态，上下肆虐，势焰嚣张，造乎其极。故非大剂不能中病，读者须于所选之药，仔细体会，自知其奥。至其后头犹大痛，则肝阳未辑，议加羚角、白芍、牡蛎、龟板、鳖甲。（张寿颐《张山雷医集·古今医案平议·第三种之第二卷·伏火》）

【原案】

李华甫继室，陡患霍乱而兼溺血如注，头疼如劈，自汗息微，势极危殆。迎孟英诊视，脉极弦驶，是肝阳内炽，暑热外侵。先用犀角、木通、滑石、栀子、竹茹、薏苡、银花、茅根、菊叶为大剂，和入藕汁，送当归龙荟丸。而霍乱即安，惟溺血虽减，而小溲时头犹大痛，必使人紧抱其头，重击其巅，始可略耐。尚是风阳僭极，肺胃不清也。以苇茎汤去桃仁，加百合、白薇、元参、竹叶、西瓜翠衣、菊叶、莲子心为方，和入童溺，仍吞龙荟丸。服旬日而愈。（王士雄《王氏医案三编·卷一》）

钱溏张韻梅茂才室人，自去年夏间娩后，虽不自乳，经亦未行，方疑其劳也。四月间患感，医进升散，遂腹膨气逆，肢痉欲厥，或又疑其娠也。孟英诊之，脉弦巅痛。乃营虚肝郁，微夹客邪，误投提表耳。以清解轻宣之品，数剂而愈。继参养荣，月事亦至。人皆诧为神治，其实非大病也。（王士雄《归砚录》）

【张寿颐评议】

膏粱柔脆之质，元阴多虚，肝阳易扰，误服升散，变爻最多。此案不自乳子，而月事经年不行，营阴亏乏，显而易见。一得升提，肝气未有不横逆者。孟英清解轻宣四字，尚须加以柔肝潜摄一层，方与痉厥巅痛吻合。读王氏案，每以清微淡远之药，治愈疑难各症，无非轻灵活泼，能宣郁滞而利气机，自与呆笨者截然不同。古治案中，实鲜其匹，宜乎时人之诧为神治矣。（张寿颐《古今医案平议·感冒误表》）

【原案】

钱塘张韶茂才之室，自去年夏间娩后，虽不自乳，经亦未行，方疑其劳也。四月间患感，医进升散药，遂腹膨气逆，肢痉欲厥，或又疑其娠也。延余诊之，脉弦巅痛。乃营虚肝郁，微挟客邪，误投提表耳。以清解轻宣之品数剂而愈。继参养荣，月事亦至。人皆诧为神治，其实非大病也。（王士雄《归砚录·卷四》）

沈子槎之室，体素怯。夏间曾患久泻，多剂温补始瘳。忽发寒热，肢麻头痛，彻夜不眠，嘈杂如饥，咽喉似阻，食饮难下，汗仅出于下焦，佥以为虚损将成。孟英持其脉，弦弱而数，视苔微黄满腻。曰：暑湿时疟也，补药乌可投耶！以茹、滑、芩、连、桑叶、紫菀、银花、橘皮、冬瓜子、枇杷叶、丝瓜络等药，芦根汤煎服，数剂而痊。嗣与滋养善其后。既而子槎自上海归，亦患疟。孟英视之，暑湿挟痰也，予温胆汤数服而愈。（王士雄《王氏医案三编·卷三》）

【张寿颐评议】

此条两病，虽同是暑湿，然一则热重，一则湿重痰

多，学者须知体认。（张寿颐《古今医案平议·第一种之第八卷·时病疟疾门·暑热疟》）

【原案】

又其（指沈友闻。——编者注）大令郎子槎之室，体素怯。夏间曾患久泻，多剂温补始瘳。忽发寒热，肢麻头痛，彻夜不眠，嘈杂如饥，咽喉似阻，食饮难下，汗仅出于上焦，佥以为虚损将成。孟英持其脉，弦弱而数，视苔微黄满腻。曰：暑湿时疟也，补药乌可投耶？以茹、滑、芩、连、桑叶、紫菀、银花、橘皮、冬瓜子、枇杷叶、丝瓜络等药，芦根汤煎服，数剂而痊。嗣与滋养善其后。（王士雄《王氏医案三编·卷气》）

谢再华室，素患肝厥，孟英于癸卯岁授药一剂，六载安然。今夏偶患齿衄，继渐臭腐，头疼汛阻，彻夜无眠。盖秦某作格阳症治，进以肾气汤数服而致剧也。孟英与大剂神犀汤，加知、柏，旬日而瘳。（王士雄《王氏医案续编·卷六》）

【张寿颐评议】

此本阴虚火旺之人，偶尔齿衄，如其即与清降，当易捷效。乃偏有翻陈出新，小题大做之医家，提出格阳一层，舍其常而侈言其变。此不知辨证为何事者，盲于目而业盲于心，大是咄咄怪事。肾气汤中之桂附，大约不过数分，而病变如是之速，知阴虚体质之服温燥，直是捷于砒鸩。肾气汤仅进数服，而大剂神犀且须旬日始瘳，火欲燎原之不易扑灭如此！世有偏嗜温补之人，须以此等病情常铭座右，庶乎可免于难。（张寿颐《张山雷医集·古今医案平议·第四种之第二卷·咽喉口舌唇齿诸证》）

【原案】

谢再华室素患肝厥，孟英于癸卯岁授药一剂，六载安然。今夏偶患齿衄，继渐臭腐，头疼汛阻，彻夜无眠。盖秦某作格阳证治，进以肾气汤数服而致剧也。孟英与大剂神犀汤，加知、柏，旬日而瘳。（王士雄《王氏医案续编·卷六》）

眩晕医案

比丘尼（即俗称尼姑。——编者注）心能，体厚蹒跚，偶患眩悸，医以为虚，久服温补，渐至发肿不饥。仲夏，延孟英视之。脉甚弦滑，舌色光绛。主清痰热，尽撤补药。彼不之信，仍服八味等方。至季夏，再屈孟英诊之。脉数七至，眠食尽废。不可救药矣，果及秋而荼毗（指僧尼进行火葬。——编者注）。（王士雄《王氏医案续编·卷四》）

【张寿颐评议】

肥人多痰，眩悸又所恒有，无非窒塞于里，郁而生火，化风上扬。脉既弦滑，已足为“痰火”二字铁证。惟有痰在里者，舌苔必多厚腻，而此尼反为光绛，昧者或且以为津液耗竭之征。抑知舌之有苔，必本于肺胃之生气。彼肺胃浊垢而生苔腻，则如草木之萌，本是土中生意。然胃无津液，则为枯燥，胃多水湿，则如沮洳（低湿的地方。——编者注），此皆土之不生草木者。其至实痰窒塞，锢绝生机，则且如沙灰打叠之土，纵受雨露滋膏，亦必为牛山之濯濯（牛山，山名，在山东临淄南部。濯濯，光秃秃的样子。——编者注）。此其舌光之别开生面者，虽不多见，实为治医者所不可不知。况乎色绛，则又为火燥之焦土矣。孟英此条，可谓补从古医家之缺典，而亦俗子之所不能道者也。（张寿颐《张山雷医集·古今医案平议·第二种之第三卷·眩晕门》）

【原案】

比丘尼心能，体厚蹒跚，偶患眩悸，医以为虚，久服温补，渐至发肿不饥。仲夏，延孟英视之。脉甚弦滑，舌色光绛。主清痰热，尽撤补药。彼不之信，仍服八味等方。至季夏，再屈孟英诊之。脉数七至，眠食尽废，不可救药矣。果及秋而荼毗（即死亡之意。——编者注）。（王士雄《王氏医案续编·卷四》）

胡秋谷令嫒年甫笄，往岁患眩晕，孟英切其脉滑，作痰治，服一二剂未愈。更医谓虚，进以补药颇效，渠信为实。然今冬复病，径服补药。半月后眠食皆废，闻声惊惕，寒颤自汗，肢冷如冰。以为久虚欲脱，乞援于孟英。脉极细数，目赤便秘，胸下痞塞如盘，力辨其非虚证。盖痰饮为患，乍补每若相安，具只眼者，始不为病所欺也。投以旋、赭、茹、贝、蛤壳、花粉、桑、栀、薤、建、连、枳等药，数服即安，而晕不能止。乃去赭、薤、蒌、枳，加玄参、菊花、二至、三甲之类，服匝月始能起榻。

【原书眉评】

痰火为患，十人常居八九，而医书所载，皆治寒痰之法，十投而十不效。今得孟英大阐治热痰之法，真可谓独标精义矣。（王士雄《王氏医案续编・卷四》）

【张寿颐评议】

此亦痰火误补，而为热深厥深。目赤便秘，胸脘痞塞，腻补酿祸，何其多耶！但眩晕终是阴不涵阳，善后之方，二至、三甲，必不可少。（张寿颐《张山雷医集・古今医案平议・第三种之第二卷・痰火》）

【原案】

胡秋谷令嫒年甫笄，往岁患眩晕，孟英切其脉滑，作痰治，服一二剂未愈。更医谓虚，进以补药颇效，渠信为实然。今冬复病，径服补药。半月后眠食皆废，闻声惊惕，寒颤自汗，肢冷如冰。以为久虚欲脱，乞援于孟英。脉极细数，阴已伤矣。目赤便秘，胸下痞塞如柈，力辨其非虚证。盖痰饮为患，乍补每若相安，具只眼者，始不为病所欺也。投以旋、赭、茹、贝、蛤壳、花粉、桑、栀、蒌、薤、连、枳等药，数服即安，而晕不能止。乃去赭、薤、蒌、枳，加元参、菊花、二至、三甲之类，服匝月始能起榻。眉批：痰火为患，十人常居八九，而医书所载皆治寒痰之法，十投而十不效。今得孟英大阐治热痰之法，真可谓独标精义矣。（王士雄《王氏医案续编·卷四》）

湖墅张春桥素禀不坚，头眩脑鸣，频服温补药，甚觉畏冷，人皆谓其体偏于寒也。辛丑春，始请孟英诊之。脉甚数，曰：阴亏也，温补非宜。改服滋水培元之剂，颇为有效。夏间或劝以灸火，云可以除百病。盖未知灼艾之可以除百病者，谓可除寒湿凝滞，阳气不能宣通之证，非谓内伤外感一切之病，皆可灸而除之也。故仲景有微数之脉，慎不可灸之训。正以艾火大能伤阴也。灸后数日，即寒少热多，宛如疟疾。医者以为脾寒病，投以温散，日以滋甚。春桥知药治未符，坚不肯服。乃父与之询其故，漫曰：要儿服药，须延王先生诊视。与之遂邀孟英治之，切其脉，滑数倍加。曰：阴虚之体，内热自生；灸之以艾，火气内攻；时当溽暑，天热外烁；三者相交，阴何以堪？再投温散，如火益热。当从瘅疟治，专以甘寒息热，则阴津不至枯涸，而寒热不攻自去，所谓治病必求其本也。竟不用一分表散药而治愈。（王士雄《王氏医案·卷二》）

【张寿颐评议】

此人本是阴亏体质，又加艾灸，助火烁阴，而为瘅疟，自然治宜甘寒。虽未出方，然药物当与前条同例。又按此人与前条必是一人，查原书此条为道光辛丑事，上条为壬寅事，病证相似，用药同符，可以想见是人之禀赋矣。（张寿颐《古今医案平议·第一种之第八卷·时病疟疾门·暑热疟》）

【原案】

湖墅张春桥素禀不坚，头眩脑鸣，频服温补药，甚觉畏冷，人皆谓其体偏于寒也。辛丑春，始请孟英诊之。脉甚数，曰：阴亏也，温补非宜。改服滋水培元之剂，颇为有效。夏间或劝以灸火，云可以除百病。盖未知灼艾之可以除百病者，谓可除寒湿凝滞、阳气不能宣通之证，非谓内伤外感一切之病，皆可灸而除之也。故仲景有微数之脉，慎不可灸之训。正以艾火大能伤阴也。灸后数日，即寒少热多，宛如疟疾。医者以为脾寒病，投以温散，日以滋甚。春桥知药治未符，坚不肯服。乃父与之询其故，漫曰：要儿服药，须延王先生诊视。与之遂邀孟英治之，切其脉，滑数倍加。曰：阴虚之体，内热自生；灸之以艾，火气内攻；时当溽暑，天热外烁；三者相交，阴何以堪？再投温散，如火益热。当从瘅疟治，专以甘寒息热。孟英长技。则阴津不至枯涸，而寒热不攻自去，所谓治病必求其本也。竟不用一分表散药而治愈。眉批：眼前道理，而人多不悟，一经拈出，便成名论。此与以针治虚损者，同一悖谬。（王士雄《王氏医案·卷二》）

康康侯司马之夫人，素来肝盛，易于生气。孟英用桔、半、楝、芍、木瓜等调摄以愈。其后又眩晕头汗，面热肢冷，心头似绞，呻吟欲绝。王又以石英、苁蓉、牡蛎、绿萼梅、黄芩、蒺藜、楝、芍、旋覆为方，竟剂而安（此案前半本是另为一症，兹节录之）。（王士雄《王氏医案续编·卷一》）

【张寿颐评议】

此肝阴素虚，而肝阳浮动之候，故选药如是。设能纳谷知味，必须渐加滋腻填阴，庶为标本两到。（张寿颐《张山雷医集·古今医案平议·第二种之第三卷·眩晕门》）

【原案】

康康侯司马之夫人患眩晕头汗，面热肢冷，心头似绞，呻吟欲绝。孟英以石英、苁蓉、牡蛎、绿萼梅、芩、蒺、楝、芍、旋覆为方，仍是柔肝涤饮之法。竟剂

即康。（王士雄《王氏医案续编·卷一》）

某老广文，俸满来省验看，患眩晕。医谓上虚，进以参、芪等，因而不食不便，烦躁气逆。孟英诊之，曰（曰原缺，据《王氏医案续编》补。——编者注）：下虚之症，误补其上，气分实而不降，先当治药，然后治病。与栀、豉、芩、桔、枳、橘、菀、贝，一剂粥进便行。嗣用滋阴熄风法而安。（王士雄《王氏医案续编·卷一》）

【张寿颐评议】

眩晕本是上实下虚，经有明训，而昧者乃补其上。此道黑暗，竟是古今同病。此犹来用风药升散者，而弊犹如此。乃知黄芪升清，其为害也，且有时而等于升、防、柴、葛。孟英授以栀、豉、桔梗，固知豉为豆之髯松者，古人本以宣通中州，原与桔梗之开，同工异曲。惟今江浙市肆中豆豉，则确有麻黄汤浸过，实能发汗，以治是证，必不相投。此外开痰泄降，则当夫人而能知之矣。（张寿颐《张山雷医集·古今医案平议·第二种之第三卷·眩晕门》）

【原案】

一老广文，俸满来省验看，患眩晕。医谓上虚，进以参、芪等药，因而不食不便，烦躁气逆。孟英诊曰：下虚之证，误补其上，气分实而不降，先当治药，然后

疗病。与栀、豉、芩、桔、枳、橘、菀、贝，一剂粥进便行。嗣用滋阴息风法而愈。（王士雄《王氏医案续编·卷一》）

仁和胡次瑶孝廉令正，乙巳仲夏，陡然肢麻昏晕。速余往视。面微红，音低神惫，目睛微赤，舌苔微黄，足微冷，身微汗，胸微闭，脉微弦。乃本元素薄，谋虑萦思，心火上炎，内风随以上僭也。不可误以为痧闭，而妄投香燥辛散之品。以人参、龙、牡、菖、远、连、石英、麦冬、小麦、竹叶、莲子心为方，两剂而安。寻与平补，以善其后。（王士雄《归砚录·卷四》）

【张寿颐评议】

是证面红足冷，身微汗而脉微弦，神惫音低，则正气式微，孤阳上越，已邻于厥脱之险。潜阳摄纳，滋液恋阴，皆急不可缓之要著。然舌苔微黄，胸脘微闷，又是兼有痰热，亦不可不清宣泄化。方用参、麦养液恋阴，龙、牡、石英潜阳摄纳，菖、远之清芬能泄化痰浊而不嫌于峻烈，竹叶、莲子心之轻淡能清心解热而不失之寒凉。面面都到，轻重得宜，斟酌权衡，铢两悉称。可谓五雀大燕，适得其平，最是功深养到之作。考此病之风阳陡动，原是气血上菀，脑经受病，故治法第一即当清降。而气升火升，必挟痰浊上僭，故开痰泄热，均不可缓。然真阴本薄者，又不可不滋养以留恋之，则必与痰壅一层大相刺谬。此滋液之中，又必谨避浊腻，所以虚实兼顾，为治此病者最费经营之处。古今医家，于此数层，从未能体会其一二者。是以医书虽多，凡论类中，无一不梦中说梦，更何论其处方之得效与否。苟能暗中摸索，合其一端，已觉空谷足音，复乎难遘。孟英之治猝仆晕厥，亦未尝知是气血冲脑。然见证治证，首重潜阳息风，已是灌顶醍醐，令人神清气爽；而又能清宣泄化，不问燥烈以伤既耗之真阴，轻灵养阴，不犯寒腻以助痰涎之肆虐。观此案选用诸药，何等纯粹，间有一味闲冗不切实者否？苟非天仙化身，那得有此神悟！是其无心巧合，洞中机缄，尤为难能而可贵。以视吾侪生今之世，知是脑神经病而治以镇摄重坠者，何可同日而语！断推二千年来类中昏瞀之第一杰构，循诵再三，安敢不稽首至地！世有知音，必不以颐言为阿私所好。

又按：是病气升血升，已有阴阳脱离之势。故当神情昏昧痰涎壅塞之时。虽当清泄化痰，以开其闭，只有菖蒲、远志清芬苦泄之品可用。否则胆星、竹黄亦是清而能降。非若夏秋之时，痧秽湿浊蒙蔽隧络者之宜于脑、麝、痧气丸等，芳香走窜，辛散大开可比。然他人之能识为闭证而用开窍法者，皆至宝丹、苏合丸、牛黄清心丸而言，否则行军散、卧龙丹、红灵丹等，庞杂乱投，再三不已。无一非大香大开辛燥激烈之品，不知正气已散，孤阳欲飞，潜恋而收摄之犹虞不及，更得此耗散走窜之药，为害又当何如！然服此等药者，纵使一厥不回，长瞑不起，医者亦止知其病之无不死，而终莫能悟药之所以速其亡。古今名家，亦未有能言此病之不宜于辛散者。近惟于孟英此案，及黄醴泉案中一再见之，尤以钦佩二公之神悟为不可及。（张寿颐《古今医案平议·第二种之第一卷·内风类中血冲脑经病门·昏愦》）

【原案】

仁和胡次瑶孝廉令正，乙巳仲夏陡患肢麻昏晕。速余往视。面微红，音低神惫，睛微赤，舌苔微黄，足微冷，身微汗，胸微闷，脉微弦。乃本元素薄，谋虑萦思，心火上炎，内风随以上僭也。不可误以为痧闭，而妄投香燥辛散之品。以人参、龙、蛎、菖、连、石英、麦冬、小麦、竹叶、莲子心为方，两服而安。寻与平补善其后。（王士雄《归砚录·卷四》）

沈陶安寒热初作，医用温散药即眩悗不安。延孟英视之。舌绛无苔，大渴多汗，疟则寒微热甚，发时咳嗽兼呕；溺少不饥，脉洪且数。清癯之体，阴分素亏，而伏暑化疟也。予知、芩、茹、贝、花粉、白薇、银花、元参、枇杷叶、紫菀、冬瓜子等药出入为方。服后连解赤粪，疟即递轻，不半月而愈。乃兄秋粟贾于苏，因八月初五日上海寇警，吴门震恐，遂踉跄旋里。迨十七日忽发疟，但热无寒，汗多昏谵，脉亦洪数，呕嗽溺频，曲糵素耽，体丰痰滞。孟英即以治陶安法佐以开痰治之，溏解频行，其色皆赤。伏邪虽有去路，缘心阳过扰，谵渴不休，加犀角、竹叶、莲子心之类。至月杪诊时，适大战大汗之际，其家疑为有祟，方在禳祷，铙鼓喧闻，病者神气更不安恬。孟英令将醮坛移远，并灌以神犀丹一丸。其家问：此证何不用石膏？孟英曰：药有定性，病无定形，况旬日以来，苔退将净，疟即可罢，何必石膏。次日乃叔兰谷另邀一医视之，方虽相似，而迎合主人之意，加入石膏三钱，冰糖四钱，粳米一两。连进两帖，左胁即痞胀不堪，按之如盘，杳不思谷。病者悔恨云：月杪大汗之后，吾疟已休，何以更医，致生痞胀！仍邀孟英诊之，脉来涩滞，苔复腻黄，因询曾服滋腻之药乎？陶安始述其所以。孟英曰：石膏为治暑良药，吾非不善用者。因此证不止肺胃一经受暑，心肝二经皆有所病，故不用也。且内挟痰湿者，虽当用亦必佐以宣化之品。辛丑夏家笣伯芪才患疟，初起误服此公石膏两剂，腹遽胀，延成疟瞰，几至不起。后服多剂桂附及金液丹而始愈。盖此公但见其疟至睛赤，裸衣狂走，而不研察其病情也。余究其因，遽云疟发时，其热自下而上，比至心头即觉昏瞀，且口不渴而恶凉饮，乃湿上甚为热之证。彼时若以苍术同用，则湿热之邪一齐同解，奚至延臌哉！贤昆仲之疟热亦自下而上，系挟肝阳上升，故热升则必呕嗽。而令兄更有伏痰，故余剂中多用连、夏、菖蒲、滑石之类以化之。今疟罢热去之后，痰湿未清，石膏已误，再佐糖、米之甘缓，俾腻塞而不行，苟不急为宣导，则臌胀之萌也。遂以蒌、薤、菖、枳、连、夏、旋、橘、楝实、延胡、鸡金、雪羹之类，出入互用。至二十剂，痞始泯然，粥食递加，苔亦退尽，而竟不更衣。改用参、归、杞、芍、橘、半、苁蓉、首乌、鳖甲等药十剂，大解始下，坚黑异常，连解数日始净。随予峻补善后而痊。（王士雄《王氏医案三编·卷三》）

【张寿颐评议】

此案合叙三人病证，曲折写来，纯是金针度人，秘籥。惟谓苔退将净，何必石膏两句，窃有怀疑。此物应用，全为肺胃热盛而设。舌苔黏腻，必有痰湿，若用石膏，便是误药。孟英固已自言之，即使热多，亦必与开痰泄化并辔而驰，潜斋成案最多，学者当能领悟。石膏非可治舌苔不净者，笔下失检，不可不正。须知此证苔虽渐退，痰湿未清，观更医膏、糖、粳米，即胁痞如盘。虽以糖米腻滞，何尝非石膏冰伏之弊！用非所当，而应响即来，讵非明证！王又谓心肝二经有病，不用石膏，语亦未妥。究竟心肝果热，何必不可用此？孟英如此说解，终是含意未申。孟英案此卷，皆咸丰二年癸丑

事。所述上海寇警，是红巾之乱，沪城不守，袁大令被戕。（张寿颐《古今医案平议·第一种之第八卷·时病疟疾门·暑热疟》）

【原案】

沈陶安寒热初作，医用温散药即眩悗不安。延孟英视之。舌绛无苔，大渴多汗，疟则寒微热甚，发时咳嗽兼呕，溺少不饥，脉洪且数。清癯之体，阴分素亏，而伏暑化疟也。予知、芩、茹、贝、花粉、白薇，银花、元参、枇杷叶、紫菀、冬瓜子等药出入为方。服后连解赤粪，疟即递轻，不半月而愈。（王士雄《王氏医案三编·卷三》）

沈雪江光禄年五十岁，于客腊偶患头晕，既而右手足麻木。医进再造丸九十余颗，渐至挛曲不伸，针药无效。仲春余游槜李，吴门李君雨村招往视之。手足亦肿而疼，便坚溲赤，口干舌绛，准头一瘰磊然，脉象弦滑而数。平时屡有鼻衄，肝阳易动，曲运神机，体质性情，阴虚火盛，风自火出，烁液成痰，窜入络中，则为是证。初起若以竹沥一味灌之，可以渐愈。乃温补率投，遂成痼疾。幸而病在经络，停补尚可延年，苟欲望有转机，必用清通宣泄。拟方三剂，肿痛稍瘥。议者谓药太清凉，多服恐妨脾胃，更医复进温补，并雨村亦不延诊矣。迨四月中旬，大便忽秘，饮食不思。半月余更衣极艰滞，而解后胸次愈形窒塞，遂不食，然参药不辍也。至五月十八日，复解燥矢，仍不思食，勉强啜粥，辄呕吐。次日转为滞下，色如鱼脑，日数十行。医谓有出无入，脾胃两败矣，温补方再加固涩之品。遂鼻衄如注，且有成块成条之坚韧紫血，自喉间涌出，虽米饮不能下咽，小溲涩滞不行，时欲呷茶以润口。或云已传关格，无药可施，而引火归元之法，愈用愈剧，诸医无策，眷属皇皇，业办后事矣。乃弟云峰待诏，余春日所嘱，浼人聘余往援。二十四日余抵禾，见其面色枯黧，牙关紧而舌不出齿，脉至右滑、左弦细数，皆上溢，而尺不应指。胸闷溺涩，阳宜通而不通，是滋腻阻塞气道也；血溢下利，阴宜守而不守，是温燥灼烁营液也。吾先慈所谓人身如欹器，满则必覆。半年蛮补，填满胃中，设不倾筐倒箧而出，亦必塞死。岂可不加揣测，而误认为神机化灭之出入废，关闸不禁之下利，阴盛格阳之吐衄，而再施镇纳堵截之药哉！古云：上部有脉，下部无脉，其人当吐，不吐者死，今火炽上炎，鼻血大流，汤水不能下咽，有升无降，与吐何殊？况见证虽危，而呼吸不促，稍能安寐，皆是未绝之生机。考古下利而渴者，属厥阴，白头翁汤主之；滞下不食者，为噤口，参连汤主之。余合而用之，加石菖蒲宣气通阳，石斛、茅根生津凉血，一服而利减其半。次日去连、柏，加玄参、犀角、童便，专治其衄，一服血渐少，利渐止。然离络之血，不可不使之出；未动之血，亟当使其各安于位。故以西洋参、丹参、麦冬、茯苓、菖蒲、石斛、小麦、竹叶、栀子、甘草梢、燕窝等出入。三剂，血既止，牙关渐开，苔色黄腻，啜饮必拍胸始得下行。因参以小陷胸法数剂，自觉身体略轻，手腕稍舒。改清肃肺胃，展气化以充津，苔渐退，渴亦减，脉较平。守至闰五月二十二日，尺脉滑动。于方中加肉苁蓉、麻仁二味，夜间即解坚黑燥矢，而渐能进粥。随去麻、苁，加生地，服至六月初七日，口始不渴而吃饭。继因过饮西瓜汁，大便溏泻，复延余往。以六君去术、草，加苡、藿，数帖而安。随去藿，加首乌、络石、石斛、十大功劳。服二十剂，渐能起坐，右腿可以屈伸，但软而无力耳。中秋后又邀余往，则胃气已复，右指已伸，皮肤色泽，而右臂未能动，右颊犹觉木硬。是络中之痰未净，肝藏之风易生，气血之灌溉流行，因有所阻碍。万不能贯注也，以养血息风、蠲痰宣气之方，加竹沥为向导，服后足渐能立。十月间食蟹过多，大解泄泻。余以六君加藕、木香、苏叶调愈。嗣余游盛湖转禾，适交至节而天暖不藏。又因劳怒，陡发头晕，呕吐痰涎，目闭不言，不食不便。举家无措，医率主首乌，牡蛎等滋摄之药。余脉之弦而缓，是中虚不能御木，故内风上僭，阴柔之品，徒滞中枢，不可服也。仍用六君去甘草，加菖蒲、黄连、旋覆花、姜皮、钩藤，三帖霍然。小寒后，余进姑苏转禾，又因天暖而发鼻衄，改换养阴潜阳法而瘳。次年春季出门，因不节劳，至端阳复中而逝。（王士雄《归砚录·卷四》）

【张寿颐评议】

病起头晕，继而肢体麻木，明是阴虚肝旺，内风煽动，冲激升腾，而脑神经渐失运用之候。再造丸一方，药味与圣济大活络丹大同小异，药物未免庞杂，补者通者，风药燥药，温辛走窜，咸在其列。若治风寒湿气，痹著肌肉筋骨，或为麻痹痠痛，或为痿软不仁，功效自不可没。惟是燥烈太过，终当养血滋润煎剂，并辔以行，斯为有利无弊。而误用之于血虚液耗，肝风恣肆，上冲人脑之病，势必如火益烈，为害盖亦易见。但孟英之世，血冲脑之名称，尚未感行于吾中土。则此类之病理药理，本在暗无天日时代，丸药独用，竟至九十余颗，遂致药病日深，多升少降。孟英入手之时，所叙脉证，一团烈焰，窒塞枢机，清通宣泄，至不可缓。药虽未录，而理则易知。惟孟英能知风自火出，识定肝阳，明眼已不可及。假使清通泄降，一路踵进，此病尚可全瘳。观其后危机日甚，而对病之药，犹能有功，可见此人体质，本是壮伟，决非清癯者可以同日而语。其后转成滞下，无非“温补”二字蕴毒蒸酿使然，见证虽杂，理却一贯。主以白头翁汤、参连汤加味，举重若轻，是为孟英第一绝技。而果能覆杯有功，循次得效，一路更方，无不丝丝入扣，皆后学益智之粽。此案当以脑神经病为主，惟中间一段滞下，最为扼要，不可不录入此门。不佞前年编纂脑神经病医案平议，已录于中风之肢体不遂一类，请读者参互观之亦佳。（张寿颐《古今医案平议·第一种之第九卷·时病痢疾门·热毒重痢》）

【原案】

沈雪江光禄，年五十岁，于客腊偶患头晕，既而右手足麻木。医进再造丸十余颗，渐至挛曲不伸，针药无效。仲春余游槜李，吴门李君雨村招往视之。手足亦肿而疼，便坚溲赤，口干舌绛，准头一瘰磊然，脉象弦滑而数。平时屡有鼻衄，肝阳易动，曲运神机，体质性情，阴虚火盛，风自火出，烁液成痰，窜入络中，则为是证。初起若以竹沥一味灌之，可以渐愈。乃温补率投，遂成痼疾，幸而病在经络，停补尚可延年，苟欲望有转机，必用清通宣泄。拟方三剂，肿痛稍瘥。议者谓药太清凉，多服恐妨脾胃。更医复进温补，并雨村亦不延诊矣。迨四月中旬，大便忽秘，饮食不思。半月余，更衣极艰滞，而解后胸次愈形窒塞，遂不食，然参药不辍也。至五月十八日，复解燥矢，仍不思食，勉强啜粥辄呕吐，次日转为滞下，色如鱼脑，日数十行。医谓有出无入，脾肾两败矣，温补方再加固涩之品。遂鼻衄如注，且有成块成条之坚韧紫血，自喉间涌出，虽米饮不能下咽，小溲涩滞不行，时欲呷茶以润口。或云已传关格，无药可施，而引火归元之法，愈用愈剧。诸医无策，眷属皇皇，业办后事矣。乃弟云峰待诏余春时所嘱，浼人聘余往援。二十四日余抵禾，见其面色枯黧，牙关紧而舌不出齿，脉至右滑、左弦细数，皆上溢，而尺不应指。胸闷溺涩，阳宜通而不通，是滋腻阻塞气道也；血溢下利，阴宜守而不守，是温燥灼烁营液也。吾先慈所谓人身如欹器，满则必覆。半年蛮补，填满胃中，设不倾筐倒箧而出，亦必塞死。岂可不加揣测，而误认为神机化灭之出入废，关闸不禁之下利，阴盛格阳之吐衄，而再施镇纳堵截之药哉！古云：上部有脉，下部无脉，其人当吐，不吐者死。今火炽上炎，鼻血大流，汤水不能下咽，有升无降，与吐何殊？况见证虽危，而呼吸不促，稍能安寐，皆是未绝之生机。考古下利而渴者属厥阴，白头翁汤主之；滞下不食者为噤口，参连汤主之。余合而用之，加石菖蒲宣气通阳，石斛、茅根生津凉血，一服而利减其半。次日去连、柏，加元参、犀角、童便专治其衄，一服血渐少，利渐止。然离络之血，不可不使之出，未动之血，亟当使其各安于位。故以西洋参、丹参、麦冬、茯苓、菖蒲、石斛、小麦、竹叶、栀子、甘草梢、燕窝等出入。三剂血即止，牙关渐开，苔色黄腻，啜饮必拍膈始得下行。因参以小陷胸法数剂，自觉身体略轻，手腕稍舒。改清肃肺胃，展气化以充津，苔渐退，渴亦减，脉较平。守至闰五月二十二日，尺脉滑动，于方中加肉苁蓉、麻仁二味，夜间即解坚黑燥矢，而渐能进粥。随去麻、苁，加生地，服至六月初七日，口始不渴而吃饭。继因过饮西瓜汁，大便溏泻，复延余往。以六君去术、草，加苡、藿，数帖而安。随去藿，加首乌、络石、石斛、十大功劳，服二十剂渐能起坐，右腿可以屈伸，但软而无力耳。中秋后，又邀余往。则胃气已复，右指已伸，皮肤已泽，而右臂未能动，右颊犹觉木硬，是络中之痰未净，肝藏之风易生，气血之灌溉流行，因有所阻碍，而不能贯注也。以养血息风、蠲痰宣气之方，加竹沥为向导，服后足渐能立。十月间食蟹过多，大便泄泻。余以六君加藕、木香、苏叶调愈。嗣余游盛湖转禾，适交至节，而天暖不藏。又因劳怒，陡发头晕，呕吐痰涎，目闭不言，不食不便，举家无措。医者率主首乌、牡蛎等滋摄之治。余脉之弦而缓，是中虚不能御木，故内风上僭，阴柔之品，徒滞中枢，不可服也。仍用六君去甘草，加菖蒲、黄连、旋覆花、姜皮、钩藤，三帖霍然。（王士雄《归砚录·卷四》）

王瘦石令郎迟生，年未冠而体甚弱。夜梦中忽如魇如惊，肢摇目眩，虽多燃灯火，而只知黑暗，醒后则如常，月一二发。乃父以为忧，商于孟英。脉之弦细而涩。曰：真阴不足，肝胆火炎耳。令服神犀丹一月，病遂不发。继予西洋参、二地、二冬、三甲、黄连、阿胶、甘、麦、大枣，熬膏服之，竟刈其根。逾年完姻，癸丑已生子矣。（王士雄《王氏医案三编·卷一》）

【张寿颐评议】

此人名曰迟生，则必取袁简斋六十生子，命名迟郎之意。阴虚柔脆，诚是本色。梦中惊魇，仍是阴不足而虚阳扰攘为患。至于目眩肢摇，不见灯火。则又气血上菀，脑神经失其应有之职矣。所幸醒后如常，则治法亦必以潜阳育阴，庶为当务之急。而孟英乃先与神犀，意者当时脉证，阳焰必炽，故宜大剂凉润，而后之膏方，则固一路滋填，涵潜肝肾之龙相而已。潜斋案中，凡滋填元阴之方，例不杂入参、芪、术脾胃之药。孟英心法，门径最清，后学皆当留意。（张寿颐《张山雷医集.古今医案平议·第二种之第三卷·眩晕门》）

【原案】

王瘦石令郎迟生，年未冠而体甚弱。夜梦中忽如魇如惊，肢摇目眩，虽多燃灯火，总言黑暗，醒后纳食如常，月一二发。乃父以为忧而商于孟英。脉之弦细而涩。曰：真阴不足，肝胆火炎所致耳。令服神犀丹（神犀丹：犀角尖磨汁、石菖蒲、黄芩各六两；直生地冷水洗净浸透捣绞汁、银花各一斤，如有鲜者，捣汁用尤良；粪清、连翘各十两；板蓝根九两，无则以飞净青黛代之；香豉八两；元参七两；花粉、紫草各四两；各药生晒，切忌火妙。研细，以犀角、地黄汁、粪清和捣为丸，切勿加蜜。如难丸，可将香豉煮烂。每重三钱，凉开水化服，小儿用半丸。如无粪清，可加人中黄四两研入。王孟英自注云：温热、暑疫诸病，邪不即解，耗液伤营，逆传内陷，痉厥昏狂，谵语发斑等证，但看病人舌色干光，或紫绛，或圆硬，或黑苔，皆以此丹救之。若初病即觉神情昏躁，而舌赤口干者，是温暑直入营分。酷热之时，阴虚之体，及新产妇人，患此最多，急须用此，多可挽回，切勿拘泥日数，误投别药以偾事也。兼治痘瘄毒重，夹带紫斑危证，暨痘瘄后，余毒内炽，口糜咽腐，目赤神烦诸证。上本叶氏参治验。——编者注）一月，病遂不发。继予西洋参、二地、二冬、三甲、黄连、阿胶、甘草、小麦、红枣熬膏服之，竟刈其根。逾年完姻，癸丑已生子矣。（王士雄《王氏医案三编·卷一》）

王雪山子妇，患心悸眩晕，广服补剂，初若甚效，继乃日剧。时时出汗，肢冷息微，气逆欲脱，灌以参汤，稍有把握，延逾半载，大费不赀。庄芝阶舍人令延孟英诊视。脉沉弦且滑，舌绛而有黄腻之苔，口苦溲热，汛事仍行。病属痰热轇轕，误补则气机壅塞。与大剂清热涤痰药，吞当归龙荟丸，服之渐以向安。仲夏即受孕，次年二月诞一子。惜其妊后停药，去痰未尽，娩后复患悸晕不眠，气短不饥。或作产后血虚治，不效。仍请孟英视之，脉极滑数，曰：病根未刈（断也，绝也。——编者注）。与蠲痰清气法果应。（王士雄《王氏医案续编·卷四》）

【张寿颐评议】

心悸而兼眩晕，苟以寻常理法言之，惟阴液虚者，阳乃上浮，投以补剂，亦似不差。然所谓补者，亦只当补阴以涵其阳，决不能专事参、芪补中，而兼有温煦升清之药。案中所称广服补剂，窃恐或杂有温燥灼液者在乎其中，所以锢蔽助火，煎熬津液，或为痰踞之弊。自汗者即火气之外泄，气逆者即痰浊之弥漫，而所以肢冷息微者，正以浊垢锢塞，则阳气不宣而肺窍遏抑。此则宣通之犹恐不及，胡可更以独参，铸成实实之谬？迨乎脉则沉弦且滑，症则口苦溲热，舌则质绛而有黄腻之苔，备斯三者，而一切病情，俱已昭然若揭。孟英之用清热涤痰，苦寒泄降，本是应有尽有，初不足奇。但悸眩一症，本自有痰塞中州，致令气机不能下行为顺，而反以逆上之一候，亦不在乎补药助虐一层。仲景所谓水停心下为悸，即是此理。但古人则为寒饮，而今病则缘痰热，此则病情之古今不同者。洎（及，至于。——编者注）乎产后，血虚而为悸眩不眠，尤为当有之理，然必以脉、症、舌苔参之，庶可定断。乃有症之气短不饥，脉之且滑且数，则虽不详及舌苔，而“腻浊不清”

四字，当亦可想。此病之最不可不讲者，又胡能止知有产后之虚，而竟以耳为目也耶？（张寿颐《张山雷医集·古今医案平议·第二种之第三卷·眩晕门》）

【原案】

王雪山令媳，患心悸眩晕，广服补剂，初若甚效，继乃日剧。时时出汗，肢冷息微，气逆欲脱，灌以参汤，稍有把握，延逾半载，大费不赀。庄芝阶舍人令延孟英诊视。脉沉弦且滑，舌绛而有黄腻之苔，口苦溲热，汛事仍行。病属痰热轇轕，误补则气机壅塞。与大剂清热涤痰药，吞当归龙荟丸，服之渐以向安。痰热体实者，此丸颇有殊功。仲夏即受孕，次年二月诞一子。惜其娠后停药，去疾未尽，娩后复患悸晕不眠，气短不饥，或作产后血虚治，不效。仍请孟英视之，脉极滑数，曰：病根未刈也。与蠲痰清气法果应。（王士雄《王氏医案续编·卷四》）

中风医案

己亥秋初，家慈猝仆，急延孟英诊之。脉浮弦以滑，用羚羊角、胆星、牡蛎、石菖蒲、丹参、茯苓、钩藤、桑叶、贝母、橘红、蒺藜等，以顺气蠲痰、息风降火而痊。癸卯春前数日，忽作欠伸而厥。孟英切脉，微弱而弦。曰：病虽与前相似，而证则异矣。以高丽参、白术、何首乌、山茱萸、枸杞、桑椹、石斛、牛膝、蒺藜、橘红、牡蛎等，镇补摄纳以瘳。予谓此等证，安危在呼吸之间。观孟英前后治猝仆数案，可见其辨证之神，虽古人何多让焉（《王案初集》题“杭人周光远辑”，于道光二十三年癸卯序而行之，则此案即周母也）。（王士雄《王氏医案·卷一》）

【张寿颐评议】

猝仆昏厥，皆是气血上冲，脑经受病。简而言之，则尽属阴虚于下，阳浮于上。然其人之浮火既有微甚之殊，即其人之阴虚随之而有轻重之别。大率肝阳之极炽者，病发时止见阳盛，不见阴虚，则治法惟有抑其阳而潜降之。火升痰升，脉洪弦滑，气盛身热，面赤息高，而舌苔黄腻浊垢者皆是。若暴瞀昏厥，而反不见有阳焰上浮之象，则其人下元阴液，邻于耗竭，并龙相之火，亦复无几。所以昏睡迷蒙，口开目合，撒手僵仆，肢厥脉微，唇舌皖白，面色无华，而并无痰壅喘急，气粗鼾鸣等证。则治此者，苟非峻补其阴，涵敛元阳，即无以急起直追，挽救什一，此其区别。病形未尝不约略近似，而默察病情脉症，无不判若天渊。盖前症属于闭塞，而后症则邻于虚脱，万万不可以一例论治者。就中较量轻重，斟酌损益，因应咸宜，尤非斫轮老手不办。孟英是案，两诊相去才三年余，且是一人为病，而病状又复相类，乃前后二方，径庭若此。虽案中叙述病状，太嫌简略，且止言脉象，不著舌苔，似乎尚缺证据。而寻绎方中药味，已可见前者为肝阳痰热之实证、闭证，而后者为阴液欲竭之虚证、脱证。金针度世，尽在不言之中。殊觉古人成作，尚未有似此详审精密者。周评谓其辨证之神，不让于古，则犹于重视古人之意。惜乎孟英不生于金、元之前也。（张寿颐《古今医案平议·第二种之第一卷·内风类中血冲脑经病门·昏愦》）

【原案】

己亥秋初，家慈猝仆，急延孟英诊之。脉浮弦以滑，用羚羊角、胆星、牡蛎、石菖蒲、丹参、茯苓、钩藤、桑叶、贝母、橘红、蒺藜等，以顺气蠲痰、息风降火而痊。癸卯春前数日，忽作欠伸而厥。孟英切脉，微弱而弦。曰：病虽与前相似（指秋初家慈猝仆于地，急延孟英诊之。脉浮弦以滑，用羚羊角、胆星、牡蛎、石菖蒲、丹参、茯苓、钩藤、桑叶、贝母、橘红、蒺藜等，以顺气蠲痰、息风降火而痊。——编者注），而证则异矣。以高丽参、白术、何首乌、山茱萸、枸杞、桑椹、石斛、牛膝、蒺藜、橘红、牡蛎等，镇补摄纳以瘳。予谓：此等证，安危在呼吸之间。观前后猝仆数案，可见其辨证之神，虽古人不多让，况世俗之所谓医乎？家慈两次类中，予皆远出，微孟英吾将焉活？感铭五内，聊识数言。惟愿读是书者，体其济世之心，临证

得能如是，将胥天下之沉疴而尽起矣。（王士雄《王氏医案·卷一》）

赖炳也令堂，年近古稀，患左半不遂。医与再造丸暨补剂，服二旬病如故。孟英按脉弦缓而滑，颧赤苔黄，音微舌謇，便涩无痰。曰：此痰中也，伏而未化。与犀、羚、茹、贝、菖、夏、花粉、知母、白薇、豆卷、桑枝、丝瓜络等药。服三剂而苔化，音渐清朗。六七剂腿知痛，痰渐吐，便亦通。既而腿痛难忍，其热如烙。孟英令涂葱蜜以吸其热，痛果渐止。半月后，眠食渐安。二旬外，手能握。月余可扶挟以行矣。（王士雄《王氏医案续编·卷四》）

【张寿颐评议】

颧赤苔黄，其为痰热，显有明征。再造丸虽善于通络，但总属温燥，对于痰火，颇非所宜。孟英用犀、羚，盖即以治温药之误。惟叙脉以缓滑两字，联为一气，究是不妥。此与涩数连用，同一弊病。向来谈脉，往往有之，总为笔下失检，未尝就二字神气而一味之耳。腿痛且热，葱蜜外治，大有巧思。（张寿颐《张山雷医集·古今医案平议·第三种之第二卷·痰火》）

【原案】

赖炳也令堂，年近古稀，患左半不遂。医与再造丸暨补剂，服二旬病如故。孟英按脉弦缓而滑，颧赤苔黄，音微舌謇，便涩无痰。曰：此痰中也，伏而未化。与犀、羚、茹、贝、菖、夏、花粉、知母、白薇、豆卷、桑枝、丝瓜络等药。服三剂而苔化，音渐清朗。六七剂腿知痛，痰渐吐，便亦通。既而腿痛难忍，其热如烙。孟英令涂葱蜜以吸其热，痛果渐止。半月后，眠食渐安。二旬外，手能握。月余可扶挟以行矣。（王士雄《王氏医案续编·卷四》）

仁和蒋寅自述曰：咸丰元年冬仲，荆人忽患头痛，偏左为甚，医治日剧。延半月，痛及颈项颊车，始艰于步，继艰于食，驯至舌强语謇，目闭神蒙，呼之弗应，日夜沉睡，形如木偶。医者察其舌黑，灌犀角、牛黄、紫雪之属，无小效。乃求援于孟英。比来视，曰：苔虽黑而边犹白润，唇虽焦而齿色尚津，非单纯之热证也。投药如匙开锁，数日霍然。爰录方案，以识再生之大德，而垂后学之津梁。

十月二十五日初诊：真阴素虚，两番半产，兼以劳瘁，内风陡升。病起头疼，左偏经掣，旬日不语，二便不行，不食唇焦，苔黑边白，胸腹柔冥，神气不昏，脉至弦缓，并不洪数。此非热邪内陷，乃阴虚痰滞机缄，宜于清宣，勿投寒腻，转其关键，可许渐瘳。石菖蒲、麸炒枳实、仙露半夏、盐水泡橘红各一钱，鲜竹茹四钱，旋覆花、茯苓、当归各三钱，陈胆南星八分，钩藤五钱（后下），竹沥一杯，生姜汁二小匙和服。苏合香丸涂于心下，以舒气郁。

【张寿颐评议】

是证先以头痛，又是偏左，明明肝阳上扰，气升火升，驯致舌强神迷，昏睡不语。则血冲犯脑，神经失其知觉运动，因已确乎无疑。虽苔黑唇焦，未始非痰热为虐，而病之主宰，则与热陷心包、痰蒙心窍者，相去霄壤。犀角、牛黄，何能有效！然市医伎俩，能读鞠通书而自诩为叶派真传者，已是庸中佼佼，卓尔不群。一见昏愦迷蒙，不言不语，谁不谓热邪内陷，已得真脏。犀角、牛黄、清宫、紫雪，信手拈来，无一非天士、鞠通之成法。况见有唇焦苔黑，更无不谓此证此药，必是万金不换之秘，自然手到病除，神仙解语。岂知去题鸾远，良法无灵，则黔驴之伎已穷。惟有相对瞳目，诧为生成死证，而搜索枯肠，莫筹一策。时邪好手，大率如斯，宁不可笑？孟英开口即谓此非热邪内陷，已是顶门一针，揭破重重黑障。吾知若辈闻之，无不瞿然失梦，群呼咄咄怪事。须知气血冲脑，而脉反弦缓，不见洪数者，正其痰浊塑蔽之明证。是以苔虽黑而边犹润，唇虽焦而齿不枯。所重在痰不在热，但与犀、黄，奚能有济？观其定方用药，纯粹在开痰一边，平平无奇，较之犀角、地黄，有如狮子搏兔，用尽全力者，真是事半功倍。可见“痰滞机缄”一句，最是此症无上之神咒。孟英生平最得力处，即此一端。在他人看来，方药轻浅和平，断不能起大症。孰知蠲痰开泄，浊气一降，而气火自平。脑经即不受震乱，亦可神志回复，大病渐瘳，非以开通心包之痰迷而能有效也。较之叶派甘寒滋腻，名为养阴退热，适以助其壅塞，而气不能降、火不能平者，其得失利害，又何可同日而语！案中亦有“阴虚”二字，乃是致病之远因，尚非此时之吃重处，所以方中亦不用滋养一味。若今叶派处此，又必玉竹、知母、麦、地、玄参，千手一律，则大谬矣。惟此症神蒙不语，终是神经为病，非介类潜阳、石药清镇，必无捷效。孟英初诊，尚觉缺此一条，所以不能迅速有功。观后文第八诊加紫石英、第九诊加牡蛎，至十一诊加龟板，而从此向安，此中秘钥大可思矣。

姜汁三小匙太多，需减用三分之一。苏合丸涂于心下，有意弄巧，似觉无谓。孟英上条胡案，既知症非痧闭，不宜香开，而此案又自犯之，以未知神经为病由于气血上升之故。虽曰外治不比内服，要知大香大开，走窜耗散正气，无二理也。

二十六日再诊：舌稍出齿，未能全伸，苔稍转黄，小溲较畅。羞明头痛，显属风升，咽膈不舒，痰凝气阻，本虚标实，脉耎且弦。不可峻攻，法先开泄。前方去胆星、半夏、茯苓，加枸杞子三钱，淡苁蓉一钱，瓜蒌仁五钱。

【张寿颐评议】

前方开痰泄降，旋转气机，而即舌稍能伸，苔焦转黄，药应病机，岂不甚捷？小便较畅者，亦痰壅渐松，肺气降而治节行，即上冲之气血，将有渐定之机矣。案语明谓羞明头痛，显属风升，何以仍不用潜镇息风之药？岂以脉已软弱，遂谓病不在肝阳耶？然又自用一“弦”字，则仍是肝病。惟“耎弦”二字连属，究似不妥。加杞子是肝肾阴虚之正治。此时大便未通，苁蓉、蒌仁皆好。

二十七日三诊：舌能出齿，小溲渐行，神识稍清，苔犹灰滞，头疼似减，语未出声，脉至虚弦，右兼微弱。本虚标实，难授峻攻，开养兼参，庶无他变。前方去枳实、旋覆、钩藤、竹沥、姜汁，加参须一钱，麦冬三钱，远志七分，老蝉一对，淡海蜇一两，凫茈三个。

【张寿颐评议】

舌出溲行，神识渐醒，右降之权稍稍恢复，脑神经之功用隐隐转机矣。头疼似减者，明是尚未锐减，窃谓终是未投潜镇之失。以本虚而加参须，须本下行，于症甚合，与参、术蛮补不同。麦冬滋腻，尚觉灰滞之苔不甚相称。远志与菖蒲同功，化痰降逆，已非市医所知。蝉能解语，恐无实效。

二十八日四诊：稍能出语，尚未有声，舌色淡红，苔犹灰腻，毫不作渴，非热可知，脉耎以迟，不食不便。宜参温煦，以豁凝痰。前方去雪羹，加酒炒黄连、肉桂心各五分。

【张寿颐评议】

连、桂合用，说是交通心肾之气，然对于此症，似非要需。虽曰舌淡苔灰，脉耎不渴，皆非热症。究竟其病在肝，必非心肾之恙，观第五诊“肝火未平”一句可悟。

二十九日五诊：苔渐化而舌渐出，语稍吐而尚无音，头痛未蠲，略思粥食。胃气渐动，肝火未平，久不更衣，脉仍弦实。徐为疏瀹，法主温通。前方去麦冬，加麻仁四钱，野蔷薇露二两和服。

【张寿颐评议】

野蔷薇芳香以疏气机，亦菖、远之流亚也。

十一月朔六诊：连投温养，神气渐清，语亦有声，头犹左痛，苔退未净，大解不行，左脉微迟。法当补血，血充风息，府气自行。前方去远志、菖蒲、老蝉，加天麻一钱，白芍二钱，桑椹三钱。

【张寿颐评议】

连授五方，终未投一潜镇息风之药，至今头犹左痛，大便未行，仍是左升有余右降不足。此方加天麻等三味，柔润息风，兼滋肝肾之阴，始觉渐渐切合，然仍不用介类一味何耶？

初二七诊：脉已渐起，尚未更衣，浊不下行，语犹错乱，时或头痛，寐则梦多，濡导下行，且为暂授。前方去天麻、桑椹，加牛膝三钱，生首乌四钱，柏子仁二钱。

【张寿颐评议】

头痛语错，大府不行，皆是有升无降。以前之苁蓉、蒌仁、麻仁，润肠通府，尝之久矣，然浊仍不降，地道不通。至此又加牛膝、首乌、柏子仁，以求其一解，固亦题中应有之义。

初三八诊：虽已知饥，未得大解，肝无宣泄，时欲上冲，阴分久亏，岂容妄下！素伤思虑，肝郁肾虚，脉奭而迟，语言错乱。法当养正，通镇相参。前方去白芍、首乌，加紫石英四钱，砂仁末炒熟地六钱，远志七分，菖蒲五分。

【张寿颐评议】

连投润肠，而便终不解，肝气仍冲，语言仍乱，终是升多降少，脑神经病未有艾也。至此而始悟到镇摄一法，乃加石英，似乎已晚。犹幸此人气火尚不甚旺，故可收桑榆之效。若肝阳偏旺，火焰陡冲者，恐神经陡变，或且待不到此。至胃纳知饥，而始投熟地峻补真阴，是亦用滋腻药之秘钥。

初四九诊：大解已行，并不黑燥，肝犹未戢，乘胃脘疼。幸已加餐，可以镇息。参须、仙露半夏、川楝肉各一钱，砂仁末炒熟地八钱，牡蛎六钱，紫石英四钱，归身一钱，杞子一钱，淡苁蓉一钱五分，酒炒川连三分，桂心五分研调。三帖。

【张寿颐评议】

前方既投石英，则上逆之势，必得安载，下降之令，助其机缄，所以大府遂通，岂不如鼓应桴，捷于影响？且以熟地滋其阴液，乃得水到渠成之妙。从此得心应手，一路潜镇毓阴，柔肝滋液，而善后之能事毕矣。

初七十诊：复得大解，苔退加餐，肝血久亏，筋无所养，头疼脘痛，掣悸不安。柔养滋潜，内风自息。前方去半夏、川连、楝子，加炙草、橘饼各一钱，乌梅肉八分。四帖。

【张寿颐评议】

滋潜柔润，而大解频通，地道下行，自然上升之气火渐息。经掣脘痛，皆木焰之余威，方用乌梅、橘饼、炙草，无非为柔润潜肝之计。盖至此而效始见，皆滋潜镇摄之功。可知从前不投重镇，未必非千虑之失。

十一日十一诊：神气渐振，安谷耳鸣，脉弱口干，面无华色。积虚未复，平补是投。前方去桂心、橘饼、乌梅，加龟板六钱，麦冬、葡萄干各三钱。十帖。后汛至体康，竟以全愈。（王士雄《王氏医案三编·卷一》）

【张寿颐评议】

安谷加餐，则滋养不妨重用，此养阴善后之良方。若杂以芪、术等味，便是画蛇添足。（张寿颐《古

今医案平议·第二种之第一卷·内风类中血冲脑经病门·昏愦》）

【原案】

咸丰纪元冬十月，荆人（指仁和蒋寅之妻。——编者注）忽患头痛，偏左为甚，医治日剧。延半月，痛及颈项颊车，始艰于步，继艰于食，驯致舌强语謇，目闭神蒙，呼之弗应，日夜沉睡如木偶焉。医者察其舌黑，灌犀角、牛黄、紫雪之类，并无小效。扶乩求仙，药亦类是。乃兄周雨禾云：此证非孟英先生不能救，吾当踵其门而求之。及先生来视，曰：苔虽黑而边犹白润，唇虽焦而齿色尚津，非热证也。投药如匙开锁，数日霍然。缘识数语，并录案如下，用表再生之大德，而垂为后学之津梁云。仁和蒋寅谨识。真阴素亏，两番半产，兼以劳瘁，内风陡升。病起头疼，左偏筋掣，旬日不语，二便不行，不食唇焦，苔黑边白，胸腹柔软，神气不昏，脉至弦缓，并不洪数。此非热邪内陷，乃阴虚痰滞机缄。宜于清宣，勿投寒腻，转其关键，可许渐瘳。

十月二十五日初诊：

石菖蒲、麸炒枳实、制半夏、盐水泡橘红各一钱，鲜竹茹四钱，旋覆花、茯苓、当归各三钱，陈胆星八分，钩藤五钱（后下）。

竹沥一杯，生姜汁三小匙和服，苏合香丸涂于心下，以舒气郁。

舌稍出齿，未能全伸，苔稍转黄，小溲较畅，羞明头痛，显属风升，咽膈不舒，痰凝气阻。本虚标实，脉软且弦，不可峻攻，法先开泄。

二十六日再诊：

前方去胆星、半夏、茯苓，加枸杞三钱，淡苁蓉一钱，蒌仁五钱。

舌能出齿，小溲渐行，神识稍清，苔犹灰滞，头疼似减，语未出声，脉至虚弦，右兼微弱。本虚标实，难授峻攻，开养兼参，庶无他变。

二十七日三诊：

前方去枳实、旋覆、钩藤、竹沥、姜汁，加参须一钱，麦冬三钱，远志七分，老蝉一对，淡海蜇一两，凫茈三个。

稍能出语，尚未有声，舌色淡红，苔犹灰腻，毫不作渴，非热可知，脉软以迟，不食不便。宜参温煦，以豁凝痰。

二十八日四诊：

前方去雪羹，加酒炒黄连、肉桂心各五分。

苔渐化而舌渐出，语稍吐而尚无音，头痛未蠲，略思粥食，胃气渐动，肝火未平，久不更衣，脉仍弦软。徐为疏瀹，法主温通。

二十九日五诊：

前方去麦冬，加麻仁四钱，野蔷薇露二两和服。

连投温养，神气渐清，语亦有声，头犹左痛，苔退未净，大解不行，左脉微迟。法当补血，血充风息，府气自行。

十一月初一日六诊：

前方去远志、菖蒲、老蝉，加天麻一钱，白芍二钱，桑葚三钱。

脉已渐起，尚未更衣，浊未下行，语犹错乱，时或头痛，寐则梦多。濡导下行，且为先授。

初二日七诊：

前方去天麻、桑葚，加牛膝三钱，生首乌四钱，柏子仁二钱。

虽已知饥，未得大解，肝无宣泄，时欲上冲，阴分久亏，岂容妄下。素伤思虑，肝郁神虚，脉软而迟，语言错乱。法当养正，通镇相参。

初三日八诊：

前方去白芍、首乌，加紫石英四钱，砂仁末炒熟地六钱，远志七分，菖蒲五分。

大解已行，并不黑燥，肝犹未戢，乘胃脘疼，幸已加餐，可从镇息。

初四日九诊：

参须、仙半夏各一钱，砂仁末炒熟地八钱，牡蛎六钱，紫石英四钱，归身三钱，枸杞二钱，淡苁蓉一钱五丹，川楝肉一钱，酒炒黄连三分，桂心五升研调，三帖。

复得大解，苔退餐加，肝血久亏，筋无所养，头疼脘痛，掣悸不安。柔养滋潜，内风自息。

初七日十诊：

前方去半夏、连、楝，加炙草、橘饼各一钱，乌梅肉八分，四帖。

神气渐振，安谷耳鸣，脉弱口干，面无华色。积虚未复，平补是投。

十一日十一诊：

前方去桂心、橘饼、乌梅，加龟板六钱，麦冬、蒲桃干各三钱。十帖后汛至体康而愈益矣。（王士雄《王氏医案三编·卷一》）

温敬斋令正，九月间（咸丰二年壬子）忽然四肢麻木，头晕汗淋，寻不能言，目垂遗溺，周身肤冷，急延孟英。脉微弱如无，乃虚风内动，阳微欲脱也。先令煮水以待药，与东洋参、黄芪、龙、牡、桂枝、甘草、茯苓、木瓜、附子九味，煎数沸，随陆续灌之。未终剂，人渐苏。盖恐稍缓则药不能追也。（王士雄《王氏医案三编·卷二》）

【张寿颐评议】

类中脱证，见象多属真寒，是不仅阴虚之阳浮，直是阳虚之暴绝。盖阳气本是上升，即其欲脱之际，亦必飞越于上，故亦能上冲而见脑经昏瞀等证，此非阴阳并摄，更难图治。所以参、附剂中，亦非兼任龙、牡，不能招纳脱离孤阳，而速之返归其故宅。且阳虚之脱，其变尤迅，稍纵即逝，驷马难追，利在急起直追，弗延片刻。此案选药之允，煎药之亟，均是此证不二法门。(张寿颐《古今医案平议·第二种之第二卷·脱证》)

【原案】

温敬斋令正，九月间忽然四肢麻木，头晕汗淋，寻不能言，目垂遗溺，周身肤冷，急请孟英视之。脉微弱如无，乃虚风内动，阳浮欲脱也。先令煮水以待药，与东洋参、黄芪、龙、牡、桂枝、甘草、茯苓、木瓜、附子九味煎数沸，遂陆续灌之。未终剂，人渐苏。盖恐稍缓则药不能追也。(王士雄《王氏医案三编·卷二》)

新郭沈又高，续娶少艾，未免不节，忽患气喘厥逆，语涩神昏，手足不举。医者以中风治之，病益甚。余诊之曰：此《内经》所谓痱证也。少阴虚而精气不续，与大概偏中风、中风痰厥、风厥等病绝不相类。刘河间所立地黄饮子，正为此而设，何医者反忌之耶？一剂而喘逆定，神气清，声音出，四肢展动；三剂而病除八九，调以养精益气之品而愈。余所见类中而宜温补者，止此一人。识之以见余并非禁用补药，但必对证乃可施治耳。

王孟英曰：古云真中属实，类中多虚，其实不然。若其人素禀阳盛，过啖肥甘，积热酿痰，壅塞隧络，多患类中。治宜化痰清热，流利机关，自始至终，忌投补滞。徐氏谓宜于温补者不多见，洵阅历之言也。（《洄溪医案》）

【张寿颐评议】

是案据徐用方，一剂而喘定神清，声出肢动，诚是少阴气厥，肾家阴寒泛溢之证。确与是方巧合者，虽亦血之冲脑，而正与肝火上冲者相去天渊。此等证候，本不多见，洄溪之言，最宜留意。且案中仅言“气喘厥逆，语涩神昏，手足不举”十二字，并不详其脉象，辨证殊未分明，亦未足为天下后世法。非必续娶少艾者，凡有厥逆，皆不问见证，概授是方也。

徐悔堂《听雨轩杂记》云：薛生白治蔡辅宜，夏日自外归，一厥不起，气息奄然，口目皆闭，六脉俱沉。少妾泣于旁，亲朋议后事。薛谓痰厥，不必书方，且以独参汤灌之。众莫敢决。后邀符姓者入视，曰：中暑也，参不可用，当服清散之剂。众以二论相反，又相顾莫敢决。其塾师冯在田曰：吾闻六一散能祛暑邪，盍先试之？皆以为然。即以苇管灌之，果渐苏。符又投以解暑，病即霍然云云。寿颐谓悔堂叙证且视洄溪沈案为详，而是闭是脱，生白尚不能细辨，则读徐案者，欲弗为生白之续，亦复谈何容易耶！

寿颐又案：少阴之厥，是肾家阴阳二气俱脱于下，致令真元不自收摄，所以气喘肢冷，语涩神昏，手足无力以举。其喘也，必多呼少吸，气息轻微。其色必㿠白无神，其脉必虚微不续。故河间是方，以麦冬、熟地厚腻填阴，萸肉、五味摄纳元气，纯为救脱起见。而巴戟、桂、附温养元阳，苟非下元阴阳二惫，即无一味对证之药。以视肝阳痰热，气火升腾，血冲脑经之闭证，一虚一实，诚然大别，辨识尚属易易。惟闭证之甚者，气息亦渐以衰微，脉状亦渐以窒塞。故人每谓大实者反现虚象，即是此类脉证，则似是而非，明者亦或误认。蔡辅宜之六脉俱沉，岂非闭极使然。更有口目皆闭一证，是实是虚，又一明证。而薛生白徒以少妾吸泣一端，竟致指鹿为马。则洄溪是案，理固不差，寿颐终嫌其言之未详，此是绣出鸳鸯之故智，岂可与言度世之金针耶？（张寿颐《古今医案平议·第二种之第二卷·脱证》）

【原案】

新郭沈又高，续娶少艾，未免不节，忽患气喘厥逆，语涩神昏，手足不举。医者以中风法治之，病益甚。余诊之曰：此《内经》所谓痱证也。少阴虚而精气不续，与大概偏中风、中风痰厥、风厥等病，绝不相类。刘河间所立地黄饮子，正为此而设，何医者反忌之耶？一剂而喘逆定，神气清，声音出，四肢展动。三剂而病除八九。调以养精益气之品而愈。余所见类中而宜温补者，止此一人。识之，以见余并非禁用补药，但必对证，乃可施治耳。

王士雄按：古云真中属实，类中多虚，其实不然。若其人素禀阳盛，过啖肥甘，积热酿痰，壅塞隧络，多患类中。治宜化痰清热，流利机关。自始至终，忌投补滞。徐氏谓宜于温补者不多见，洵阅历之言也。（王士雄《洄溪医案按·痱》）

徐梦香，年近六旬，患手颤不能握管。孟英以通补息风药，吞指迷茯苓丸而安。戊申仲秋，类中，遗溺痰升，昏瞀妄言，汗多面赤，急延王视。脉浮弦洪滑，盖吸受热邪，而连日适服参汤也。与羚羊角、石菖蒲、连翘、栀子、桑叶、川楝、石斛、知母、花粉、竹沥、银花、青蒿、白薇等药。一剂知，二剂神清。乃去羚、菖，加茹、贝、滑石服之。下利赤白如脓垢者数日，始知饥纳谷，渐以调理而愈。（王士雄《王氏医案续编·卷五》）

【张寿颐评议】

手震本是内风煽动之萌。《指迷方》之茯苓丸专治臂痹，以泄化老痰为法。盖络痹多缘痰流经隧而然，风化硝泄痰下行，则气火自降，而肝阳内风，亦以潜息。

所谓通补者，盖寓通于补，宣络养血，必非蛮补可比。迨仲秋类中，则可见此人气火素盛，加以秋阳皎烈，助其浮焰，遂使气血冲脑，有升无降。其遗溺者，下虚不能自摄也。浮弦洪滑，无非火升气升之脉。肝阳正炽，非通灵咸降之羚角，不能有效。余药皆清泄苦降，选择极纯，惟潜阳摄纳，尚宜加以龙、蛎、玳瑁等咸寒重镇。更方加茹、贝，通络化痰，正是要药。下利脓垢，则秽浊既涤，地道通而上升之气火自足。此实证、闭证之正平议也。案中惟“适服参汤”一句，其意盖谓参是温补之误，自明以来，多作是解。颐谓参非温升，当不任此重咎。但观末后下利而始知饥纳谷，可知当时痰浊蟠踞，胸脘不舒，则补药之适以贻祸，亦已彰明昭著矣。（张寿颐《古今医案平议·第二种之第一卷·内风类中血冲脑经病门·昏愦》）

【原案】

徐梦香年近六旬，患手颤不能握管。孟英以通补息风药，吞指迷茯苓丸而安。仲秋类中，遗溺痰升，昏瞀妄言，汗多面赤，急延孟英视之。脉浮弦洪滑，盖吸受热邪，而连日适服参汤也。与羚羊角、石菖蒲、连翘、栀子、桑叶、菊花、楝、斛、知母、花粉、竹沥、银花、蒿、薇等药。一剂知，二剂神清。乃去羚、菖，加茹、贝、滑石投之。下利赤白如脓垢者数日，始知饥纳谷，渐以调理而愈。匝月即能作画，季秋仍幕游江右。

（王孟英《王氏医案续编·卷五》）

徐月岩室，患周身麻木，四肢瘫痪，口苦而渴，痰冷如冰，气逆欲呕，汛愆腹胀，频饮极热姜汤，似乎畅适。深秋延至季冬，服药不愈。孟英诊脉，沉弦而数。曰：溺热如火乎？间有发厥乎？病者唯唯。遂以雪羹、旋、赭、栀、楝、茹、斛、知母、花粉、桑枝、羚羊、橄榄、蛤壳为方，送下当归龙荟丸。服之递效，二十剂即能起榻。乃去羚、赭，加西洋参、生地、苁蓉、藕，投之渐愈。（王士雄《王氏医案续编·卷二》）

【张寿颐评议】

肺热叶焦，乃生痿躄。语出医经，乍读之，大都莫名其理。不佞昨编《麻痧医案平议》，于孟英治姚氏郎瘖后腿痛筋掣一条，始得实在证据，固已申言其理矣。而此案亦以肺为痰热窒塞，乃至周身麻木，四肢瘫痪，又是肺热成痪之确据。虽痰冷如冰，喜饮姜汤，未始不似寒饮。但口渴溲热，脉沉弦数，则正以痰闭不通，胸中阳气，不得宣展。孟英案中，亦再三言之，此又临证时之最易眩惑者。此人舌苔亦可以淡白不赤，故问证一层，最不可忽。（张寿颐《张山雷医集·古今医案平议·第三种之第二卷·痰火》）

【原案】

徐月岩室，患周身麻木，四肢瘫痪，口苦而渴，痰冷如冰，气逆欲呕，汛愆腹胀，频饮极热姜汤，似乎畅适。深秋延至季冬，服药不愈。孟英诊脉，沉弦而数。曰：溺热如火乎？间有发厥乎？病者唯唯。遂以雪羹、旋、赭、栀、楝、茹、斛、知母、花粉、桑枝、羚羊、橄榄、蛤壳为方，送下当归龙荟丸。服之速效，二十剂即能起榻。乃去羚、赭，加西洋参、生地、苁蓉、藕，投之渐愈。（王士雄《王氏医案续编·卷二》）

赵秋舲进士，去秋患左半不遂。伊弟笛楼暨高第许芷卿茂才，主清热蠲痰，治之未能遽效，邀孟英诊之。脉甚迟缓，苔极黄腻，便秘多言。令于药中和入竹沥一碗，且以龙荟、滚痰二丸，相间而投。二丸各用斤许，证始向愈。今春出房，眠食已复，而素嗜厚味，不戒肥甘，孟夏其病陡发。孟英诊之，脉形滑驶如蛇，断其不起。秋初果殁。（王士雄《王氏医案续编·卷四》）

【张寿颐评议】

脉迟且缓，正是闭塞不通所致。龙荟、滚痰，各用斤许，其人湿热痰浊，所蕴深矣。但邪实去矣，正气何如，本书有旁注批语。谓如此而止，殊少善后之法，所见甚允。此病家不知调摄，以为大病已去，不复求治，则医家亦必无毛遂自荐之事，奈之何哉！（张寿颐《张山雷医集·古今医案平议·第三种之第二卷·痰火》）

【原案】

赵秋舲进士，去秋患左半不遂。伊弟笛楼暨高弟许芷卿茂才，主清热蠲痰治之，未能遽效，邀孟英诊之。脉甚迟缓，苔极黄腻，便秘多言。令于药中和入竹沥一碗，且以龙荟、滚痰二丸，相间而投。用药固甚合法，何于脉之迟缓处未见照顾。二丸各用斤许，证始向愈。如此而止，殊少善后之法。今春出房，眠食已复，而素嗜厚味，不戒肥甘，孟夏其病陡发。孟英诊之，脉形滑駃如蛇，断其不起。秋初果殁。（王士雄《王氏医案续编·卷四》）

祝叟，年近古稀。己亥春，仆地痰壅，肢强眼㖞，舌謇不语。孟英视之，投六君子加蝎梢、羚角、胆星、石菖蒲、竹沥、姜汁而安。（王士雄《王氏医案·卷一》）

【张寿颐评议】

此案不言脉舌，终嫌叙证不详。惟方有羚角，可见肝火炎炎，热痰上壅之象。蝎梢、星、菖、竹沥，皆为开痰降逆而设，是亦闭证之甚者。但六君之参、术、甘草，对于“痰壅”二字，犹嫌甘腻助痰，尚沿古法而未脱窠臼。弗谓老人患病，非补莫治。姜汁所以制竹沥之寒滑，且能开痰，但只宜少用，每服三五滴已足，若过多则偾事矣。（张寿颐《古今医案平议·第二种之第一卷·内风类中血冲脑经病门·昏愦》）

【原案】

祝叟年近古稀，己亥春赴席，忽仆地痰涌，肢强眼㖞，舌謇不语。外科王瑞芝荐孟英视之。投六君子加蝎梢、羚羊角、胆星、石菖蒲、竹沥、姜汁而瘳。扶脾抑肝驱痰，面面圆到。（王士雄《王氏医案·卷一》）

水肿医案

陈芷浔主政患疟，跗肿便溏，痰多食少，时欲呕吐，间有郑声。孟英取其脉，微弱而弦，不渴无苔，小溲不赤。乃中虚寒湿为患也。方以六君去甘草，加桂枝、苡仁、白芍、吴萸，投剂即减，半月而愈。（王士雄《王氏医案三编·卷三》）

【张寿颐评议】

此证痰多食少，且欲呕吐，湿痰互阻，显有明征。然舌则无苔，脉则微弱，中气虚馁，已见一斑。加以食少便溏，声音又细，疲惫毕呈。宜补宜温，可谓一定不易之理法。此人舌色淡白，亦可推想得之。拟加炮姜、苓皮、冬瓜皮，似于跗肿便溏亦能切合。（张寿颐《古今医案平议·第一种之第七卷·时病疟疾门·虚疟》）

【原案】

陈芷浔主政患疟，跗肿便溏，痰多食少，时欲呕吐，间有郑声。孟英取其脉微弱而弦，不渴无苔，小溲不赤。乃中虚寒湿为患也。方以六君去甘草，加桂枝、苡仁、白芍、吴萸，投剂即减，半月而愈。(王士雄《王氏医案三编・卷三》)

一妪患面目肢体浮肿，便溏腹胀，肠鸣时痛，饮食日减。医与理中、肾气多剂，病日剧而束手矣。始乞孟英诊焉。按脉弦细，沉之带数，舌绛口干，肿处赤痛，溺少而热。乃阴虚肝热，郁火无从宣泄，而成此病。火愈郁则气愈胀，气愈胀则津愈枯，再服温燥，如火益热矣。授白头翁汤加楝实、银花、元参、丹皮、栀子、冬瓜皮数剂。证减知饥，渐佐养血充津之品而愈。前此诸医谓其山居久受湿蒸，且病起霉雨之时，而又便溏脉细，遂不察其兼证，而群指为寒湿也。(王士雄《王氏医案三编・卷一》)

【张寿颐评议】

此证实非寻常时令热邪滞下，但其初便溏而肠鸣腹痛，皆是厥阴气结，肝络不疏之证。而乃理中、肾气温燥劫阴，自然肝气益滞，其痛益厉，证势乃与液耗津枯之厥阴虚痢同一蹊径。孟英选药半为驯柔肝气，半以解桂附之毒，双管齐下，实与前案异曲同工。(张寿颐《古今医案平议・第一种之第九卷・时病痢疾门・暑热滞下》)

【原案】

一妪患面目肢体浮肿，便溏腹胀，肠鸣时痛，饮食日减。医与理中、肾气多剂，病日剧而束手矣。始乞孟英诊焉。按脉弦细，沉之带数，舌绛口干，肿处赤痛，溺少而热。乃阴虚肝热，郁火无从宣泄而成此病。火愈郁则气愈胀，气愈胀则津愈枯，再服温燥，如火益热矣。授白头翁汤加楝实、银花、元参、丹皮、绿豆皮、栀子、冬瓜皮数剂。证减知饥，渐佐养血充津之品而愈。前此诸医谓其山居久受湿蒸，且病起霉雨之时，而又便溏脉细，遂不察其兼证而群指为寒湿也。嗣有黄梅溪令堂，患证类此，而燥热之药服之更多。肌削津枯，脉无胃气，邀孟英往勘，不遑教药矣。（王士雄《王氏医案三编·卷一》）

淋证医案

许培之令祖母，年踰七旬，久患淋漏，屡发风斑。孟英持其脉弦而滑，舌绛口干。每以犀角、生地、二至、芩、蒿、白薇、玄参、龟板、海螵之类息其暴，甘露饮增损调其常。人皆疑药过凉，孟英曰：量体裁衣，禀属阳旺，气血有余，察其脉色，治当如是。病者乃云：十余年前，偶患崩而广服温补，遂成此恙。始知

先天阳气虽充，亦由药酿为病。（王士雄《王氏医案续编·卷四》）

【张寿颐评议】

此亦温补久蕴之积热，既有脉舌可凭，选药自当如是。淋漏亦厥阴火旺，疏泄太过，议加川柏、白芍、川楝、白头翁、龙、牡。（张寿颐《张山雷医集·古今医案平议·第三种之第二卷·伏火》）

【原案】

许培之令祖母，年逾七旬，久患淋漏，屡发风斑。孟英持其脉弦而滑，舌绛口干。每以犀角、生地、二至、芩、蒿、白薇、元参、龟板、海螵之类息其暴，甘露饮增损调其常。人皆疑药过凉，孟英曰：量体裁衣，禀属阳旺，气血有余，察其脉色，治当如是。病者乃云：十余年前，偶患崩而广服温补，遂成此恙。始知先天阳气虽充，亦由药酿为病。秋杪患寒热如疟，善怒不眠，苦渴易饥，不能纳食。孟英察脉弦数倍常，与清肺蠲痰、柔肝充液之法，渐以向安。今冬有荐吴古年诊治者，询知病原，作高年脱营论，而以血脱益气裁方。初服三四剂，饮食骤增，举家忻幸。已而血漏甚多，眠食欲废。复延孟英视之，仍主前议，果得渐康。（王士雄《王氏医案续编·卷四》）

癃闭医案

舍弟仲韶，于乙卯新秋，陡患洞泄数行，即浑身汗出如洗，奄奄一息。当夜速余往视，脉亦沉细，身凉不热，宛似虚寒之症。惟苔色黄腻，小溲全无，乃湿热病也，与桂苓甘露饮，一剂而瘳。附录于此，以便互勘。（王士雄《归砚录·卷三》）

【张寿颐评议】

此条原本列于慈溪童栻庐《存心稿》吕氏妇病两旬之阴盛格阳一案之末，似乎舍弟为童氏之人。但孟英案三编二卷末叶曾有“弟王士华仲韶校字”一行，则此为孟英治案无疑。盖录童氏治案而又记此案以为反证者，观案末附录二句可知。此人以洞泻数行，而汗出如洗，合以脉细身凉二句，则汗是冷汗，最易误认寒症。惟舌既黄腻，则尖边必不淡白，确为热症。误授参附四逆，必多变幻。原其热病而反恹恹一息，脉细身凉者，必系柔脆体质，大泻之后，真阳已馁，元气不支。差幸舌最有凭，确是审证之第一要诀。正惟其元阳已伤，所以宜于用桂，而独选甘露饮者，必已胃津大耗，渴能引饮，可谓药病针对，自当一啜即瘳。此病明是暑热泄泻，而非霍乱。然霍乱病中，亦必有与此案符合之病理，故附于此，以备学者举一反三之用。（张寿颐《古今医案平议·第一种之第十卷·时病霍乱门·湿热霍乱》）

【原案】

仲韶弟主于叶氏，乙卯新秋，陡患洞泻如注，即浑身汗出如洗，恹恹一息，夤夜速余往勘。脉来沉细，身不发热，俨似虚寒之证。惟苔色黄腻，小溲全无，乃湿热病也。予桂苓甘露饮加厚朴，投匕而瘳。（王士雄《随息居重订霍乱论·第三医案篇·梦影》）

阳痿医案

内因诸病，火证本多。其显而易知者，已各据见证，分录诸门，洵足为审证施治之模范；其别有见证复杂，纲领难寻，而绎其原委，实系积热蕴隆，渐滋变幻者，此其治法，惟孟英潜斋最擅胜场。读其成案，大有灌顶醍醐（是将纯酥油浇到头上，清凉舒适。佛教比喻以智慧灌输于人，使人彻悟。——编者注），魂梦恬安景象。令人耐得百回读，安有不稽首皈依，拜倒莲花座下者。青浦陆氏士愕新编王案分类，特立伏热一门，为学者揭出眉目，最是临证时益智之宗。兹援其例，亦以伏火为一支目，采辑王案杂病数条，树之正鹄，而时病中之热证不与焉。

张养之，年二十岁。弱冠失怙后，即遇无妄之疾，缠绵七载，罄其赀财，经百十三医之手，而病莫能愈。

因广购岐黄家言，静心参考，居然自疗而痊，然鼻已坏矣。抱此不白之冤，自惭形秽，乃闭户学书，专工作楷，其志良可悼也。孟英因与之交，见其体怯面青，易招外感，夏月亦著复衣，频吐白沫。询知阳痿多年，常服温辛之药，孟英屡谏之。而已亥九月间，患恶寒头痛，自饵温散不效，逆孟英诊之。脉极沉重，按至骨则弦滑隐然。卧曲房密帐之中，炉火重裘，尚觉不足以御寒。且涎沫仍吐，毫不作渴，胸腹无胀闷之苦，咳嗽无暂辍之时。惟大解坚燥，小溲不多，口气极重耳。乃谓曰：此积热深痼，气机郁而不达，非大苦寒以泻之不可也。养之初犹疑焉，及见方案，辩论滔滔，乃大呼曰：弟之死生，系乎一家之命，惟君怜而救之。孟英慰之曰：我不惑外显之假象，而直断为实热之内蕴者，非揣度之见，而确有脉证可凭。但请放心静养，不必稍存疑畏。及二三帖后，痛不略减，诸友戚皆诋药偏于峻，究宜慎重服之。有于某者，扬言于其族党曰：养之之命，必送于孟英之手矣。众楚交咻，举家惶惑。次日另延陈启东暨俞某并诊。孟英闻之，急诣病榻前谓曰：兄非我之知己也，则任兄服谁之药，我不敢与闻也。兄苟裕如也，则任兄广征明哲，我不敢阻挠也。今兄贫士也，与我至交也，拮据资囊。延来妙手，果能洞识病情，投剂必效，则我亦当竭力怂恿也。第恐虽识是病，而用药断不能如我之力专而剂大也；苟未能确识是证，而以无毁无誉之方，应酬塞责，则因循养患，谁任其咎也；或竟不识是病，而开口言虚，动手即补，甘言悦耳，兄必信之，我不能坐观成败，如秦人视越人之肥瘠也。今俞某之方如是，陈医殊可却之。速著人赶去辞绝，留此一款，以作药资，不无小补。况连服苦寒，病无增减，是药已对证，不比平淡之剂，误投数帖，尚不见害也。实由热伏深痼，药未及病。今日再重用硝、黄、犀角，冀顽邪蕴毒得以通泄下行，则周身之气机，自然流布矣。养之伏枕恭听，大为感悟，如法服之。越二日，大便下如胶漆，秽恶之气达于户外，而畏寒即以递减，糜粥日以加增。旬日后粪色始正，百日康健胜常。嗣后虽严冬亦不甚畏冷，偶有小恙，辄服清润之方，阳道复兴，近添一女。养之尝颂于人曰：孟英之手眼，或可得而学也，孟英之心地，不可得而及也。我之病，奇病也。孟英虽具明眼，而无此种热情，势必筑室道旁（筑室道谋。造房子请教路人，人多口杂，难以成功。——编者注），乱尝药饵，不能有今日矣。况不但有今日，而十余年深藏久伏之疴，一旦扫除，自觉精神胜昔，可为后日之根基。再生之德，不亦大哉！（王士雄《王氏医案·卷一》）

【张寿颐评议】

此人当初无妄之疾，结果竟坏其鼻，明是梅毒。以湿火鸱张，多服大苦大寒，伤其真阳，因而体怯面青，盛夏不暖，阳事且痿，乃致频服温辛，酿成蕴热。己亥是道光之十九年，孟英三十二岁。脉则极沉而隐隐弦滑，证则便燥而口气秽浊，认为积热深痼，尚属易晓。唯二三帖而病不稍减，则苟无定力定识，即不众楚交咻，亦恐自生眩惑。惟热伏既久，本非一两天所能近功，正以见得透，乃能操得坚。连服苦寒，病无增减，即是对证一层，辩论确有见地。（张寿颐《张山雷医集·古今医案平议·第三种之第二卷·伏火》）

【原案】

张养之弱冠失怙后，即遇无妄之疾，缠绵七载，罄其赀财，经百十三医之手，而病莫能愈。因广购岐黄家言，静心参考，居然自疗而痊，然鼻已坏矣。抱此不白之冤，自惭形秽，乃闭户学书，专工作楷，其志良可悼也。孟英因与之交，见其体怯面青，易招外感，夏月亦著复衣，频吐白沫。询知阳痿多年，常服温辛之药，孟英屡谏之。而己亥九月间，患恶寒头痛，自饵温散不效，逆孟英诊之。脉极沉重，按至骨则弦滑隐然。卧曲房密帐之中，炉火重裘，尚觉不足以御寒，且涎沫仍吐，毫不作渴，胸腹无胀闷之苦，咳嗽无暂辍之时。惟大解坚燥，小溲不多，口气极重耳。乃谓曰：此积热深痼，气机郁而不达，非大苦寒以泻之不可也。养之初犹疑焉，及见方案，辩论滔滔，乃大呼曰：弟之死生，系乎一家之命，惟君怜而救之。孟英慰之曰：我不惑外显之假象，而直断为实热之内蕴者，非揣度之见，而确有脉证可凭。但请放心静养，不必稍存疑畏。及二三帖后，病不略减，诸友戚皆诋药偏于峻，究宜慎重服之。有于某者，扬言于其族党曰：养之之命，必送于孟英之手矣。众楚交咻，举家惶惑，次日另延陈启东暨俞某并诊。孟英闻之，急诣病榻前谓曰：兄非我之知己也，则任兄服谁之药，我不敢与闻也；兄苟裕如也，则任兄广征明哲，我不敢阻挠也。今兄贫士也，与我至交也，拮据资囊。延来妙手，果能洞识病情，投剂必效，则我亦当竭力怂恿也。第恐虽识是病，而用药断不能如我之力专而剂大也。苟未能确识是证，而以无毁无誉之方，应酬塞责，则因循养患，谁任其咎也？或竟不识是病，而开口言虚，动手即补，甘言悦耳，兄必信之，我不能坐观成败，如秦人视越人之肥瘠也。今俞某之方如是，陈医殊可却之。速著人赶去辞绝，留此一款，以作药资，不无小补。况连服苦寒，病无增减，是药已对证，不比平淡之剂，误投数帖，尚不见害也。实由热伏深痼，药未及病。今日再重用硝、黄、犀角，冀顽邪蕴毒，得以通泄下行，则周身之气机，自然流布矣。养之伏枕恭听，大为感悟。如法服之，越二日大便下如胶漆，秽恶之气达于户外，而畏寒即以递减，糜粥日以加增。旬日后粪色始正，百日后康健胜常。嗣后虽严冬亦不甚畏冷，偶有小恙，辄服清润之方，阳道复兴，近添一女。

养之尝颂于人曰：孟英之手眼，或可得而学也；孟英之心地，不可得而及也。我之病，奇病也。孟英虽具明眼，而无此种热情，势必筑室道旁，乱尝药饵，不能有今日矣。况不但有今日，而十余年深藏久伏之痾，一旦扫除，自觉精神胜昔，可为后日之根基。再生之德，不亦大哉！（王士雄《王氏医案·卷一》）

血证/衄血医案

继闻赵秋舲进士令郎子循，每啖蔗则鼻衄必至，或疑蔗为大热之性。孟英曰：蔗甘而凉，然甘味太重，生津之力有余，凉性甚微，荡热之功不足，津虚热不甚炽者，最属相宜，风温证中救液之良药，吾名之曰天生复脉汤。若湿热痰火内盛者服之，则喻氏所谓翻受胃变，从而化热矣。凡药皆当量人之体气而施，岂可拘乎一定之寒热耶？子循之体，水虚而火旺者也，蔗性不能敌，反从其气而化热。正如蔗经火炼则成糖，全失清凉之本气矣，枸杞子亦然。（王士雄《王氏医案续编·卷三》）

【张寿颐评议】

至于甘蔗一物，本不甚凉，而味亦浊腻。赵氏子食蔗必衄，亦必痰热素盛，得其浊腻，壅塞不下，则反以逆上，孟英所谓反能化热，当不其然。（张寿颐《张山

雷医集·古今医案平议·第三种之第二卷·伏火》)

【原案】

继闻赵秋舲进士令郎子循，每啖蔗则鼻衄必至，或疑蔗为大热之性。孟英曰：蔗甘而凉，然甘味太重，生津之力有余，凉性甚微，荡热之功不足，津虚热不甚炽者，最属相宜，风温证中救液之良药，吾名之曰天生复脉汤。若湿热痰火内盛者服之，则喻氏所谓翻受胃变，从而化热矣。凡药皆当量人之体气而施，岂可拘乎一定之寒热耶？子循之体，水虚而火旺者也，蔗性不能敌，反从其气而化热。正如蔗经火炼则成糖，全失清凉之本气矣。枸杞子亦然。眉批：精透之论，由斯类推，可以知药性之功能矣。(王士雄《王氏医案续编·卷三》)

吴酝香之仆吴森，在越患感，旋杭日鼻衄数升，苔黄大渴，脉滑而洪。孟英投白虎汤二剂而安。遽食肥甘，复发壮热，脘闷昏倦。孟英以枳实栀豉汤而瘥。数日后又昏沉欲寐，发热自汗，舌绛溺涩，仍求孟英诊之。左尺细数而花，右尺洪大，是女劳复也。细诘之果然。与大剂滋阴清热药，吞豭鼠矢而愈。(王士雄《王氏医案·卷三》)

【张寿颐评议】

是证大热、大渴，脉滑洪大，白虎汤证具矣。但不言大汗，则鼻衄甚多，正与汗多同一机轴。大清肺胃，

本是天造地设，已不必更加清营止血之药。（张寿颐《古今医案平议·第一种之第三卷·阳明热病》）

【原案】

吴酝香之仆吴森，在越患感，旋杭日鼻衄数升，苔黄大渴，脉滑而洪。孟英投白虎汤二帖而安。遽食肥甘，复发壮热，脘闷昏倦。孟英以枳实栀豉汤而瘥。数日后，又昏沉欲寐，发热自汗，舌绛溺涩，仍求孟英诊之。左尺细数而花，右尺洪大，是女劳复也。细诘之果然。与大剂滋阴清热药，吞豭鼠矢而愈。（王士雄《王氏医案续编·卷三》）

一少年久患内热，鼻衄龈宣，溺赤便艰，睛红口渴，热象毕露。因阳痿经年，医者但知为阳虚之证，而不知有因热而痿之病。遂进温补，其热愈炽。父母不知，为之毕姻。少年大窘，求治于余。脉滑而数，曰：无伤也。与玄参、丹皮、知、柏、薇、栀、石菖蒲、丝瓜络、沙参、蛤壳、竹茹，服六剂，来报昨夜忽然梦遗。余曰：此郁热泄而阳事通矣。已而果然。（王士雄《归砚录·卷四》）

【张寿颐评议】

此条所叙各证，悉属蕴热，当已路人能知。则阳事不举，正是火热上壅，有升无降，而医者反用温补，此人不至狂血陡涌，犹其大幸。孟英选药，颇嫌力量不能中病，然一经清展，而阳事即通。可知此人郁热，尚未顽痛。不佞意中，似乎可用王案《三编》一卷治王氏甥女法，紫雪包吞，亦必有验。芳香清展，未始不可以起热壅之阳痿。（张寿颐《张山雷医集·古今医案平议·第三种之第二卷·伏火》）

【原案】

一少年久患内热，鼻衄龈宣，溺赤便艰，睛红口渴，热象毕露。因阳痿经年，医者但知为阳虚之证，而不知有因热而萎之病。遂进温补，其热愈炽。父母不知，为之毕姻。少年大窘，求治于余。脉滑而数，曰：无伤也。与元参、丹皮、知、柏、薇、栀、石菖蒲、丝瓜络、沙参、蛤壳、竹茹，服六剂，来报昨夜忽然梦遗。余曰：此郁热泄而阳事通矣。已而果然。（王士雄《归砚录·卷四》）

血证/齿衄医案

沈悦亭令正齿衄五日不止，去血已多，诸方不应。孟英脉之，弦滑上溢。投犀角、泽兰、元参、旋覆、生地、花粉、茯苓、牛膝、桃仁、泽泻而安。既而询其经事，本月果已愆期，盖即逆行之候也。继用滋阴清热，乃渐康复。（王士雄《王氏医案续编·卷五》）

【张寿颐评议】

脉既弦滑上溢，而去血已多，犀角直降，自在意中。凡治血上溢者，本宜破瘀。况在妇科，泽兰、桃仁，均是寻常之品。纵未经愈，此证此方，亦无不应之理。山雷每于倒经逆经之名，甚不妥惬，只以气升于上，而为吐衄。斯失其顺降之常，经事自然不下。究竟非即子宫中之月事，倒行而溢出于口鼻齿眼，乃医者迳以逆行定名，虽病理未始不可通，而名称总是太不雅驯。何可为后世法了此等字样。盖亦出于金元以降，似乎六朝唐人尚未有之，此亦中医一道上下床之界限也。后学应须识此，慎勿以不典名词，自污齿颊。（张寿颐《张山雷医集·古今医案平议·第四种之第二卷·咽喉口舌唇齿诸证》）

【原案】

沈悦亭令正齿衄，五日不止，去血已多，诸方不应。孟英脉之，弦滑上溢。投犀角、泽兰、元参、旋覆、生地、花粉、茯苓、牛膝、桃仁、泽泻而安。既而询其经事，本月果已愆期，盖即逆行之候也。继用滋阴清热，乃渐康复。（王士雄《王氏医案续编·卷五》）

血证/便血医案

韩贡甫于去冬偶患足疮，疡科治之疮愈，而大便下血，渐至腰背疼胀。医谓甚虚，率投温补，病日以剧。迨仲春寒热时作，卧榻不起，诸医束手，已治木矣。所亲陈季竹嘱延孟英图之，脉弦缓而涩，苔黄溺赤，饮食不思。曰：此药病也。良由气机郁滞，湿热不清，补药乱投，病渐入血，然犹自寻出路。奈医者不知因病而下血，不治其病，徒涩其血。则气机愈窒，营卫不通，寒热不饥，固其宜也。而又疑为土败阴亏，脾肾两补，药力愈峻，病势愈危。若我视之，原非大病，肯服吾药，不日可瘳。乃兄聪甫闻之，大为折服。以海蛰、芦菔汤煎芦根、厚朴、丝瓜络、通草、白薇、栀子、楝实、竹茹等药投之。三剂而寒热不作，胃渐知饥。旬余血止溺澄，各恙皆已。改服清养药而康。（王士雄《王氏医案三编·卷一》）

【张寿颐评议】

此证变化于疮疡之后，岂其时杭垣治疡诸家，无一非温补是尚？观于孟英案中，凡涉外疡，几无一不以温补贻误，盖可想见。此人便血，必由热药伤营所致，渐至腰背疼胀，无非热痰络阻。且复补之愈峻，那不窒塞益加。孟英仍从清肃肺胃、泄热通络著手，不问其现状之何若，而但于病源上直抉其根株。譬如高屋建瓴，源既清而流又安有不洁之理，终不外乎“运枢机、通经络”之六字神秘。此等治验，真是匪夷所思。读者需汇集一处，合而参之，始知饮我上池，其则不远。彼头痛治头、脚痛治脚者，又乌能望见此中精髓。（张寿颐《张山雷医集·古今医案平议·第三种之第二卷·痰火》）

【原案】

韩贡甫于去冬偶患足疮，疡科治之疮愈，而大便下血，渐至腰背疼胀。医渭其虚，率投温补，病日以剧。迨仲春寒热时作，卧榻不起。诸医束手，已治木矣。所亲陈季竹嘱延孟英图之，脉弦缓而涩，苔黄溺赤，饮食不思。曰：此药病也。良由气机郁滞，湿热不清，补药乱投，病渐入血，然犹自寻出路。奈医者不知因病而下血，不治其病，徒涩其血，则气机愈窒，营卫不通，寒热不饥，固其宜也。而又疑为土败阴亏，脾肾两补，药力愈峻，病势愈危。若我视之，原非大病，肯服吾药，不日可瘳。乃兄聪甫闻之，大为折服。以海蜇、芦菔汤煎芦根、厚朴、丝瓜络、通草、白薇、栀子、楝实、竹茹等药投之。三剂而寒热不作，胃渐知饥。旬余血止溺澄，各恙皆已。改服清养药而康。（王士雄《王氏医案三编·卷一》）

血证/尿血医案

胡振华以花甲之年，患溺后出血水甚痛，自云溲颇长澈，似非火证。孟英察脉有滑数之象。与玄参、生地、犀角、栀、楝、槐蕊、侧柏、知母、花粉、石斛、银花、甘草梢、绿豆等药，旬日而痊。逾四载以他疾终。（张寿颐《张山雷医集·古今医案平议·第三种之第二卷·伏火》）

【原案】

胡振华以花甲之年，患溺后出血水甚痛，自云溲颇长澈，似非火证。孟英察脉有滑数之象。与玄参、生地、犀角、栀、楝、槐蕊、侧柏、知母、花粉、石斛、银花、甘草梢、绿豆等药，旬日而痊。逾四载以他疾终。（王士雄《王氏医案续编·卷二》）

陈足甫溲后见血，管痛异常，减餐气短。孟英以玄参、生地、知母、楝实、银花、侧柏叶、栀子、桑叶、丹皮、绿豆为方，藕汤煎服。二剂病大减。乃去丹皮、柏叶，加西洋参、熟地，服之而瘥。（王士雄《王氏医案续编·卷二》）

【张寿颐评议】

溲血多由蕴热下注，读孟英（原缺，据文义补。——编者注）二条治法，可见一斑。（张寿颐《张山

雷医集·古今医案平议·第三种之第二卷·伏火》）

【原案】

陈足甫溲后见血，管痛异常，减餐气短。孟英以玄参、生地、知母、楝实、银花、侧柏叶、栀子、桑叶、丹皮、绿豆为方，藕汤煎服。二剂病大减。乃去丹皮、柏叶，加西洋参、熟地，服之而瘥。（王士雄《王氏医案续编·卷二》）

痰饮医案

陈叟，久患痰嗽气逆。夏初因恶寒，自服理中药，遂痰中带血，气喘而厥，二便不通，冷汗腹胀。孟英察脉洪大，按腹如烙。与苇茎汤加栀、楝、旋、贝、花粉、海蜇，外以田螺、大蒜、车前草捣贴脐下，即溺行而平。（王士雄《王氏医案续编·卷二》）

【张寿颐评议】

痰咳久缠，已是肺不清肃。误服温药，而有升无降，肺热郁窒，达乎极点。清肺化痰，药极平淡，而应手有功，可谓孟英独得之秘。外治法亦佳。（张寿颐《张山雷医集·古今医案平议·第三种之第二卷·痰火》）

【原案】

陈叟久患痰嗽气逆，肺气不清。夏初因恶寒，热结在肺。自服理中汤，遂痰中带血，气喘而厥，二便不通，冷汗腹胀。孟英察脉洪大，按腹如烙。与苇茎汤加栀、楝、旋、贝、花粉、海蜇，外以田螺、大蒜、车前草捣贴脐下，即溺行而平。（王士雄《王氏医案续编·卷二》）

大江以南，土薄水浅。人在气交之中，每多湿痰为病。加以禀赋孱弱，阴偏虚而火偏炽，灼液成痰，尤其多数。是以吾侪所见，痰火为患，几于无日无之。第考古人治案，则选药未尽纯粹，尚难则效。近惟王氏孟英，清肃开泄，最擅胜场。且量体裁衣，斟酌损益，随机应变，举重若轻，每每以极平淡之药物，立起最危疑之沉疴，真可谓前无古人，后无来者。此非不佞薄视前代名贤，独于孟英阿私所好。亦缘往者治痰，多在寒饮一边，而痰热蟠踞，幻化不穷，于古尚鲜此病。是以痰火一门，断推孟英首屈一指。爰即哀集潜斋诸案，汇而录之，引申其义，以与同学共相研摩，获益必多。其时病中之痰热各案，则仍系之于时病各类，不与杂病之痰火溷厕焉。

萧某素患痰多，常服六君子汤，偶延孟英诊之，脉细数而兼弦滑。曰：六君亟当屏绝，病由阴亏火盛，津液受灼而成痰，须服壮水之剂，庶可杜患将来。萧因向吸鸦片烟，自疑虚寒，滋阴不敢频服。继患咽痛，专科治而不效，仍乞诊于孟英。因谓曰：早从吾策，奚至是耶？此阴虚于下，阳浮于上，喉科药不可试也。大剂育阴潜阳，其痛日瘥，而喉腭皆形白腐。孟英曰：吸烟既久，毒气熏蒸之故耳。令吹锡类散，始得渐退。

愈后复患滞下，孟英曰：今利痢虽盛行，而此独异于人，切勿以痢药治之。盖火迫津液，结为痰饮，酿以烟毒，熏成喉患。吾以燃犀之照，而投激浊扬清之治。病虽愈矣，内蕴之痰浊尚多，奈向来为温补药所禁锢于肠胃曲折之间，而不得出。今广投壮水之剂，不啻决江河而涤陈莝，岂可与时行暑热之痢同年而语耶？治不易法，食不减餐，日数十行，精神反加。逾月之后，大解始正。计服甘凉药二百剂，肌肉复充，痰患若失。（王士雄《王氏医案续编·卷一》）

【张寿颐评议】

此人既是痰多，而孟英主治，一则曰壮水之剂，再则曰滋阴。迨至咽痛白腐，而又曰大剂育阴潜阳，末后且结之以服甘凉约二百剂一句。则自始至终，只有甘寒滋润，而竟未尝一用泄化痰浊之药，颇似药病不甚针对。要之黑籍中人，津液多为烟毒灼烁，其舌苔颇有两类。一则痰浊窒塞，肺胃不肃，其舌黄厚浊垢，甚则裂纹斑剥，必须重与开泄，而甘凉未必相宜；一则津液云亡，虽有凝痰，而舌则光红如镜，甚且带燥。此案始终不言舌色，殊是厥典。惟以潜斋一路用药证之，必是无苔光燥之舌，则可想而知。甘润频投，而浊垢能从大便排泄，日数十行，不觉其苦。惟其水到，然后渠成。设或误与消克，则祸必捷于眉睫矣。（张寿颐《张山雷医集·古今医案平议·第三种之第二卷·痰火》）

【原案】

萧某素患痰多，常服六君子汤，偶延孟英诊之，脉细数而兼弦滑。曰：六君亟当屏绝，病由阴亏火盛，津液受灼而成痰，须服壮水之剂，庶可杜患将来。萧因向吸鸦片烟，自疑虚寒，滋阴不敢频服。继患咽痛，专科治而不效，仍乞诊于孟英。因谓曰：早从吾策，奚至是耶！此阴虚于下，阳浮于上，喉科药不可试也。大剂育阴潜阳，其痛日瘥，而喉腭皆形白腐。孟英曰：吸烟既久，毒气熏蒸之故耳。令吹锡类散，始得渐退。（王士雄《王氏医案续编·卷一》）

吴酝香大令宰金溪，自春仲感冒而起，迨夏徂秋，痰多气逆，肌肉消瘦。延至初冬，诸证蜂起，耳鸣腰痛，卧即火升，梦必干戈，凛寒善怒。多医咸主补虚，迄无小效，卧理南阳，已将半载。群公子计无所施，飞函至家，嘱大公子汾伯副车，叩求孟英来署，已冬仲之杪日矣。诊脉弦细，而左寸与右尺甚数，右寸关急搏不调，且病者颈垂不仰，气促难言，舌黯无苔，面黧不渴。孟英曰：病虽起于劳伤挟感，而延已经年。然溯其所自，平昔善饮，三十年来，期在必醉。非仅外来之客邪失于清解，殆由内伏之积热，久锢深沉。温补杂投，互相煽动，营津受烁，肉削痰多，升降愆常，火浮足冷，病机错杂，求愈殊难。既承千里相招，姑且按经设法。以石膏、知母、花粉、黄芩等清肺涤痰，青蒿、鳖甲、栀子、金铃等柔肝泄热，玄参、女贞、天冬、黄柏等壮水制火，竹茹、旋覆、杷叶、橘红等宣中降气，出入为方。间佐龙荟丸，直泻胆经之酒毒，紫雪丹搜逐隧络之留邪。服三剂而舌布黄苔，蕴热渐泄。服六剂而嗽减知饥，渴喜热饮，伏痰渐化。季冬八日，即能出堂讯案。十剂后凛寒始罢，足亦渐温，肺气已得下降，望日出署行香。继而兵火之梦渐清，夜亦能眠，迎春东郊，审结积案，亦不觉其劳矣。方中参以西洋参、生地、麦冬充其液，银花、绿豆、雪羹化其积。至庚戌岁朝，各处贺年，午后护日，极其裕如，且肌肉渐丰，面黑亦退。药之对病，如是之神。调养至开篆时，起居如旧，各恙皆瘥。而孟英将赴宜黄杨明府之招，酝香为录其逐日方案，跋而帙之，兹特采其大略如此。

原书眉评：酝香之证，予于五月间曾为一视。知其感受温邪，投以清解，三服后颇觉轻减。又以赴饮而病复如故，然步履尚无恙也。后乃惑于温补之说，熟地、鹿胶等腻滞之药恣服不辍。比孟英至，而其势已棘。虽逐渐清解，大势向愈，然病久元虚，邪去而正亦随之，

此所以终于不起也。（王士雄《王氏医案续编·卷六》）

【张寿颐评议】

此病之证情曲折，孟英叙述已极明晰。凌氏眉评，且证明熟地、鹿胶温腻助虐，正如油之入面，益加纠结，邪愈聚而正亦愈虚。孟英用药，且养且通，苦心孤诣。虽不能挽回造化，彻底全功，而五旬间之斟酌合度，未尝不覆杯得效，亦可谓已尽治医之能事矣。按王案此卷，署名同郡凌霄九峰续辑，则此评为凌氏手笔。（张寿颐《张山雷医集·古今医案平议·第三种之第二卷·痰火》）

【原案】

吴酝香大令宰金溪，自春仲感冒而起，迨夏徂秋，痰多气逆，肌肉消瘦。延至初冬，诸证蜂起，耳鸣腰痛，卧即火升，梦必干戈，凛寒善怒。多医咸主补虚，迄无小效，卧理南阳，已将半载。群公子计无所施，飞函至家，嘱大公子汾伯副车，叩求孟英来署，已冬仲之杪日矣。诊脉弦细，而左寸与右尺甚数，右寸关急搏不调，且病者颈垂不仰，气促难言，舌黯无苔，面黧不渴。孟英曰：病虽起于劳伤挟感，而延已经年。然溯其所自，平昔善饮，三十年来，期在必醉。非仅外来之客邪，失于清解，殆由内伏之积热，久锢深沉。温补杂投，互相煽动，营津受烁，肉削痰多，升降愆常，火浮足冷，病机错杂，求愈殊难。既承千里相招，姑且按经设法。以石膏、知母、花粉、黄芩等清肺涤痰，青蒿、鳖甲、栀子、金铃等柔肝泄热，元参、女贞、天冬、黄柏等壮水制火，竹茹、旋覆、杷叶、橘红等宣中降气，出入为方。间佐龙荟丸，直泻胆经之酒毒，紫雪丹搜逐隧络之留邪。服三剂而舌布黄苔，蕴热渐泄。服六剂而嗽减知饥，渴喜热饮，伏痰渐化。季冬八日，即能出堂讯案。十剂后凛寒始罢，足亦渐温，肺气已得下降。望日出署行香，继而兵火之梦渐清，夜亦能眠，迎春东郊，审结积案，亦不觉其劳矣。方中参以西洋参、生地、麦冬充其液，银花、绿豆、雪羹化其积。至庚戌岁朝，各处贺年，午后护日，极其裕如，且肌肉渐丰，面黑亦退。药之对病，如是之神。调养至开篆时，起居如旧，各恙皆瘥。而孟英将赴宜黄杨明府之招，酝香为录其逐日方案，跋而帙之，兹特采其大略如此。

原书眉评：酝香之证，予于五月间曾为一视。知其感受温邪，投以清解。三服后颇觉轻减，又以赴饮而病复如故，然步履尚无恙也。后乃惑于温补之说，熟地、鹿胶等腻滞之药恣服不辍，比孟英至而其势已棘。虽逐渐清解，大势向愈，然病久元虚，邪去而正亦随之，此所以终于不起也。（王士雄《王氏医案续编·卷六》）

赵春山司马，向患痰嗽。自秋仲以来，而一旬半月之后，病必复至。延至季冬，董兰痴鹾尹嘱其质于孟英。按脉滑数，舌绛苔黄，渴饮溲赤，动则喘逆，夜不成眠，痰多畏冷，自问不能起矣。孟英曰：无恐也，不过膏粱酿痰，温补助热，是为病根。迨夏吸暑邪，互相轇輵，秋半而发，势颇类疟。古年虽识其证，惜手段小耳。因与羚羊、豆豉、连翘、薄荷、知母、花粉、竹茹、贝母、旋覆、海蜇、玄参、栀子、醒头草、梨汁等药，服五剂，热退不畏冷。去前四味，加沙参、麦冬、葳蕤、枇杷叶，渐能安寐，各恙递减。再加生地，服匝月而体健胜昔，登高不喘。司马云：余昔曾服参茸大补之药而阳痿，今服君方而沉疴顿起，乃知药贵对证，不贵补也。（王士雄《王氏医案续编·卷四》）

【张寿颐评议】

此人久服参茸而为痰嗽，甚至寒热如疟，且发必一旬半月。顽痰胶固，真阴耗竭。始用羚角，亦治药误。善后之法，参入滋养，是阴虚液耗者必不可少之诀。（张寿颐《张山雷医集·古今医案平议·第三种之第二卷·痰火》）

【原案】

赵春山司马，向患痰嗽。自秋仲以来，及发寒热，吴古年从伏暑化疟治，颇为应手。而一旬半月之后，病必复至。延至季冬，董兰痴鹾尹嘱其质于孟英。按脉滑数，舌绛苔黄，渴饮溲赤，动则喘逆，夜不成眠，痰多畏冷，自问不能起矣。孟英曰：无恐也，不过膏粱酿痰，温补助热，是为病根。迨夏吸暑邪，互相轇轕，秋半而发，势颇类疟。古年虽识其证，惜手段小耳。因与羚羊、豆豉、连翘、薄荷、知母、花粉、竹茹、贝母、旋覆、海蜇、玄参、栀子、醒头草、梨汁等药。服五剂，热退不畏冷。去前四味，加沙参、麦冬、葳蕤、枇杷叶，渐能安寐，各恙递减。再加生地，服匝月而体健胜昔，登高不喘。司马云：余昔曾服参茸大补之药而阳痿，今服君方而沉疴顿起，乃知药贵对证，不贵补也。（王士雄《王氏医案续编·卷四》）

汗证医案

胡秋纫于酷热时，偶有不适，医以柴葛香薷饮散之，反恶寒胸痞。更医用枳、朴、槟榔以泻之，势日剧。王视之，自汗不收，肢背极冷，奄奄一息，脉微无神。曰：禀赋素亏，阳气欲脱，此必误认表证使然。与救逆汤加参、芪，服之渐安。继以补气生津，调理匝月而愈。（王士雄《王氏医案·卷二》）

【张寿颐评议】

脉微肢背冷，已是大汗亡阳之候。然孟英止用桂枝、龙、牡，不投桂、附，以时令酷热，津液已伤，刚燥劫津，理当知避。此又黄芪建中治汗多畏冷之正法。

彼一见汗多，即投辛热者，其亦可以废然知所返乎？自汗不收，本可不必去芍，孟英盖以其在既泻之后，故避阴药。即仲景所谓胃气弱易动者，当减芍药之例。且本论自有去芍药之救逆一法，则援引成例，固亦恰合病机耳。（张寿颐《古今医案平议·自汗证》）

【原案】

胡秋纫于酷热时，偶有不适，医以柴葛香薷散之，反恶寒胸痞。更医用枳、朴、槟榔以泻之，势日剧。延孟英视之。自汗不收，肢背极冷，奄奄一息，脉微无神。曰：禀赋素亏，阳气欲脱，此必误认表证使然。与救逆汤加参、芪，服之渐安。继以补气生津，调理匝月而痊。（王士雄《王氏医案·卷二》）

黟人叶殿和，庚寅秋患感（道光十年），旬日后汗出昏瞀。王曰：此真阴素亏，过服升散，与仲圣误发少阴汗同例。下竭则上厥，岂得引亡阳为比，而以桂附速其毙耶。以玄参、地黄、知母、甘草、白芍、黄连、茯苓、小麦、龟板、鳖甲、牡蛎、驴皮胶为大剂，投之得愈。（王士雄《王氏医案·卷一》）

【张寿颐评议】

此所谓亡阴而未至亡阳，只宜滋填潜降，养阴为主，而不可误投刚燥者。颐（指张寿颐。——编者注）于二十年前，季秋偶感寒热，三日后，热炽而寒已除。

惟时习医而未敢自信，延里中某世医诊治。方用淡豆豉三钱，连服三剂，汗出三四日，烘热不已，凡至昏瞀。盖未知肆中豆豉，含有麻黄，致肇此祸。舌蜕全光，红润不燥，而渴引频仍。乃自服玄参、鳖甲、石膏、知母、参、麦、龙、牡、龟板等，大剂滋填摄降，渐以即安。然胃纳健而不能离床褥者百日，正合孟英此案。真阴素亏，误发少阴汗之论，是不可误认少阴宜温者。卢氏上条，证亦同此，而谓参附可治，宁非大谬？（张寿颐《古今医案平议·自汗证》）

【原案】

黟人叶殿和，庚寅秋患感。旬日后汗出昏瞀，热甚阴竭之象。医皆束手，乃甥余薇垣浼孟英勘之。曰：此真阴素亏，过服升散，与仲圣误发少阴汗同例。此例精当，下竭则上厥，岂得引亡阳为比，而以附、桂速其毙耶。以玄参、地黄、知母、甘草、白芍、黄连、茯苓、小麦、龟板、鳖甲、牡蛎、驴皮胶为大剂，投之得愈。（王士雄《王氏医案·卷一》）

无棣张柳吟封翁，道光乙未夏，道出武林中人郑九，途次染恙。前医用药后，汗出昏狂，精流欲脱。孟英切其脉，数且乱，沉取极细。曰：此证颇危，亦斯人之阴分素亏，不可谓附桂之罪。封翁曰：长者也，不斥前手之非以自伐，不以见证之险而要誉。王用玄参、知、柏、桑枝、龙、牡、生地、白芍、甘草、百合、石斛、栀子、盐水炒豆豉，为大剂灌之，下咽即安。次日去栀、豉、甘草，加龟板、鳖甲、盐水炒橘红，十余帖而安。（王士雄《王氏医案·卷一》）

【张寿颐评议】

此以阴虚之体，误服桂、附，而变证如此。药用龙、牡，仍是为潜镇止汗，昏瞀狂越，双方兼顾之治，非独治精滑，仍与上条同此一理。惟豆豉既有麻黄汤在内，此证大非所宜。岂孟英当时，杭垣药肆，尚不以麻黄汤制豉耶？（张寿颐《古今医案平议·自汗证》）

【原案】

无棣张柳吟封翁，于乙未夏偕令嗣恒斋刺史赴滇南任，道出武林。其家人郑九者，封翁宠人之弟也，途次抱恙。抵杭日招越医陈六顺诊治，服药后汗出昏狂，精流欲脱。封翁大骇，躬诣孟英以希挽救。孟英切其脉，既数且乱，沉取极细。乃语封翁曰：此证颇危，生机仅存一线。亦斯人之阴分素亏，不可竟谓附、桂之罪也。封翁闻言大悦，曰：长者也。不斥前手之非以自伐，不以见证之险而要誉。相见恨晚，遂订忘年之交。彼此尽吐生平，始知封翁最喜谈医，岐黄之言，无所不览。惟不肯为人勘病，亦慎重之意耳。于是孟英以元参、知、柏、桑枝、龙、牡、生地、白芍、甘草、百合、石斛、栀子、盐水炒淡豆豉为大剂盛之，下咽即安。次日去

栀、豉、甘草，加龟板、鳖甲、盐水炒橘红，十余帖而康。（王士雄《王氏医案·卷一》）

许少卿室，故医陈启东先生之从女也。夏初患感，何新之十进清解，病不略减，因邀诊于孟英。脉至弦洪豁大，左手为尤，大渴大汗，能食妄言，面赤足冷，彻夜不瞑。孟英曰：症虽属温，而真阴素亏，久伤思虑，心阳外越，内风鸱张。幸遇明手，未投温散，尚可无恐。与龙、牡、犀、珠、龟板、鳖甲、贝母、竹沥、竹叶、辰砂、小麦、元参、丹参、生地、麦冬为大剂投之。外以烧铁淬醋，令吸其气，蛎粉扑止其汗；打生附子贴于涌泉穴。甫服一剂，所亲荐胡某往视，大斥王议为非，而主透疹之法。病家惑之，即煎胡药进焉。病者神气昏瞀，忽视世父启东扼其喉，使药不能下嗌，且嘱云：宜服王先生药。少卿闻之大骇，专服王药，渐以向愈。而阴不易复，频灌甘柔滋填，月余始能起榻，季夏汛行。惟情志不怡，易生惊恐。与麦、参、熟地、石英、茯神、龙眼、甘麦、大枣、三甲等物善其后。秋杪归宁，微吸客邪，寒热如疟。孟英投以清解，已得向安。胡某闻之，复于所亲处云：此证实由夏间治法不善，以致邪气留恋，再服清凉，必死无疑。汤某复从而和之，许氏即招汤某诊治。谓其阳气伤残，沉寒久伏，以理中汤加威灵仙、桂枝、半夏、厚朴、姜、枣等药。

病者颇疑药太燥烈，汤复说得天花乱坠，病家惑之。初服胃气加倍，继而痰嗽不饥，黄苔满布，肌削汛断，内热汗多，心悸不眠，卧榻不起。病者坚却其药，然已进二十剂矣。再邀何新之商之，亦难措手，仍嘱其求诊于孟英。按脉弦细软数，篡患悬痈，纵有神丹，不可救药矣！（王士雄《王氏医案续编·卷四》）

【张寿颐评议】

此真阴久虚之体，一感温热，而虚阳尽浮于上。本实先拨，脉症皆已脱根，症情危迫。故惟以大剂滋填收摄，庶几精气神得以反归故宅。此开手全未误于温散，而见症犹如是之剧。设遇庸手，稍稍解表，则得微汗而脱即随之矣。从可知温症误表，殆无不偾事于不知不觉之中者。市医又何能梦见及此，犹谓当用透疹之法。程度不齐，彼此霄壤，那不可叹！至谓昏瞀中忽见鬼扼其喉，说者或疑为妄，宋征于鬼，未免等于左氏之浮夸。抑知病在元气散亡之时，神魂离舍，固是事之所必有。且本属一气之谊，当自有临之在上、质之在旁者。思之思之，鬼神通之，哪得不尽其呵护之职！正可使庸俗冒昧之徒，自知学问未到，方且为鬼物所不容。或尚能有所警觉，而稍知戒惧，是亦一则醒世格言，不当斥为荒诞者。至于调理之后，汛事已行，而犹多怒多恐，仍是真阴未复，心肾交虚。总之根本久伤，已非草根木实所能补到娲皇以上之天，纵令大剂滋填，亦只人事之不可不尽。其秋杪复感，安知非久虚未复之变幻。彼不操刃而杀人者，不过速其败亡耳！颐窃谓，即请孟英一手栽培，或亦未必无意外爻象。赖有替人，代之受过，而孟英无求全之毁，亦何必非孟英之幸。否则为德不卒，纵有斡旋之手，必无起死之方，转无以间执谗慝之口矣。惟胡、汤二氏所说，则谬妄已极，本无可议价值。但清凉则留恋邪气，使早投温补，留恋又复何如？理中加味，不伦不类。请以二人之氏冠之，名曰“胡涂汤”，悬之国门，以昭炯戒可乎？弦细非软，必传写有误。（张寿颐《古今医案平议·第一种之第四卷·昏狂》）

【原案】

许少卿室，故医陈启东先生之从女也。夏初患感，何新之十进清解，病不略减，因邀诊于孟英。脉至弦洪豁大，左手为尤，大渴大汗，能食妄言，面赤足冷，彻夜不眠。孟英曰：症虽属温，而真阴素亏，久伤思虑，心阳外越，内风鸱张。幸遇明手，未投温散，尚可无恐。与龙、牡、犀、珠、龟板、鳖甲、贝母、竹沥、竹叶、辰砂、小麦、元参、丹参、生地、麦冬为大剂投之；外以烧铁淬醋，令吸其气；蛎粉扑止其汗；捣生附子贴于涌泉穴。甫服一剂，所亲荐胡某往视。大斥王议为非，而主透疹之法，真盲人。病家惑之，即煎胡药进焉。病者神气昏瞀，忽见世父启东扼其喉，使药不能下嗌，且嘱云：宜服王先生药。少卿闻之大骇，专服王药，渐以向愈。而阴不易复，频灌甘柔滋镇，月余始能起榻，季夏汛行。惟情志不怡，易生惊恐。与麦、参、熟地、石英、茯神、龙眼、甘麦、大枣、三甲等药善其后。一定不易之法。秋杪归宁，微吸客邪，寒热如疟。孟英投以清解，已得向安。胡某闻之，复于所亲处云：此证实由夏间治法不善，以致邪气留恋，再服清凉，必死无疑。眉批：服清解药，致邪气留恋，岂服滋补药邪气反不留恋耶？此等人而亦自命为医，岂非怪物。汤某复从而和之。许氏即招汤某诊治，总是病者该死，故一时有此二妖孽。谓其阳气伤残，沉寒久伏，以理中汤加威灵仙、桂枝、半夏、厚朴、姜、枣等药。既已沉寒，焉能作寒热？勿论其认证之误与不误，即理中汤亦有此等加减法耶？病者颇疑药太燥烈，汤复膏吞拭舌，说得天花乱坠，病家惑之。初服胃气倍加，继而痰嗽不饥，黄苔满布，肌削汛断，内热汗多，心悸不眠，卧榻不起。病者坚却其药，然已进二十剂矣。再邀何新之商之，亦难措手，仍嘱其求诊于孟英。按脉弦细软数，篡患悬痈，纵有神丹，不可救药矣。（王士雄《王氏医案续编·卷五》）

叶茂栽年三旬余，寒热时作，脉微欲绝，语难出声，舌光无苔，筋惕肉瞤。亟宜救逆，合建中灌之，覆杯即安，续以多剂培补而起。（王士雄《王氏医

案·卷三》）

【张寿颐评议】

此本阳虚，又作疟治，当是柴、葛升散，遂致脉微欲绝，言语无神，舌光筋惕。此必汗出更多，阴阳两竭，真武似亦可用。殆舌光津耗，故避刚燥，并忌茯苓渗泄。其用救逆建中，与上二条，同一轨则。（张寿颐《古今医案平议·自汗证》）

【原案】

叶茂栽年三旬余，寒热时作，身振多汗，医从疟治，数日而危。速孟英视之，脉微欲脱，语难出声，舌光无苔，筋惕肉瞤。亟宜救逆合建中汤灌之，覆杯即愈，续服多剂培补而安。（王士雄《王氏医案三编·卷三》）

余某年三十余，发热数日。医投凉解之法，遂呕吐自汗，肢冷神疲。孟英诊之，脉微弱。曰：内伤也，岂可视同伏暑，而一概治之，不详辨其证耶？与黄芪建中去饴，加龙骨、生姜、茯苓、橘皮，投剂即安。续加参、术，逾旬而愈。（王士雄《王氏医案·卷一》）

【张寿颐评议】

此脾胃素馁之人，中阳无权，而为发热，正合东垣补中益气之证。所以误服凉解，而呕吐自汗，肢冷脉微。王谓内伤，即指清阳不振而言。然既已自汗，则东垣成法，又不可用。改授黄芪建中，立中气，温分肉，而固表阳。去饴以避甘满，加龙骨以敛阴液，生姜、陈皮温胃定逆，继加参、术专补中虚，选用各物，无不丝丝入扣。（张寿颐《古今医案平议·自汗证》）

【原案】

余某年三十余，发热数日。医投凉解之法，遂呕吐自汗，肢冷神疲。重延孟英诊之，脉微弱。曰：内伤也，岂可视同伏暑，而一概治之，径不详辨其证耶！与黄芪建中去饴，加龙骨、生姜、茯苓、橘皮，投剂即安。续加参、术，逾旬而愈。（王士雄《王氏医案续编·卷一》）

虚损医案

郎氏妇崩后淋带，五内如焚，溲热口干，不饥脘闷，腰疼肌削，卧榻呻吟，头眩耳鸣，夜不能寐，脉来细数，少腹不舒。滋补杂投，皆不见效。余以菖蒲、沙参、斛、柏、薇、黄芩、蛤壳、冬瓜子、藕、十大功劳，先为清展。服五帖，热退渴解，脘舒安谷，且能起坐，夜亦能眠，其气机已调畅矣。参入潜阳养血而痊。（王士雄《归砚录·卷四》）

【张寿颐评议】

此亦阴虚内热，而脘闷不饥者，先与清展，次则潜阳，善后乃与滋养，先后次序，亦与上条一副机杼。（张寿颐《张山雷医集·古今医案平议·第三种之第二卷·虚火》）

【原案】

郎氏妇崩后淋带，五内如焚，溲热口干，不饥脘闷，腰疼肌削，卧榻呻吟，头晕耳鸣，夜不能寐，脉来细数，少腹不舒。滋补杂投，皆不见效。余以沙参、菖蒲、斛、柏、薇、苓、蛤壳、冬瓜子、藕、十大功劳，先为清展，服五帖热退渴解，脘舒安谷，且能起坐，夜亦能眠，其气机已调畅矣。参入潜阳养血而痊。（王士雄《归砚录·卷四》）

沈峻扬令妹，年逾五旬，体素瘦弱，不能寐者数夜，证遂濒危。乃兄延孟英视之，目张不能阖，泪则常流，口开不能闭，舌不能伸，语难出声，苔黄不渴，饮不下咽，足冷不温，筋瘈而疼，胸膈板闷，溲少便闭，身硬不柔，脉则弦细软涩，重按如无。或疑中暑，或虑虚脱。孟英曰：身不发热，神又不昏，非中暑也。二便艰涩，咽膈阻闷，非脱证也。殆由情志郁结，怒木直升，痰亦随之，堵塞华盖，故治节不行，脉道不利也。误进补药，其死可必，但宜宣肺，气行自愈。方用紫

菀、白前、兜铃、射干、菖蒲、枇杷叶、丝瓜络、白豆蔻。果一剂知，四剂瘳。（王士雄《王氏医案·卷三》）

【张寿颐评议】

阴虚阳越，五志火升，有阳无阴，当然可以不寐。迁延数天，而脉证如是，疑闭疑脱，人情之常。孟英以神志不昏，而辨其非闭；便涩胸闷，而辨其非脱，大有见地。清肃肺气，诚是此公绝妙伎术。但以今日眼光观之，已是气火挟痰，有升无降，冲激震脑，神经失灵敏，盖亦与或闭或脱之证，相去不过一间。如其再延二日，不得对证良药，无不告危。孟英原方，尚嫌太淡，议加痰药如贝母、竹黄，而介类涵阳之三甲，亦不可少。惟误作闭治，而投脑、麝走窜，或误作脱治，而与参、术蛮补，则皆是杀人之利刃耳。（张寿颐《张山雷医集·古今医案平议·第三种之第二卷·痰火》）

【原案】

沈峻扬令妹，年逾五旬，体素瘦弱，不能寐者数夜，证遂濒危。乃兄延孟英视之，目张不能阖，泪则常流，口开不能闭，舌不能伸，语难出声，苔黄不渴，饮不下咽，足冷不温，筋瘛而疼，胸膈板闷，溲少便秘，身硬不柔，脉则弦细软涩，重按如无。或疑中暑，或虑虚脱。孟英曰：身不发热，神又不昏，非中暑也；二便艰涩，咽膈阻闷，非脱证也。殆由情志郁结，怒木直升，痰亦随之，堵塞华盖，故治节不行，脉道不利也。误进补药，其死可必。但宜宣肺，气行自愈。方用紫菀、白前、兜铃、射干、菖蒲、枇杷叶、丝瓜络、白豆蔻。果一剂知，四剂瘳。（王士雄《王氏医案三编·卷三》）

疟病医案

陈媪患牝疟月余，腹胀便秘，嗳多不饥，口淡，脉滑。孟英主连、朴、橘、贝、杏、茹、旋、菀、杷、蒺为方，数剂即瘳。

原书眉评：此与前案虚实相反，正可对看。（王士雄《王氏医案续编·卷二》）

【张寿颐评议】

此虽有寒无热，而证则腹胀嗳多，脉则滑利，明非虚寒，但为痰阻清阳，气机窒滞使然。虽不言舌色，而苔必浊垢，尖边亦不淡白少华，皆与上条不同，清泄开痰，轻而易举。议加枳、曲、藿梗等芳香导滞之品。（张寿颐《古今医案平议·第一种之第八卷·时病疟疾门·牝疟类》）

【原案】

陈媪患牝疟月余，腹胀便秘，嗳多不饥，口淡脉滑。孟英主连、朴、橘、贝、杏、茹、旋、菀、杷、蒺为方，数剂即瘳。

眉批：此与前案虚实相反，正可对看。（王士雄《王氏医案续编·卷二》）

陈德斋令侄缉庵患疟，黄某连投小柴胡汤，渐至热势加长，抚之烙手。时当盛暑，帐幔不启而不得汗，神情瞀乱，大渴苔黄，脘闷欲呕，便秘溺赤。孟英按脉，软滑而数，身面肤赤。乃暑湿夹痰轇轕于中，气机阻痹。宜予清宣剂，以菖、茹、蒌、枳、知、滑、芩、连、花粉、枇杷叶、西瓜翠。服后痰即渐吐，异日疟来有汗。病者卧于藤榻，身穿西洋布汗衫短裤，其汗但出于衣不遮蔽之处。孟英适至，诊毕令裸其体，汗即遍出，热亦寻退。方不加减，四剂疟断更衣，胸舒安谷。另以轻清肃涤余邪而愈。

原书眉评：世人不论天时，不究病因，但知盖覆以取汗者，宜于此案探讨其未发之义，不可草草读过也。（王士雄《王氏医案三编·卷三》）

【张寿颐评议】

此又妄用柴胡而加剧者。反不得汗，正犯修园所谓误表之忌。盖升提痰热，势焰猖狂，灼液凝痰，只有窒塞，又安得山泽通气之理！一加开泄，而汗即自来，岂菖、茹、蒌、枳等物可有发表能力，而其效果顾如是者，宁非中气疏通，而皮毛亦得宣展乎！其汗仅出于衣不遮蔽之处，粗读之，颇觉莫名其故。然既曰西洋汗衫短袴，可知紧窄缠身，即令皮毛之气无可发泄。虽似奇特，却亦寻常。方连四剂，既不加减，其始可以取汗，其继即以断疟，而其后且得通府。如此药物且兼发表、截疟、通里作用，奇乎不奇？然而俗子眼中，几何不诧为神妙不可思议。假使勉强描摹，便是第一笨伯。佛经有言：学我者死。孟英仙佛，讵竟令人不可学步。请读者掩卷思之，是否可学？慧心人何遽不悟。（张寿颐《古今医案平议·第一种之第八卷·时病疟疾门·湿痰疟》）

【原案】

陈德斋令侄缉庵患疟，黄某连投小柴胡汤，渐至热势加长，抚之烙手。时当盛暑，帐幔不启而不得汗，神情瞀乱，大渴苔黄，脘闷欲呕，便秘溺赤。孟英按脉软滑而数，身面肤赤。乃暑湿挟痰轇轕于中，气机阻痹。宜予清宣剂，以菖、茹、蒌、枳、知、滑、芩、连、花粉、枇杷叶、竹叶、西瓜翠。服后痰即渐吐，异日疟来有汗。病者卧于藤榻，身穿西洋布汗衫短袴，其汗但出于衣不遮蔽之处。孟英适至，诊毕，令裸其体，汗即遍出，热亦寻退。方不加减，四剂疟断更衣，胸舒安谷。另以轻清肃涤余邪而愈。世人不论天时，不究病因，但知盖覆以取汗者，宜于此案探讨其未发之义，不可草草读过也。（王士雄《王氏医案三编·卷三》）

陈雪舫令郎小舫年甫冠，人极清癯。偶患疟，医与柴、葛、羌、防数帖，遂不饥不寐，胸膈阻塞，汤水不能下咽，壮热神疲，汗出不解，二便闭涩，舌绛龈疼，齿缝血流，凝结于腭。孟英持其脉，细而数。有下厥上竭之势，而肺未肃清，宜用轻剂。以苇茎、冬瓜子、紫菀、元参、通草、枇杷叶、旋覆、滑石、蒌皮、西瓜翠衣为方，数啜而安。嗣用养阴，西洋参不过一钱，生地不过三钱。缘其禀赋极弱，不但攻散难堪，即滋培稍重，亦痞闷而不能运也。芪术之类更难略试，故量体裁衣，乃用药之首务也。（王士雄《王氏医案三编·卷三》）

【张寿颐评议】

此则柔脆之体，误药而痰热窒塞者。证固属实，然脉舌如此，自然难胜猛药。而孟英能以平淡数味立起危疴，此则后生之不易学步者。（张寿颐《古今医案平议·第一种之第八卷·时病疟疾门·湿痰疟》）

【原案】

陈雪舫令郎小舫年甫冠，人极清癯。偶患疟，医与柴、葛、羌、防数帖，遂不饥不寐，胸膈阻塞，汤水不能下咽，壮热神疲，汗出不解，二便闭涩，舌绛龈疼，齿缝血流，凝结于腭。孟英持其脉，细而数。有下厥上竭之势，而肺未肃清，宜用轻剂。以苇茎、冬瓜子、紫菀、元参、通草、枇杷叶、旋覆、滑石、蒌皮、西瓜翠衣为方，数啜而安。嗣用养阴，西洋参不过一钱，生地不过三钱。缘其禀赋极弱，不但攻散难堪，即滋培稍重，亦痞闷而不能运也。芪、术之类，更难略试，故量体裁衣，乃用药之首务也。（王士雄《王氏医案三编·卷三》）

陈载陶年五十五岁，患疟两旬，始迓孟英诊之。脉不浮而弦滑且数，按之愈甚，苔色黄腻满布，热至大渴，极喜冷饮，小溲赤臭，热时则点滴茎痛，大解大行，间数日则略下稀水。是暑热挟痰见证，疏清解法予之。及阅前医之方，初则柴、桂、姜、枣，嗣用参、甘、芪、术、首乌、草果之类。温补杂投，其疟日甚，其发日迟，其补日峻，其口日渴。乃令热时少饮西瓜汁而大快，辄患饮一二碗，盖谓其体厚阳虚，中气不足，故溺赤而便稀水。又云暑是阴邪，热自湿来，不可稍犯寒凉之药。因仿景岳治阴虚伤寒以冷水与桂附并行之例，而令其服温补以治疟，少佐瓜汁以解渴也。噫！景岳此案之不可为训。叶香岩发挥于前，魏玉璜辩谬于后，奚可尤而效之乎！治而勿愈，反责病人过饮瓜汁使然。余谓此证苟非日饮瓜汁一二碗，早已液涸痰胶，燎原莫救矣。病者闻而颔之，服数剂，胸前赤斑密布，疟渴皆减，溲渐通，苔转白。前医云：再不温补，恐其骤变。病者惑之，仍服其药，并加鹿茸、附子。又旬余，疟如故而形瘦面黧，气冲干嗽，白糜满舌，言謇无眠。

医者皇皇，病家戚戚，复延孟英视之。脉仍数，曰：邪较衰矣，西瓜汁之功也；阴受劫矣，温补药之力也。及早回头，尚堪登岸。爰以西洋参、生地、甘草、石斛、白石英、玉竹、麦冬、黄连、阿胶、牛膝为方，并令熬鳖汁饮之。五剂而疟罢嗽蠲，得眠安谷，苔亦全退，但舌红口辣，溲赤不清。前方去连、膝，加归、杞。服八剂，始解坚燥黑矢而愈。然病者喜温补，既愈仍嘱前医善后，故舌红口辣与胸前斑点久不能消。直至冬令，孟英力劝停药，始渐除也。有朱湘槎者，与载陶年相若，体相似也。秋杪自越患疟旋杭，屡药不应，延孟英视之。面赤脘闷，二便不行，热则谵言，苔焦口渴。予小陷胸汤加菖、茹、栀、翘、花粉、竹叶等药。群谓肥大之体，虑虚其阳，不敢服此凉剂。治载陶之前医迎合主见，大投温补。载陶偶见孟英而述之，孟英曰：湘槎殆矣！此时恐无西瓜汁以救药误也。旬日后，果狂躁而亡。其未亡前一日，人已昏狂。毕某诊云：暑热内陷。意欲挽救，投以犀角等药一帖。故前医于陈证则攘为温补之功，于朱证则卸为犀角之罪。盖明知温补易售，可以避罪邀功，故乐操其术，而不肯改弦易辙也。后载陶令喆品堂乔梓同时患疟，因前车之鉴，虽汗多懒语，酷类虚象，不敢从补，均依孟英作暑湿内伏治而愈。（王士雄《王氏医案三编・卷三》）

【张寿颐评议】

此案始末，两两比较，言之最详，真是太真燃犀，洞见怪物。初不料当时医界中竟有如是之邪魔，而病者何辜，竟受炮烙极刑，此是前生冤孽。然此等不操刀之刽子手，吾不知其大限终时，究竟作何状况也。（张寿颐《古今医案平议·第一种之第七卷·时病疟疾门·暑热疟》）

【原案】

陈载陶令郎夏间患嗽泻愈后，时发微热，寝汗如蒸。医治两月，迄不能退，时犹作嗽，咸以为劳。其世父喆堂延孟英视之。热甚于颈面，形瘦口干，脉则右大。曰：肺热不清也。养阴之药久服，势必弄假成真，热锢深入而为损怯之证。亟宜澹泊滋味，屏绝补物。以芩、栀、地骨、桑叶、苡仁、枇杷叶、冬瓜皮、梨皮、苇茎为剂。服后热汗递减，至九帖解酱矢赤渣，皆极热而臭，自此热尽退而汗不出矣。惟噫犹不畅，时欲太息，饱则胸下不舒，乃滋腻药所酿之痰未去也。改用沙参、枳实、旋覆、冬瓜子、竹茹、白前、栝蒌、海蜇、橘皮数帖而胸舒嗽断，体健餐加。（王士雄《王氏医案三编·卷三》）

董茂清患疟，脉软脘胀，手紫面黄，便秘溺红，苔腻而渴。孟英曰：暑湿夹秽气阻于募原。用菖、朴、

橘、半、杏、滑、苓、翘、蒌、枳、银花、雪羹出入为方。服五剂，便泻、知饥，疟休而愈。（王士雄《王氏医案三编·卷三》）

【张寿颐评议】

此痰热并重之正治。（张寿颐《古今医案平议·第一种之第八卷·时病疟疾门·湿痰疟》）

【原案】

董茂清患疟，脉软脘胀，手紫面黄，便秘溺红，苔腻而渴。孟英曰：暑湿挟秽气阻于募原。用菖、朴、橘、半、杏、滑、苓、翘、蒌、枳、银花，加雪羹，出入为方。服五剂，便泻知饥，疟休而愈。（王士雄《王氏医案三编·卷三》）

高某以阴虚之体，而患疟于暑月，久而不愈。冯、黄二医佥用补养矣，而杳不知饥，欲噫不畅，便溺艰涩，渴喜沸汤。孟英诊脉，弦涩不调。按其胸次，坚而不柔，舌上满布干黄薄苔。曰：气机郁结，痰滞未行，如何遽投补剂！予菖、贝、旋、蒌、苏、桔、连、半、紫菀、枇杷叶为方，四帖而愈。始从调养以善其后。嗣有王雨苍仲郎之证治，与此略同。（王士雄《王氏医案三编·卷三》）

【张寿颐评议】

见证如是，而舌苔又如是，痰湿显然。脉之所以缓而涩者，宁非窒塞使然，亦未始非前手用补，有以致之。不去其实，补药无不助虐。观孟英治此，未尝不以调养善后。然缓急先后，次序胡可紊乱。（张寿颐《古今医案平议·第一种之第八卷·时病疟疾门·湿痰疟》）

【原案】

高某以阴虚之体而患疟于暑月，久而不愈。冯、黄二医佥用补养矣，而杳不知饥，欲噫不畅，便溺艰涩，渴喜沸汤。孟英诊脉，弦涩不调。按其胸次坚而不柔，舌上满布干黄薄苔。曰：气机郁结，痰滞未行，如何遽投补剂！予菖、贝、旋、蒌、苏、桔、连、半、紫菀、枇杷叶为方，四帖而愈。始从调养以善其后。嗣有王雨苍仲郎之证治，与此略同。（王士雄《王氏医案三编·卷三》）

广孔愚司马之大公子仲秋向患疟，寒少热多，面目甚黄，苔腻大渴，腹胀溺赤，仍能纳谷。且素嗜肥甘，不能撙节。孟英按其脉，滑实而数。与承气加知、芩、半、贝、翘、连、滑石、石膏、大腹、花粉之类，二十余剂而始愈。是膏粱挟暑湿热之治也。（王士雄《王氏医案续编·卷四》）

【张寿颐评议】

此暑热甚盛，而兼痰湿食滞之实证，故用药如此。

既嗜肥甘，可用楂、曲，且已色黄，宜加茵陈、焦栀。（张寿颐《古今医案平议·第一种之第八卷·时病疟疾门·暑热疟》）

【原案】

广孔愚司马，久患溏泄，而舌黑气短，自春徂冬，治而不效。孟英视之，曰：劳心太过，阳烁其阴。人见其溏泄，辄与温中，不知肺受火刑，气失清肃，而短促于上，则水源不生，自然溺少便泻矣。投以肃肺清心、凉肝滋肾之法，果得渐瘳。（王士雄《王氏医案·卷二》）

癸巳秋，余在婺患疟，大为医人所误。初则表散，继则滋补，延及月余，肌肉尽削，寒热不休，且善呕恶食，溺赤畏冷。乃买棹旋杭，托孟英诊视。曰：足太阴湿疟也。以金不换正气散，三啜而安。然元气为误药所伤，多方调补，甫得康健。次年秋，复患疟于婺。友人咸举医疗，予概却之。忆病情与前无异，即于箧中捡得孟英原方，按序三帖，病亦霍然。闻者无不称叹。后归里，为孟英述而谢之。孟英曰：疟情如是，恐其按年而作。乃授崇土胜湿丸方，明年夏令，预服以堵御之。迄秋果无恙，后竟不发矣。（王士雄《王氏医案·卷一》）

【张寿颐评议】

《王案初编》二卷署名周光远辑。此案称余，即是周病。癸巳为道光之十三年，孟英年二十六岁。金不换正气散，乃平胃加半夏、藿香，芳香化浊，是湿痰主药。善呕恶食，湿浊甚盛，其人必舌苔白垢可知。寻绎“按序三帖”一句，则用药必有变化，决非呆用成方。然即有加味，其所用药物，亦可推测而知。此治湿重热轻发疟之一大纲要。（张寿颐《古今医案平议·第一种之第八卷·时病疟疾门·湿痰疟》）

【原案】

癸巳秋，余在婺患疟，大为医人所误。初则表散，继则滋补，延及月余，肌肉尽削，寒热不休，且善呕恶食，溺赤畏冷。乃买棹旋杭，托孟英诊视。曰：足太阴湿疟也。以金不换正气散，三啜而安。然元气为误药所伤，多方调补，甫得康健。次年秋，复患疟于婺，友人咸举医疗，予概却之。忆病情与前无异，即于箧中捡得孟英原方，按序三帖，病亦霍然。闻者无不称叹。后归里为孟英述而谢之，孟英曰：疟情如是，恐其按年而作。乃授崇土胜湿丸方，明年夏令预服以堵御之。迄秋果无恙，后竟不发矣。（王士雄《王氏医案·卷一》）

韩妪年近花甲，患三疟于仲冬。朱某主温散，并以姜枣汤恣饮，旬日后粒米不沾，疟至大吐。黄某以热补进，势益甚。又浃旬，孟英视之。胸中痞结如盘，苔黄苦渴，溲如热汤，脉弦滑右甚，带下如注。投小陷胸合

温胆，加薤白。服后大吐胶痰，十余日胸痞始消，改授甘凉，疟亦渐罢。递参滋阴，遂以霍然。（王士雄《王氏医案续编·卷五》）

【张寿颐评议】

三日之疟，俗称三阴。昧者惑于阴之字面，误认为此必阴寒之证。于今俗医尚犹如是，况复此妪以周甲之年，病于仲冬，自然浪从阴寒下手。温散不已，继以热补，孰非三阴名称有以误之。然而庸夫无目，不识证状，何以今昔同符，竟成通病。可知市医亦自有传薪之一脉，静言思之，可恶亦复可怜。此证先以温散，升举其痰浊，继以热补，窒塞为痞结。用药如是，虽为热痰实结而设，然仍是专治药误。此等现证，不服以前多药，决不到此。惟其脉弦而滑，与胃肠之实不同，故不用承气。造胸痞既消，而燥火未已，改授甘凉，亦是必须阶级。必寒热不作而后滋阴，尤其善后之不二法门。（张寿颐《古今医案平议·第一种之第八卷·时病疟疾门·湿痰疟》）

【原案】

韩妪年近花甲，患三疟于仲冬。朱某主温散，并以姜枣汤恣饮，旬日后粒米不沾，疟至大吐。黄某以热补进，势益甚。又浃旬，孟英视之。胸中痞结如盘，苔黄苦渴，溲如热汤，脉弦滑右甚，带下如注。投小陷胸合温胆，加薤白。服后大吐胶痰，十余日胸痞始消，改授

甘凉，疟亦渐罢。递参滋阴，遂以霍然。（王孟英《王氏医案续编 · 卷五》）

韩正甫患疟，越医王某进以柴、桂、姜、朴等药，势乃剧。所亲何新之知为药误，改用清解而不效，始乞诊于孟英。脉数而右更滑大搏指，胸闷不堪，溲赤而渴，苔极垢腻。以凉膈散去芒硝、甘草，合雪羹，加厚朴、杏仁、石膏、半夏、石菖蒲。投四帖，频下宿垢，各恙皆减。改投轻清以涤饮邪，遂以向愈。其时渠兄贡甫之室患疟，初起肢麻且冷，口渴苔黄，眩瞀善呕，心烦无寐。孟英诊曰：此亦暑湿为疟，不可温散者。而越医劝服术、朴、姜、椒等药，病家闻用温化，洛信弗疑。二剂后呕渴愈甚，经不当期而至，四肢终日不温，汗频出而热不休。再邀孟英诊之，脉渐伏。曰：此热深厥深之谓也，温燥热补切弗再投。病家不信，另招张某、黄某会诊，金芝云阴暑宜舍时从证。经用姜附六君，加萸、桂、沉香等药服之。肢愈冷，药愈重，八剂后，血脱如崩而逝。即以春间为贡甫所治之棺殓焉，岂非数已早定耶？故虽一家之中，同时之病，而疑信不同，死生判别。况春间贡甫之病，治有成效，尚蹈此辙。无怪乎未经目击温热之害者，宣其以服凉解药为可耻矣。（王士雄《王氏医案三编 · 卷一》）

【张寿颐评议】

疟病总有湿、热、痰三者交结于里，外感风寒特其发作之导引。俗手柴胡，已多偾事，合以桂姜，奚不变本益厉。正甫之病加剧，明是误药造酿郁蒸，乃致痰热窒塞，自非荡涤不可。设使病状至此，而犹是一丘之貉，则此条后半即是龟魅。（张寿颐《古今医案平议·第一种之第八卷·时病疟疾门·暑热疟》）

【原案】

韩正甫患疟，越医王某进以柴、桂、姜、朴等药，势乃剧。所亲何新之知为药误，改用清解而不效，始乞诊于孟英。脉数而右更滑大搏指，胸闷不堪，溲赤而渴，苔极垢腻。以凉膈散去芒硝、甘草，合雪羹，加厚朴、杏仁、石膏、半夏、石菖蒲。投四帖，频下宿垢，各恙皆减。改投轻清以涤余邪，遂以向愈。（王士雄《王氏医案续编·卷一》）

何永昌者，孟英之舆人也。其妻病疟，间二日而作。乃母曰：疟不可服官料药，径服签方。旬日后势甚危。永昌乞孟英救之，脉沉细而数，尺为甚，口渴，目不欲张，两腰收痛，宛如锥刺，寒少热多，心慌不能把握。曰：异哉病也！此暑入足少阴之证，喻氏所谓汗、下、温三法皆不可行者。若病在别家，虑其未必我信，病在汝而求诊于我，事非偶然也。汝母云官料药不可治疟，此语出于何书？而药别官私，何人所创？既官料之勿服，则私料更不可妄试矣。殊属可嗤！然是证若延医诊，非表散即温补，不可谓非汝母之一得也。疏方：元参八钱，龟板、石斛各一两，地骨皮六钱，知母五钱，桑叶、金银花各四钱，花粉三钱，丹皮二钱。令用大砂锅煎，而频服不必限剂。服三日疟断，而各恙皆减，粥食渐进，不劳余药而起。

原书眉评：暑邪入肾，必伤肾液，故重用滋阴之品以救之。（王士雄《王氏医案续编·卷一》）

【张寿颐评议】

三日之疟，近世概称三阴，竟不知出于何书，最是浑沌无窍。此病在旬日后见此证状，意者其先所服神前签方，必是温燥伤液之品。而其人幸无痰湿，且必素属阴亏之体，所以病变如是。孟英谓是暑入足少阴，尚是因腿痛而巧于附会。其实热伤阴液，与温病之热入阴分、灼烁津液者同科，何必专属肾脏。眉间评语，亦王氏之应声虫，不可过泥。但病势至此，当然非汗下温三法所可妄施。但以前签方药品，未经孟英指出，当是王氏所未知。虽不经于医手，亦何以见得必非表散、必非温补，要之亦是误药之坏病耳。病势至此，真阴盖已垂竭，自然宜于大剂频灌。所用药物，清滋而不腻滞，泄热而兼养液，亦非专以补肾。读者不可呆认足少阴一语，庶几活泼泼地。（张寿颐《古今医案平议·第一种

之第八卷·时病疟疾门·暑热疟》)

【原案】

何永昌者，孟英之舆人也。其妻病疟，间二日而作。乃母曰：疟不可服官料药。径服签方，旬日后势甚危。永昌乞孟英救之，脉沉细而数，尺为甚，口渴，目不欲张，两腰收痛，宛如锥刺，寒少热多，心慌不能把握。曰：异哉病也！此暑入足少阴之证。卓识。喻氏所谓汗、下、温三法皆不可行者。若病在别家，虑其未必我信，病在汝而求诊于我，事非偶然也。汝母云官料药不可治疟，此语出于何书？而药别官私，何人所创？既官料之勿服，则私料更不可妄试矣。殊属可嗤！然是证若延医诊，非表散即温补，不可谓非汝母之一得也。疏方：元参八钱，龟板、石斛各一两，地骨皮六钱，知母五钱，桑叶、金银花各四钱，花粉三钱，丹皮二钱。令用大砂锅煎而频服，不必限剂。服三日疟断，而各恙皆减，粥食渐进，不劳余药而起。眉批：暑邪入肾，必伤肾液，故重用滋阴之品以救之。(王士雄《王氏医案续编·卷一》)

胡氏患疟，寒少热多，自云阴分素亏，医进清解凉营之药多剂，其热愈炽。改用养阴法，呕恶烦躁，自欲投井。或谓今年中伏之时，风雨连朝，人须夹纩，有何暑热。而多服凉剂，以致疟来发躁，必属虚火，拟以姜附治之。病者云：吾舌已脱液，阴将涸矣。坚不肯服，而请决于孟英。脉至滑数，右寸关更甚。视其舌，淡白而光滑，俨似无苔，其实有苔如膜，满包于舌也。证属阴虚吸暑，兼以痰阻清阳，初治失于开泄耳。授菖、茹、连、半、旋、茯、苏、枳、枇杷叶为小剂，取其轻清开上也。两服，舌即露红，呕止受谷，疟热亦减。又两服，疟竟罢。孟英曰：余亦初不料其若是之神也！随以清养善后而安。（王士雄《王氏医案三编·卷三》）

【张寿颐评议】

孟英临证，多以清凉擅场，昧者闻之，乃欲效颦于西子。然痰湿未蠲，而漫与清解凉营，无不增其窒塞，自然热势愈炽。再与养阴，助之滋腻，而变象乃不可胜言。甚矣，耳食之为祸烈也！惟湿痰蟠结，舌苔当然浊垢厚腻，而此舌何以淡白光滑，适得其反？无非清凉黏腻，抑遏已多，胃气无权，久成沮洳之泽国，呕恶、烦躁，是其证也。而于舌应之，土气不毛，苔于何有！惟一团潴秽腻气象，亦必隐隐然流露舌上，作晦黯蒙茸状态，虽光而其实非光。似此辨舌，却是古今名贤从未能道破其隐。梦隐此条，灵犀一点，揭出隐微，益人智慧不少。然苟非王氏天姿灵敏，则率尔操瓢，一见此舌，无不认作阴寒。姜附之议，不敉为市医写照，如其误服，为祸又当奚如。惟孟英举重若轻，绰然余裕，

神仙手腕，谁能几及！凡在学子，安得不熔金杞之。（张寿颐《古今医案平议·第一种之第八卷·时病疟疾门·湿痰疟》）

【原案】

胡氏妇患疟寒少热多，自云阴分素亏，医进清解凉营之药多剂，其热愈炽。改用养阴法，呕恶烦躁，自欲投井。或谓今年中伏之时，风雨连朝，人须挟纩，有何暑热？而多服凉剂，以致疟来发躁，必属虚火，拟以姜、附治之。病者云：吾舌已脱液，阴将涸矣！坚不肯服而请决于孟英。脉至滑数，右寸关更甚。视其舌，淡白而光滑，俨似无苔，其实有苔如膜，满包于舌也。证属阴虚吸暑，兼以痰阻清阳，初治失于开泄耳！授菖、茹、连、半、旋、茯、苏、枳、枇杷叶为小剂，取其轻清开上也。两服舌即露红，呕止受谷，疟热亦减。又二服，疟竟罢。孟英曰：余亦初不料其若是之神也！遂以清养善后而安。（王士雄《王氏医案三编·卷三》）

黄鼎如令堂年七十七岁，季秋患间疟，每发加剧，寒甚微，而热必昏痉，舌不能伸。三发之后，人皆危之。孟英视之，颧赤目垂，鼻冷，额颏微汗，苔色黄腻，舌根纯红，口渴痰多，不思粥饮。脉至弦数，重按少神。证属伏暑挟痰，而阴虚阳越。先与苁蓉、鳖甲、楝、斛、茹、贝、燕窝、藕，两剂而颧红频汗皆蠲。继佐参、沥、薤、麦、枇杷叶、旋覆，去竹茹、苁蓉。投三帖而昏厥不作。又去薤、楝，加生地、花粉，服五日而疟休，饮食渐加，居然告愈。方疟势披猖之际，鼎如、上水两昆仲颇以为忧，延诸名家议治。有主人参白虎汤者，有用犀角地黄汤者，有欲大剂温补者，有执小柴胡加减者。赖孟英力排众议，病家始有把握。与孟英意见相合者，何君新之也，怂恿参赞，与有功焉。（王士雄《王氏医案续编·卷五》）

【张寿颐评议】

此证亦是热痰，而望八年龄，元阴已亏，孤阳飞越，大有危机，不得不先顾其本。但舌苔黄腻，滋填皆在禁例。须观其选药灵动，不犯腻滞，是孟英之独到处，学者最宜注意。惟是热盛而发昏痉，原由气火上冲，神经震扰，当从内风类中例，急与潜镇，介类石药最有捷验。孟英当时，神经之说未入中土，而张伯龙潜镇之说亦未问世。故此病此药，必五剂而昏痉方定，若能早与龙、牡、石膏、寒水石等清热镇定，犹可收效较捷。然孟英虽未知有神经病理，然方中鳖甲洵是要药，所以亦能有效。此公敏悟，诚不可及。（张寿颐《古今医案平议·第一种之第八卷·时病疟疾门·暑热疟》）

【原案】

黄鼎如令堂，年七十七岁，季秋患间疟，每发加剧，寒甚微而热必昏痉，舌不能伸。三发之后，人皆危之。孟英视之，颧赤目垂，鼻冷，额颏微汗，苔色黄腻，舌根纯红，口渴痰多，不思粥饮。脉至弦数，重按少神。证属伏暑挟痰，而阴虚阳越。先与苁蓉、鳖甲、楝、斛、茹、贝、燕窝、藕，两剂而颧红颏汗皆蠲。继佐参、沥、薤、麦、枇杷叶、旋覆，去竹茹、苁蓉，投三帖而昏痉不作。又去薤、楝，加生地、花粉，服五日而疟休，饮食渐加，居然告愈。方疟势披猖之际，鼎如、上水两昆仲，颇以为忧，延诸名家议治。有主人参白虎汤者，有用犀角地黄汤者，有欲大剂温补者，有执小柴胡加减者。赖孟英力排众议，病家始有把握。与孟英意见相合者，何君新之也，怂恿参赞，与有功焉。（王孟英《王氏医案续编·卷五》）

季杰弟箧室之疟，日轻夜重，少腹觉有块上冲，则呕嗽并作，杳不进谷。余避禾归，已交八日矣。脉软以涩，是肝郁于内，暑侵其外也。用芩、夏、翘、滑、葛、蛤、苏、连、旋、橘、丝瓜络，服六剂，诸恙霍然。随与清养善后。仲秋二十八日，余游濮院归。是夜又陡患霍乱，腹痛异常。余起诊其脉，细数而弦，肤冷畏寒，盖覆甚厚。询其口不渴，而泻亦不热，惟小溲全无，吐者极苦，舌色甚赤，乃新凉束暑也。玉枢丹、绛雪灌之，皆不受。泻至四五次，始觉渐热，而口大渴，仍不受饮，语言微謇。余令捣生藕汁徐灌之，渐能受。随以芩、连、苡、楝、栀、斛、桑叶煎服，痛即减，吐泻亦止。次日知饥，略受食，神惫已极，筋络痠痛，与清养法而痊。（王士雄《归砚录·卷四》）

【张寿颐评议】

此条前证已入营，逼其汛至，必清营、凉润双方兼顾，与时病之热入营分同科，纯属血热，是以用药如此。后证则肝郁气冲，而兼痰滞，苏叶、黄连并用，借恶阻例治法，大有巧思。惟葛根治呕，虽是古法，颐愚以为此物能升，似乎不妥。（张寿颐《古今医案平议·第一种之第八卷·时病疟疾门·暑热疟》）

【原案】

季杰弟簉室之疟，日轻夜重，少腹觉有块，上冲则呕嗽并作，杳不进谷。余游禾归，已交八日矣。脉软以涩，是肝郁于内，暑侵其外也。用芩、夏、翘、滑、菖、蛤、苏、连、旋、橘、丝瓜络，服六帖，诸恙霍然。随与清养善后。仲秋二十八日，余游濮院归。是夜又陡患霍乱，腹痛异常。余起诊其脉，细数而弦，肢冷畏寒，盖覆甚厚。询其口不渴，而泻亦不热，惟小溲全无，吐者极苦，舌色甚赤，乃新凉束暑也。玉枢丹、绛雪灌之，皆不受。泻至四五次，始觉渐热而口大渴，仍不受饮，语言微謇。余令捣生藕汁徐灌之，渐能受。随以芩、连、苡、楝、栀、斛、桑叶煎服，痛即减，吐泻

亦止。次日知饥，略受食，神惫已极，筋络酸疼，与清养法而痊。（王士雄《归砚录・卷四》）

继而久山（指吴久山。——编者注）令妹为锁绳先之室，患疟而驯致脘痞呕呃，鼻冷自汗，不食不眠，脉来歇止。医者危之。亦痰为患耳。即以此方去葱、蜇、竹沥，加薤白、蒌仁、竹茹，投之果验。（王士雄《王氏医案续编・卷八》）

【张寿颐评议】

……后半一证，既有脘痞、呕呃，痰窒显然，则脉之歇止，亦以窒塞而阻滞枢机。一为开泄，脉未有不复者。此皆有证可据，如此用药，尚非难事。惟浅者视之，误以歇止为败象，乃彷徨无措耳。（张寿颐《古今医案平议・第一种之第八卷・时病疟疾门・湿痰疟》）

【原案】

继而久山（指吴久山。——编者注）令妹，为锁绳先之室，患疟而驯致脘痞呕呃，鼻冷自汗，不食不眠，脉来歇止。医者危之。孟英视之，亦痰为患耳。即以此方（指锁容亭令姊所用方剂：菖蒲、枳实、旋覆、半夏、黄连、茯苓、橘皮、葱白、海蜇、竹沥。——编者注）去葱、海蜇、竹沥，加薤白、蒌仁、竹茹，投之果验。（王士雄《王氏医案续编・卷八》）

蒋北瓯二尹患疟，医与小柴胡、平胃散而渐甚。继以大剂温补，势濒于危。复用桂枝白虎，狂乱如故。所亲董兰初鹾尹延孟英视之，曰：暑疟也，桂枝白虎用于起病之时则妙矣。今为温散补燥之药，助邪烁液，脉数无伦，汗渴不已，虽宜白虎，岂可监以桂枝助热耗津，而自掣其肘耶！因与大剂白虎加花粉、竹叶、西洋参、元参、石斛，服之即安。至十余帖，疟始瘳，而舌尚无苔，渴犹不止。与甘凉濡润三十余剂始告痊。（王士雄《王氏医案续编·卷三》）

【张寿颐评议】

此病在初发之时，前医用小柴胡、平胃散而渐甚。盖柴胡一物，未始不可治寒多之疟，而小柴全方，必无对药之病，有弊无利，固在意中。若乎胃燥药，则惟湿盛为宜，如其热多，益增燥烈。此病原是暑热，开手之误，固不待言，继以温补，奚不偾事！孟英谓桂枝白虎宜用于起病之时，诚以疟属于热，白虎本多适用，而初起一二发，又多有畏寒甚盛者，白虎汤加桂枝确是对证之药。此人屡为药误，而脉证如是，复受桂枝，哪不如火益烈。市医浑沌，真堪痛哭！（张寿颐《古今医案平议·第一种之第八卷·时病疟疾门·暑热疟》）

【原案】

蒋北瓯二尹，患疟，医与小柴胡、平胃散而渐甚；继以大剂温补，势濒于危；复用桂枝白虎，狂乱如故。

所亲董兰初鹾尹，延孟英视之。曰：暑疟也，桂枝白虎用于起病之时则妙矣。今为温散补燥诸药，助邪烁液，脉数无伦，汗渴不已，虽宜白虎，分别了亮。岂可监以桂枝助热耗津，而自掣其肘耶！因与大剂白虎加花粉、竹叶、西洋参、元参、石斛，服之即安。至十余帖，疟始瘳，而舌尚无苔，渴犹不止。与甘凉濡润，三十余剂始告痊。（王士雄《王氏医案续编·卷三》）

九月间张春桥患疟，寒少热多，间二日而作。甫两发，形即清瘦。孟英诊曰：脉弦而细，尺中甚数，疾作于子夜，口干嗜饮，乃足少阴热疟也。两发遽尔形消，胡可玩视。吾以妙药奉赠，可期即已。但请即服，不可商于人而致生疑议也。方用元参、生地、知母、丹皮、天冬、龟板、茯苓、石斛、桑叶。春桥以向所心折，遂服之。一剂疟即止，再以滋阴善后而愈。予谓此证一帖而瘳，似乎轻易，但非真才实学，焉有此种妙治。设遇别手，非温补即提表，其祸可胜道哉！然天下之病，无论轻重，总贵初治得法，何致轻者重而重者危耶！奈世俗之情，必使轻者重而后转安，始知医药之功。殊可叹也！按此证世人但知其为三阴疟，笼统治以温补之法，从未闻有分经用药者。今提出“少阴”二字，创立清凉之剂，用药精当，取效敏捷，法似新奇，理自完足。所谓活人治活病，全以活泼运之也。可以启人慧悟，垂作

典型。（王士雄《王氏医案・卷二》）

【张寿颐评议】

此案与上条何永昌妻同证同治，疟甫两发而形即消瘦，亦由温病之乍起即热入阴分者。王虽谓是足少阴证，然亦须活看，不必泥定肾热。上条何案平议已详言之矣。一服即验，正以病在初起，用药得当，奏功奇捷。如果热入肾中，恐不能如是迅速。惟滋阴善后一句，确是不可不补之笔。（张寿颐《古今医案平议・第一种之第八卷・时病疟疾门・暑热疟》）

【原案】

九月间张春桥患疟，寒少热多，间二日而作。甫两发，形即清瘦。孟英诊曰：脉弦而细，尺中甚数，疾作于子夜，口干嗜饮，乃足少阴热疟也。两发遽尔形消，胡可玩视。吾以妙药奉赠，可期即已。但请即服，不可商于人而致生疑议也。方用元参、生地、知母、丹皮、地骨皮、天冬、龟板、茯苓、石斛、桑叶。春桥以向所心折，遂服之。一剂疟即止，再以滋阴善后而愈。予谓此证一帖而瘳，似乎轻易，但非真才实学，焉有此种妙治。设遇别手，非温补即提表，其祸可胜道哉！然天下之病，无论轻重，总贵初治得法，何致轻者重而重者危耶？奈世俗之情，必使轻者重而后转安，始知医药之功。殊可叹也。按此证，世人但知其为三阴疟，笼统治以温补之法，从未闻有分经用药者。今提出少阴二字，创立清凉之剂，用药精当，取效敏捷，法似新奇，理自完足。所谓活人治活病，全以活泼运之也。可以启人慧悟，垂作典型。（王士雄《王氏医案·卷二》）

酷热之际，疟疾甚行，有储丽波患此。陆某泥今岁寒水司天，湿土在泉，中运又从湿化，是以多疟。率投平胃、理中之法，渐至危殆。伊表兄徐和圃荐孟英视之，热炽神昏，胸高气逆，苔若姜黄，溺如赭赤，脉伏口渴，不食不便。曰：舍现病之暑热，拘司气而论治，谓之执死书以困活人。幸其体丰阴足，尚可救药。然非白虎汤十剂，不能愈也。和圃然之。遂以生石膏、知母、银花、枳、贝、黄连、木通、花粉、茹、芩、杏、斛、海蜇、竹叶等，相迭为方。服旬日，疟果断。（王士雄《王氏医案续编·卷一》）

【张寿颐评议】

王案续编第一卷各病，皆道光廿四年甲辰事，此条所谓寒水司天，湿土在泉是也。要知今本《素问》中之“天元”“正纪”等七篇，原非古本所固有，自成一家之言，何可拘泥。古人久有“千里不同风，百里不同雨”之说。即以中国而论，东西南朔，风土异宜，此胡可以年岁干支而定燥湿寒燠者。然而医籍中竟有“不识五运六气，读遍方书无济”之说。此道之盲，古今同慨。是案病在酷热之时，而浪投温燥，如火益烈，自在意中。

须知胸高气逆，舌苔焦腻，燥药灼液，凝寒脘中，非仅燥火，亦是痰窒。观其选药，枳、贝、海蜇，俱是必须之品。而孟英持论，只提白虎汤三字，原是举其所重，初非仅仅乞灵于知、膏二物。凡《潜斋医案》中所称用某某汤剂者，皆当作如是观。若读者不知此义，不能临证化裁，即为孟英所愚矣。（张寿颐《古今医案平议·第一种之第八卷·时病疟疾门·暑热疟》）

【原案】

酷暑之际，疟疾甚行，有储丽波患此。陆某泥今岁寒水司天，湿土在泉，中运又从湿化，是以多疟。率投平胃理中之法，渐至危殆。伊表兄徐和圃荐孟英视之，热炽神昏，胸高气逆，苔若姜黄，溺如赭赤，脉伏口渴，不食不便。曰：舍现病之暑热，拘司气而论治，谓之执死书以困活人。幸其体丰阴足，尚可救药。然非白虎汤十剂不能愈也。和圃然之。遂以生石膏、知母、银花、枳、贝、黄连、木通、花粉、茹、芩、杏、斛、海蜇、竹叶等，相迭为方。服旬日，疟果断。（王士雄《王氏医案续编·卷一》）

疟病寒热往来是其常态，惟间亦有但寒而不热者。苟非真寒深伏，何为应时而作？古人名为“牝疟”，意盖在此。然而暑邪郁结，不达于表，容或亦有此证。孟英案中尝以清泄之法治愈，温，则痰阻清阳，而热竟不热，虽不可与热深厥深同例，总之气机窒滞，玄府不通，是其真谛。兹汇而录之，俾临证时有所鉴别云尔。

乔有南年三十九岁，患牝疟二旬，医治罔效。所亲徐和圃疑为伏暑，迓孟英往诊。脉微无神，倦卧奄奄，便秘半月，溺赤不饥，痰多口甘，稍呷米饮，必揉胸槌背而始下，苔色黑腻，而有蒙茸之象。乃曰：此精、气、神三者交虚之证，不可与时行伏暑晚发同年而语也。幸前手之药，法主运中，尚无大害。与参、术、桂、附、沉香拌炒熟地、鹿角、石英、苁、杞、归、茯、杜仲、枣仁、菟丝、山茱、橘皮、霞天曲、胡桃肉等出入为大剂。投十余帖，寒后始有热，而苔色乃退，口不作渴，甘痰亦日少，粥食渐加。即裁桂、附、白术，加石斛。又服七剂，解黑燥大便甚多，凡不更衣者四旬二日矣。寒热亦断，安谷溲澄而竟愈。或谓：先生尝訾人温补之非，何一旦放手而大用？孟英曰：温补亦治病之一法，何可废也！第用较少耳。世之医者，眼不识病，仅知此法可以媚富贵之人，动手辄用，杀人无算。岂非将古人活世之方，翻为误世之药，可不痛恨耶！（王士雄《王氏医案续编·卷二》）

【张寿颐评议】

证则但寒不热，脉则微细无神，加以形疲倦卧，定属虚寒，尤其显见。惟舌苔黑腻，而蒙茸浊垢，当有寒湿蟠踞，痰多口甘，亦其明证；况又便秘溺赤，不饥而米饮难下；此其枢机窒塞，腑气不通，虚中夹实，似非偏任一派温补所能有效者。乃所叙药物，仅止于此，岂所谓但顾其虚，安问其余者耶？孟英心法，当不如是之呆板。意者当时出入处方，必有开泄振动之物，相辅而行，但嫌其与补药不类，故不兼载耳。惟以大旨言之。既是精、气、神三者皆虚，自当从温补肝、脾、肾三藏立定宗旨，而其余佐使诸物，盖亦可以推想得之。（张寿颐《古今医案平议·第一种之第八卷·时病疟疾门·牝疟类》）

【原案】

乔有南年三十九岁，患牝疟二旬，医治罔效。所亲徐和圃疑为伏暑，迓孟英往诊。脉微无神，倦卧奄奄，便秘半月，溺赤不饥，痰多口甘，稍呷米饮，必揉胸槌背而始下，苔色黑腻而有蒙茸之象。乃曰：此精、气、神三者交虚之证，不可与时行伏暑晚发同年而语也。幸前手之药，法主运中，尚无大害。与参、术、桂、附、沉香拌炒熟地、鹿角、石英、苁、杞、归、茯、杜仲、枣仁、菟丝、山茱、橘皮、霞天曲、胡桃肉等出入为大剂。投十余帖，寒后始有热，而苔色乃退，口不作渴，甘痰亦日少，粥食渐加。即裁桂、附、白术，加石斛。又服七剂，解黑燥大便甚多，凡不更衣者，四旬二日矣。寒热亦断，安谷溲澄而竟愈。或谓先生尝訾人温补之非，何一旦放手而大用？孟英曰：温补亦治病之一法，何可废也。第用较少耳。世之医者，眼不识病，仅知此法可以媚富贵之人，动手辄用，杀人无算。岂非将古人活世之方，翻为误世之药，可不痛恨耶！（王士雄《王氏医案续编·卷二》）

潘祥行在外患疟，买舟归就孟英视。曰：苔腻脉软，伏邪所化，不与正疟同科，风寒药一味不可犯，姜枣汤一滴不可啜。与知、芩、橘、半、滑、朴、杏、斛、花粉、省头草，一剂而病若失。此等案极多，姑载一二。（王士雄《王氏医案续编·卷二》）

【张寿颐评议】

苔腻脉软，仍是夹痰夹湿寻常之候。孟英谓是伏邪所化，盖以痰湿乃其素有，非忽然而然，遂谓之伏。非如专言伏气诸家，必认作上年冬令所伏之邪。观所用之药，不过芳香化湿，及滑泄开痰。而能一剂已疟，可见其病情之轻淡。设或邪可久伏，奚有如是易治之理。然后知所谓“伏邪”二字，乃是随手点染，读者不可误会。且此等药物，未始非湿痰为疟之普通用品。而王氏必谓不可与正疟同科者，盖仍泥于仲师之少阳往来寒热。意谓必须合于小柴胡汤证，而后始为正疟。则苟其不可妄用柴胡桂枝之疟证，皆非正疟，所以谓风寒药不可犯，姜枣汤不可吸。然而仲师本论，小柴一方究为伤寒太阳少阳寒证而设，实非为疟病而设，终不宜相提并

论。徒以淆乱学者耳目。（张寿颐《古今医案平议·第一种之第八卷·时病疟疾门·湿痰疟》）

【原案】

潘祥行在外患疟，买舟归就孟英视。曰：苔腻脉软，伏邪所化，不与正疟同科，风寒药一味不可犯，姜枣汤一滴不可啜。与知、芩、橘、半、滑、朴、杏、斛、花粉、省头草，一剂而病若失。此等案极多，姑载一二。（王士雄《王氏医案续编·卷二》）

前月中旬，余过濮院，有香海寺前一妇，患三疟求治。面白唇红，舌绛而渴，寒微热盛，溲短便难，汛事先期，不眠脉数，乃暑邪侵营也。与元参、丹皮、知、薇、蒿、栀、花粉、鲜斛、竹叶之方。至八月下旬，再游其地，渠复求视云：前方服即病减，至二十剂而痊。乃子以为病后须服补药，才四帖，疟复作，遂不敢再进。余谓此必服温补方也，阅之果然。仍授清化之剂，五服而瘳。（王士雄《归砚录·卷四》）

【张寿颐评议】

瘳此三日疟之直入营分者，与上条孟英长女证大同，故用药完全一副板本。（张寿颐《古今医案平议·第一种之第八卷·时病疟疾门·暑热疟》）

【原案】

前月中旬，余过濮院，有香海寺前一妇，患三疟求诊。面白唇红，舌绛而渴，寒微热盛，溲短便艰，汛事先期，不眠，脉数，乃暑邪侵营也。与元参、丹皮、知、薇、蒿、栀、花粉、鲜斛、竹叶之方。至八月下旬，再游其地，渠复求视，云：前方服即病减，至二十剂而痊。乃子以为病后须服补药，才四帖，疟复作，遂不敢再进。余谓此必温补方也，阅之果然。仍授清化之剂，五服而瘳。（王士雄《归砚录·卷四》）

钱君友琴年五十九岁……季秋患寒热时作，自服柴、桂等药，病益甚。狂躁欲啖西瓜而服石膏。余诊之，脉滑右甚，苔色腻黄，便秘溲短，胸痞不沾粒米。乃暑湿夹痰阻于气分，治宜开泄。白虎不可投也，用姜、薤、枳、朴、连、夏、茹、芩、菀、桔。服三剂，二便既畅，胸次豁然而愈矣。（王士雄《归砚录·卷四》）

【张寿颐评议】

痰湿窒塞，虽有大热，皆不可误与清凉。此其义诚非病家所知，抑亦医所不悟。孟英特为点明，最是治温热者一大要诀。（张寿颐《古今医案平议·第一种之第八卷·时病疟疾门·湿痰疟》）

【原案】

钱友琴，年五十九岁……季秋患寒热时作，自服柴、桂等药，病益甚。狂躁欲啖西瓜而服石膏。余诊之，脉滑右甚，苔色腻黄，便秘溲短，胸痞，不沾粒米。乃暑湿挟痰阻于气分，治宜开泄。白虎不可投也，用姜、薤、枳、朴、连、夏、茹、芩、菀、桔。服三剂，二便即畅，胸次豁然而愈矣。（王士雄《归砚录·卷四》）

沙沛生鹾尹令庶母，在越患疟。来杭后，孟英视之。脘闷欲呕，汗多头重，脉来弦数，苔色腻黄。乃余邪逗留，兼夹肝郁。以枳、朴、芩、半、茹、斛、蒌、菖，加苏叶、炒黄连投之。痰涎大吐，邪已外越，脘胀口干，寒热酫（查王士雄原案为“复”。——编者注）作。乃去朴、半而加秦艽、翘。吐犹不止，聚气上冲，渴饮无眠，筋瘛便秘。改用金铃子散合雪羹，加旋、赭、茹、半、姜汁炒栀子、苏叶炒黄连。一饮而呕渴减，气下行。即去金铃子散、旋、赭，加沙参、归、斛。服五剂，各恙皆安，神疲汗多。为用沙参、归、斛、芩、橘、栀、连、茹、藕二帖。又因嗔怒，左胁作胀，苦渴不饥，暮热便秘。于前方加柴、芍、金铃子散。一啜胁胀即舒，惟气冲口苦，饥不能餐，自汗耳鸣，头左筋惕。改授沙参、当归、鳖甲、石英、竹茹、牡蛎、蒺藜、菊花、丝瓜络。服旬余，眠食皆适，但暮则火升，口干易汗。去蒺藜、丝瓜络，加黄连、麦冬，合甘麦大枣汤。服浃旬，经行腰痛，头震耳鸣，八脉久亏也。调养奇经，以善后而康。（王士雄《王氏医案三

编·卷三》)

【张寿颐评议】

此证当初亦是热痰互阻，若在壮实之体，一经清泄，无不即愈。而此则肝气素多郁结，最易一触即发，竟以偶尔吐痰，引动厥阴猱升，变幻不已。可知真阴既衰，肝气扰攘之病，最不易治。此案中间在多怒胁胀之时，厥阴之气，已横逆不可向迩。于法只可安潜，不宜扰动，而孟英犹用柴胡，此拘泥逍遥散旧说，得毋小误。所以下文虽曰胁胀即舒，而气冲口苦，自汗耳鸣，头左筋惕，许多肝火不潜诸证咸在。必改授鳖甲、牡蛎、石英等潜阳镇定，而后渐就安澜。然后知肝气刚果，用药之宜静不宜动也。(张寿颐《古今医案平议·第一种之第八卷·时病疟疾门·湿痰疟》)

【原案】

沛生令庶母亦在越患疟，来杭后孟英视之。脘闷欲呕，汗多头重，脉来弦数，苔色腻黄。乃余邪逗留，兼挟肝郁。以枳、朴、苓、半、茹、斛、蒌、菖，加苏叶、炒黄连投之。痰涎大吐，邪已外越，脘胀口干，寒热复作。乃去朴、半，而加艽、翘。吐犹不止，聚气上冲，渴饮无眠，筋瘛便秘。改用金铃子散合雪羹，加旋、赭、茹、半、姜汁炒栀子、苏叶炒黄连。一饮而呕渴减，气下行。即去金铃子散、旋、赭，加沙参、归、斛。服五剂，各恙皆安，神惫汗多。为用沙参、归、斛、芩、橘、栀、连、茹、藕二帖。又因嗔怒，左胁作胀，苦渴不饥，暮热便秘。于前方加柴、芍、金铃子散。一啜胁胀即舒，惟气冲口苦，饥不能餐，自汗耳鸣，头左筋惕。改授沙参、当归、鳖甲、石英、竹茹、牡蛎、蒺藜、菊花、丝瓜络。服旬余眠食皆适，但暮则火升，口干易汗。去蒺藜、丝瓜络，加黄连、麦冬合甘麦大枣汤。服浃旬，经行腰痛，头震耳鸣，八脉久亏也。调养奇经以善后而康。（王士雄《王氏医案三编·卷三》）

沙沛生令宠平素阴虚肝旺，而腹有聚瘕，时胀时疼。初冬患疟，苔黑口干。孟英脉之，左弦数而洪，右滑数而溢。初以栀豉合金铃子散、雪羹，加元参、白薇、竹茹。服四帖，疼胀皆减，疟缓汗多，溲涩口干，饥不能食，气时冲逆。予沙参、归、斛、茹、橘、石英、丝瓜络、蛤壳、藕。两帖后，汛行腰痛，口渴少餐，气郁营虚，兼有痰滞也。去蛤壳加旋覆、冬瓜子、花粉。两帖而更衣乃畅，然犹脘闷不饥，汛少且黑，口渴头痛，疟亦未罢。乃去石英、旋覆，加栀、滑、枳实。四剂，各恙皆安，疟犹未断。以归、苁、甘、杞、橘、半、蒌、芩、竹茹、花粉，少佐桂枝调其营卫。奈病者因口苦而恶粥食，嗜啖甘酸，病既曲折，邪益留恋，此方服至半月而疟始休。惟宿瘕时痛，肛痔便艰，口苦吞酸，神疲寝汗。去苓、桂、甘草、花粉，加鳖甲、乌鲗骨、白芍、延胡、仙灵脾，出入调补而痊。（王士雄《王氏医案三编·卷三》）

【张寿颐评议】

此亦痰热为疟，而平素阴虚，肝气易扰，用药以柔肝为第一义，与前案大略相似，须于其大同小异处研求之。（张寿颐《古今医案平议·第一种之第八卷·时病疟疾门·湿痰疟》）

【原案】

沛生令宠平素阴虚肝旺，而腹有聚瘕，时胀时疼。初冬患疟，苔黑口干。孟英脉左弦数而洪，右滑数而溢。初以栀、豉合金铃子散、雪羹，加元参、白薇、竹茹。服四帖，疼胀皆减，疟缓汗多，溲涩口干，饥不能食，气时冲逆。予沙参、归、斛、茹、橘、石英、丝瓜络、蛤壳、藕。二帖后汛行腰痛，口渴少餐，气郁营虚，兼有痰滞也。去蛤壳加旋覆、冬瓜子、花粉。两帖而更衣乃畅，然犹脘闷不饥，汛少且黑，口渴头疼，疟亦未罢。乃去石英、旋覆，加栀、滑、枳实。四剂各恙皆安，疟犹未断。以归、苁、甘、杞、橘、半、蒌、苓、竹茹、花粉，少佐桂枝调其营卫。奈病者因口苦而恶粥食，嗜啖甘酸，病既曲折，邪益留恋，此方服至半月而疟始休。惟宿瘕时痛，肛痔便难，口苦吞酸，神疲寝汗。去苓、桂、甘草、花粉，加鳖甲、乌鲗骨、白

芍、延胡、仙灵脾、藕，出入调补而痊。（王士雄《王氏医案三编·卷三》）

盛墨庄冬患间疟，因腹胀畏寒，自服神曲姜汤，势益甚。延孟英视之，曰：暑湿内伏也。以黄连、枳、朴、苓、栀、杏、贝、知、斛、旋、橘、兰草等为剂，芦菔煮汤煮药。三啜而瘳。

原书旁评：清暑渗湿，而无燥烈之弊，洵妙方也。（王士雄《王氏医案续编·卷一》）

【张寿颐评议】

病发于冬，而乃指为暑湿，盖以伏暑言之。实则痰热互阻，不必泥定“暑”字。此亦以姜汤而增剧者，可知痰热为病，大忌温药。（张寿颐《古今医案平议·第一种之第八卷·时病疟疾门·暑热疟》）

【原案】

盛墨庄冬患间疟，因腹胀畏寒，自服神曲、姜汤，势益甚。延孟英视之，曰：暑湿内伏也。以黄连、枳、朴、栀、苓、杏、贝、知、斛、旋、橘、兰草等为剂，清暑渗湿而无燥烈之弊，洵妙方也。芦菔煮汤煎药，三啜而瘳。（王士雄《王氏医案续编·卷一》）

石北涯之大令媳患疟，壮热如焚，背微恶冷，汗多大渴，舌绛神烦，不食不眠，奄奄一息。亟迓孟英诊之，脉细数而芤，知其阴分久亏，暑邪深入。遂予白虎汤去米，加西洋参、元参、犀角、竹叶、银花、石斛为方，六剂而愈。人皆闻而异之。孟英曰：见病治病耳，何异之有！然与见疟治疟而不治其所以疟者，固有异焉。（王士雄《王氏医案三编·卷一》）

【张寿颐评议】

此证壮热如焚，汗多，大渴，舌绛，白虎证可谓具矣。惟有“背微恶冷”四字，貌视之似乎病理之复杂。山雷则谓热盛于里，而阳气不达肤表，正如热深厥深之例。仲景书中早有背微恶寒与白虎之成例，不啻为此人此病先具成案。要之治病须在吃紧处着力，正是仲师家法。（张寿颐《古今医案平议·第一种之第八卷·时病疟疾门·暑热疟》）

【原案】

石北涯之大令媳患疟，壮热如焚，背微恶冷，汗多大渴，舌绛神烦，不食不眠，奄奄一息。亟迓孟英诊之，脉细数而芤，知其阴分久亏，暑邪深入。遂予白虎汤去米，加西洋参、元参、犀角、竹叶、银花、石斛为方，六剂而愈。人皆闻而异之。孟英曰：见病治病耳，何异之有？然与见疟治疟而不治其所以疟者，固有异焉。（王士雄《王氏医案三编·卷一》）

外甥庄迪卿患疟，大渴而喜热饮，脘闷脉伏，苔腻欲呕。孟英曰：蕴湿内盛，暑热外侵，法当清解。然脉证如是，乃痰阻气道使然，清之无益，温之助桀，宜以礞石滚痰丸先为开导。服后痰出甚多，脉即见弦滑而数，呕止胸舒，苔形黄燥。与石膏、知母、连、朴、杏、橘、半、茯、滑、斛、菖蒲、花粉等而安。（王士雄《王氏医案续编·卷一》）

【张寿颐评议】

王案此卷，署名张柳吟辑，则庄乃柳吟之甥。渴喜热饮，加以脉伏，昧者处之，大都可投温药。然窒塞之甚，脉自不扬，脘闷腻苔，又加欲呕，证情可想。滚痰丸之主治，当有大便不通之候，然未始非痰闭之普通治法。痰既下行，脉即弦滑，似此脉证治法，即非疟病，湿温病中极多可用之处。举一反三，是在于善学者。（张寿颐《古今医案平议·第一种之第八卷·时病疟疾门·湿痰疟》）

【原案】

外甥庄迪卿患疟，大渴而喜热饮，脘闷脉伏，苔腻欲呕。孟英曰：蕴湿内盛，暑热外侵，法当清解。然脉证如是，乃痰阻气道使然，清之无益，温之助桀，宜以礞石滚痰丸先为开导。服后痰出甚多，脉即见弦滑而数，呕止胸舒，苔形黄燥。与石膏、知母、连、朴、杏、橘、半、茯、滑、斛、菖蒲、花粉等而安。眉批：论证论治，俱极明透。（王士雄《王氏医案续

编·卷一》)

王一峰次郎患疟，多服姜枣温散之药，因致壮热耳聋，谵语殿屎，不寐昏狂，见人欲咬。顾听泉从伏暑治亦不效。吴爱棠嘱其求诊于孟英，按脉皆滑。即以顾疏犀角等药内加菖蒲、胆星、竹沥、珍珠、牛黄为剂，吞白金丸。一服即减，旬日霍然。(王士雄《王氏医案续编·卷六》)

【张寿颐评议】

此亦以温散温补而加剧者。热痰俱盛，最是孟英拿手好戏。惟用珍珠，寿颐终不赞成。昏狂咬人，神经热蒙，法宜镇定，石膏、赭石、牡蛎、石决之类均是神丹，不在珍珠之贵也。(张寿颐《古今医案平议·第一种之第八卷·时病疟疾门·湿痰疟》)

【原案】

王一峰次郎患疟，多服姜枣温散之药，因致壮热耳聋，谵语殿屎，不寐昏狂，见人欲咬。顾听泉从伏暑治亦不效。延至初冬，吴爱棠嘱其求诊于孟英。按脉皆滑，即以顾疏犀角等药内，加菖蒲、胆星、竹沥、珍珠、牛黄为剂，吞白金丸。大驱风痰，极为合法。一服即减，旬日霍然。(王孟英《王氏医案续编·卷六》)

吴曲城三令郎年未冠，患疟，医作食疟、暑疟、阴虚疟治之，诸法不应，延孟英视之。面色浮黄，便溏呕恶，脘闷腹胀，溺少汗多。曰：湿疟也。予枳、朴、苓、滑、苍术、半夏为方，送服香连丸而愈。继用六君子善其后。或云：先生近辑《温热经纬》，力辨暑必兼湿之非。今年霉雨全无，夏至后酷热亢旱，流金烁石，湿自何来？方叹先生析理之精，胡以此证是湿邪，大剂燥药果然获效，又何说欤？孟英曰：暑即天上之日，有何湿气。人因畏暑贪凉，瓜果过度，虽无雨湿相杂，湿亦自内而生，所以暑每易于夹湿。而昧者遂指湿热相合之病为暑证，殆由未见天日，故不识暑之真面目也。一笑。（王士雄《王氏医案三编·卷二》）

【张寿颐评议】

此治湿盛之疟，其舌苔必白垢浊厚，故用药如此。菖蒲、草果皆可补佐。其用香连丸者，为腹胀而设。如其伤于瓜果，则槟榔亦不可少。所论暑非兼湿，其理甚正。但天之暑气，赤日当空，加以雨少，自然无湿。而人之暑病，则每因饮冷，及贪食瓜果，损其脾胃，非独兼湿，且是寒湿。积而为疟，犹其轻者，若重则即变真寒之霍乱矣。（张寿颐《古今医案平议·第一种之第八卷·时病疟疾门·湿痰疟》）

【原案】

吴曲城三令郎年未冠，患疟，医作食疟、暑疟、阴虚疟治之，诸法不应，延孟英视之。面色浮黄，便溏呕恶，脘闷腹胀，溺少汗多。曰：湿疟也。予枳、朴、苓、滑、苍术、半夏为方，送服香连丸而愈。继用六君子善其后。或云：先生近辑《温热经纬》，力辨暑必兼湿之非。今年霉雨全无，夏至后酷热亢旱，流金烁石，湿自何来？方叹先生析理之精，胡以此证是湿邪，大剂燥药果然获效，又何说欤？孟英曰：暑即天上之日，有何湿气？人因畏暑贪凉，瓜果过度，虽无雨湿相杂，湿亦自内而生，所以暑每易于夹湿。而昧者遂指湿热相合之病为暑证，殆由未见天日，故不识暑之真面目也。一笑。（王士雄《王氏医案三编・卷二》）

吴西瀍患疟，寒微热甚，旬余不愈。孟英诊之，脉滑而长。疏大剂白虎汤与之。渠兄濂仲云：沈、顾二君皆立是方，屡服无效。孟英索方阅之，汤虽白虎，而石膏既少且煨，兼不去米。因谓其兄曰：汤虽同，君药已重用，而去米加花粉、竹茹等，其力不同科矣。濂仲大悟，服之寻愈。此可以见服药不可徒有汤头之名也。（王士雄《王氏医案续编・卷五》）

【张寿颐评议】

病是阳明热盛，既用大剂白虎，当然大渴大汗，舌且红绛，不仅凭脉滑而长四字。石膏极清极淡，况又质重，三钱五钱，何济于事。孟英自称君药重用，必在两许以外，前案已有一两六钱明文，可以借证。而俗子畏之如虎，已是可嗤。且煨之则成石灰，枯燥耗液，正是热毒药。不知何人作俑，偏能举世风行，近贤亦多有论及之者。而乡僻俗医，犹未之知，挽回风气，真大不易。（张寿颐《古今医案平议·第一种之第八卷·时病疟疾门·暑热疟》）

【原案】

吴西瀍患疟，寒微热甚，旬余不愈。孟英诊之，脉滑而长。疏大剂白虎汤与之。渠兄濂仲云：沈、顾二君皆主是方，屡服无效。孟英索方阅之，汤虽白虎，而石膏既少且煨，兼不去米。因谓其兄曰：汤虽同，君药已重用，而去米加花粉、竹茹等，其力不同科矣。濂仲大悟，服之寻愈。此可以见服药不可徒有汤头之名也。（王孟英《王氏医案续编·卷五》）

谢氏妇素体孱弱，亦属阴虚。暑疟久延，舌色鲜赤，医投养血，竟不见功。孟英视之，曰：舌虽无苔，色绛而泽，此非脱液，乃液为痰膈而不能上布，故不生苔。如果脱液，讵能如是之鲜泽哉！盖痰虽因火灼成，究是水液所结，其潮气上腾，舌自不燥。与茹、贝、菖、蒌、芩、桔、蛤粉、枇杷叶等药。痰果渐吐，三日后，热减知饥，白苔渐布。改用养阴清热而瘳。孟英尝曰：临证必先辨其病属何因，继必察其体性何似，更当审其有无宿恙，然后权其先后之宜，才可用药。自然手到病除，无枘凿之不入矣。又曰：热证有见白润苔者，亦痰盛于中，潮气上蒸也，此不可遽施凉润，先宜开以辛通。而昧者但知苔色白润为寒证之的据，遂不详勘其兼证，而妄投温散燥补以误事者多矣。附录于此，学者识之。（王士雄《王氏医案三编·卷三》）

【张寿颐评议】

此亦痰阻，而舌色又是鲜赤无苔者，既自润泽，定非液耗。况前手已与养血，而乃无效，亦必静思其故。改弦更张，是乃临证时最要之诀。末后更推想到热病中有白润之苔亦属痰盛，更是吾侪土薄水浅之乡数见不鲜之证，而俗子但知见热用凉，则又安往而不偾事。（张寿颐《古今医案平议·第一种之第八卷·时病疟疾门·湿痰疟》）

【原案】

谢氏妇素体孱弱，亦属阴虚。暑疟久延，舌色鲜赤，医投养血，竟不见功。孟英视之，曰：舌虽无苔，色绛而泽，此非脱液，乃液为痰隔而不能上布，故不生苔。如果脱液，讵能如是之鲜泽哉？盖痰虽因火灼成，究是水液所结，其潮气上腾，舌自不燥。与茹、贝、菖、蒌、芩、桔、蛤粉、枇杷叶等药。痰果渐吐，三日后热减知饥，白苔渐布。改用养阴清热而瘳。孟英尝曰：临证必先辨其病属何因，继必察其体性何似，更当审其有无宿恙，然后权其先后之宜，才可用药。自然手到病除，无枘凿之不入矣。又曰：热证有见白润苔者，亦痰盛于中，潮气上蒸也。此不可遽施凉润，先宜开以辛通。而昧者但知苔色白润为寒证之的据，遂不详勘其兼证，而妄投温散燥补以误事者多矣。附录于此，学者识之。（王士雄《王氏医案三编·卷三》）

新秋汪子與室寡居患疟。范某叠进小柴胡法，昏热欲厥，腹痛汗淋，人皆危之。乃祖朱椿年太史逆孟英往视，两尺空数，左关弦寸溢，右寸关滑驶。曰：此真阴素亏，腹有聚气，吸收暑热，最忌升提。与元参、西洋参、百合、竹叶、莲子心、鳖甲、牡蛎、楝实、小麦、黄连等药，两剂而减。其族人谓疟禁凉剂，而尺脉无根，苟非温补，猝变可虞。母家不从，两疑莫决，因请乩方服之。数日后势复剧，苔渐黑。伊父朱次膺仍乞援于孟英，及诊脉，更数于前。因于前法中加犀角，两帖而安。续以滋潜善其后而愈。（王士雄《王氏医案三编·卷一》）

【张寿颐评议】

肝肾阴虚之体最忌柴胡，此案先以叠进柴胡，遂致拔动肾根，两尺空数。药能造病，且脉必应之，更是凿凿有据。（张寿颐《古今医案平议·第一种之第八卷·时病疟疾门·暑热疟》）

【原案】

新秋汪子與室寡居患疟。范某叠进小柴胡法，昏热欲厥，腹痛汗淋，人皆危之。乃祖朱椿年太史延孟英往视，两尺空数，左关弦寸溢，右寸关滑驶。曰：此真阴素亏，腹有聚气，吸受暑热，最忌升提。与元参、西洋参、百合、竹叶、莲子心、鳖甲、牡蛎、楝实、小麦、黄连等药，两剂而减。其族人谓疟禁凉剂，而尺脉无根，苟非温补，猝变可虞。母家不从，两疑莫决，因请乩方服之。数日后势复剧，苔渐黑。伊父朱次庸仍乞援于孟英。及诊脉更数于前，因于前法中加犀角，两帖而安。续以滋潜善其后而愈。（王士雄《王氏医案三编·卷一》）

许季眉别驾室，归自维扬。仲秋患疟，自作寒湿治，势益剧。其从子芷卿以为挟风暑也，连进清解，病不减。邀孟英诊之，脉弦滑而洪，体丰多汗，苔黄便血，呕渴妄言，彻夜不瞑，欲卧于地。乃伏痰内盛，暑扰阳明也。投大剂石膏、知母、犀角、元参、石斛、银花、黄芩、花粉、兰叶、竹沥，三帖证始平。芷卿随以多剂肃清而愈。（王士雄《王氏医案续编·卷八》）

【张寿颐评议】

此误于温燥，而热陷入营者，必用药如此，始能中病。前手清解，法亦不谬，而病不能减，必是病重药轻

之故。读此可悟随机应变，恰合分寸之不易。（张寿颐《古今医案平议·第一种之第八卷·时病疟疾门·暑热疟》）

【原案】

许季眉别驾室，归自维扬。仲秋患疟，自作寒湿治，势益剧。其从子芷卿以为挟风暑也，连进清解，病不减。邀孟英诊之，脉弦滑而洪，体丰多汗，苔黄便血，呕渴妄言，彻夜不瞑，欲卧于地。乃伏痰内盛，暑扰阳明也。投大剂石膏、知母、犀角、元参、石斛、银花、黄芩、花粉、兰叶、竹沥，三帖证始平。芷卿随以多剂肃清而愈。（王孟英《王氏医案续编·卷八》）

许氏妇患间疟，寒少热多，不饥大渴，善呕无汗，脉滑而弦。孟英投白虎汤，加花粉、柴胡而愈。（王士雄《王氏医案续编·卷五》）

【张寿颐评议】

疟作间日，感寒较深一筹。虽是寒少，而大渴无汗，故于白虎中稍加柴胡。然既不饥善呕，则开泄化痰，必不可少。此乃言之不详，决非仅仅膏、知、甘、米、花粉、柴胡六物。（张寿颐《古今医案平议·第一种之第八卷·时病疟疾门·暑热疟》）

【原案】

许氏妇患间疟，寒少热多，不饥大渴，善呕无汗，

脉滑而弦。孟英投白虎汤，加花粉、柴胡而愈。（王孟英《王氏医案续编·卷五》）

许叔超大母患疟，延孟英治之。脉弦滑而数，脘闷便秘，合目汗出，口渴不饥。或虑高年欲脱，孟英曰：此温邪挟素盛之痰所化，补药断不可投。与知、芩、蒌、杏、翘、贝、旋、茹、连、斛、雪羹为方，服果渐效。（王士雄《王氏医案续编·卷五》）

【张寿颐评议】

此湿痰暑热俱盛之疟。目合汗出是热盛使然。合参脉证，断非虚象，固不得以高年而需浪投补者。（张寿颐《古今医案平议·第一种之第八卷·时病疟疾门·暑热疟》）

【原案】

许叔超令大母患疟，延孟英治之。脉弦滑而数，脘闷便秘，合目汗出，口渴不饥。或虑高年欲脱，孟英曰：此温邪挟素盛之痰所化，补药断不可投。与知、芩、蒌、杏、翘、贝、旋、茹、连、斛、雪羹为方，服果渐效。（王士雄《王氏医案续编·卷五》）

许芷卿痁起季秋，孟英尝清其伏暑而将愈。其从母亦知医，强投以小柴胡一剂，势复剧。孟英予温胆汤去甘草，加生石膏、黄芩、知母、花粉、芦菔而安。继因作劳太早而复发，适孟英丁忧，赵君笛楼仍用清解而瘥。迨季冬，移居劳顿，疟复间作，且面浮跗肿，喘嗽易嗔，人皆以为大虚之候。孟英切脉，左弦劲而数，右滑大不调，苔黄且腻，口渴溺多。乃肺胃之痰热有余，肝胆之风阳上僭，畏虚率补，必不能瘳。用西洋参、知母、花粉、竹茹、蛤壳、石斛、枇杷叶、青蒿、秦艽、白薇、银花、海蚕为方。连投四剂，大吐胶痰，而各恙悉除。（王士雄《王氏医案续编·卷八》）

【张寿颐评议】

此人先后疟作两度，其先则暑热夹痰，证属寻常，药亦易选。迨其后，确系夹虚，而津液甚亏，痰顽胶固，滋液则碍痰，攻痰则碍本。须观其选药灵敏，两不相妨，而始如鼓桴应，病随药应。此则非心粗气浮，草率从事者所易寻踪学步。然而鸳鸯绣出，复度金针，既与人以规矩，亦且与人以巧。读者果能深造自得，亦何遽古人之不可作耶！（张寿颐《古今医案平议·第一种之第八卷·时病疟疾门·湿痰疟》）

【原案】

许芷卿痁起季秋，孟英尝清其伏暑而将愈。其从母亦知医，强投以小柴胡一剂，势复剧。孟英予温胆汤去甘草，加生石膏、黄芩、知母、花粉、芦菔而安。继因作劳太早而复发，适孟英丁忧（丁忧，指父母之丧。——编者注），赵君笛楼仍用清解而瘥。迨季冬移居劳顿，疟复间作，且面浮跗肿，喘嗽易嗔，人皆以为大虚之候。孟英切脉左弦劲而数，右滑大不调，苔黄且腻，口渴溺多。乃胃肺之痰热有余，肝胆之风阳上僭，畏虚率补，必不能瘳。用西洋参、知母、花粉、竹茹、蛤壳、石斛、枇杷叶、青蒿、秦艽、白薇、银花、海蜇为方。连投四剂，大吐胶痰，而各恙悉除。（王士雄《王氏医案续编·卷八》）

许子芍年甫冠，平素饮食不节，气滞多痰。偶患时疟，溺赤苔黄，脉至滑数，脘闷不饥。孟英投清解药一剂。其门下医者黄某云：疟疾以小柴胡汤为主方，乃舍之不用，而以竹茹大寒之品遏伏其邪，菖蒲散心之药，耗损其神。此病虽轻，而药已误，恐有变证。病家闻而惑之，次日即服其方，病势日进。辄云菖蒲散心，以致神气不安，竹茹寒滞，以致邪不能解。小柴胡方内加入桂枝、首乌等药，狂热尤甚。黄复荐招任某会诊，交口以为开手一药之误，恐延虚脱。径用生脉、六味加龙、牡、杜仲、续断、阿胶之类服之。半月后，病者目不能张，畏闻声响，语出无音，身挺而重，不能转侧，略一动摇，则手足震掉，如擂鼓然。房中几案皆为撼簸。黄、任二医全云汗脱在即，举家皇皇。其堂兄兰屿夤拉孟英往视，脉甚弦疾。曰：病药也，其何能脱！疏方以天竺黄、竹茹、竹叶、竹沥并用。病者闻而咋舌，谓一味竹茹酿成大病，一方四竹，能不杀人？且仍服任某补剂，以冀留人而再治病也。又旬日，疟径不作，至时惟脑后之枕骨与两足跟著薦，身则反张如弓，如是数刻，则昏乱狂走。医者诿为祟病，符醮水陆，大费不赀，而病如故。既而黄某疽发于背，任亦托病不出。所亲陈雪舫力举孟英胸无畦畛，不妨再恳其挽救。病家计穷，始为谆请。脉仍弦疾而左尤坚搏，且善啖而腹胀如石矣。孟英曰：幸而便通，犹可无虑。以旋覆、赭石、菖蒲、胆星、枳实、黄连、青黛、整块硃砂两许，合四竹为方，调服苏合香丸。一剂而反张、狂谵皆减。病者云：我今日如梦初醒，而精神自觉惘惘。次日仍用原方，调以玉枢丹。得泻四次，腹胀遂减，反张、狂谵悉蠲，惟至时尚有气逆肢掣耳。乃去玉枢丹，令吞送当归龙荟丸。大便日泻，胸腹渐柔。又服五剂，逆掣皆平。改用沙参、丹参、石英、茯神、白薇、栀子、丝瓜络、贝母、海蜇、凫茈等清理善后而愈。孟冬已完姻矣。

原本附注：黄某，敦爱局疡医也。年逾六旬，忽患背疽，闻服参茸等药七日而亡。夫背疽之败，何至如是之速！必是暑热为患，而误从温托耳。原本评语：杨素园大令批《仁术志》云：硃砂不宜入煎剂，当生研少许调服。愚谓硃砂但忌火炼，不忌汤煎。且整块而煎，仅取其气，较研服其质者尤无弊也。（王士雄《王氏医案

三编·卷三》）

【张寿颐评议】

此以素嗜肥浓多痰之体，而患痁作，自然当以清化为主。况复脉证如是，则应用药物，尤其可想。何物盲人，偏能巧言如簧，无端拨弄，病家奚知，乃受大累。其后种种变证，虽似奇幻不测，总之痰食黏滞，愈结愈甚。里热熏蒸，冲激脑经，因而知觉运动胥呈变化。所幸此人弱冠之年，体质壮健，尚能善啖，犹可救药。如在柔脆之人，早已窒塞就毙矣。黄某之孽，诚不可逭。疽发以陨其生，果报昭然，宁无天理！世固恒有冒昧治医，动辄贻误者，试冷眼以观结果，未必无黄某之续。吁！可畏哉。（张寿颐《古今医案平议·第一种之第八卷·时病疟疾门·湿痰疟》）

【原案】

许子芍年甫冠，平素饮食不节，气滞多痰。偶患时疟，溺赤苔黄，脉至滑数，脘闷不饥。孟英投清解药一剂。其门下医者黄某云：疟疾以小柴胡汤为主方，乃舍之不用，而以竹茹大寒之品遏伏其邪，菖蒲散心之药耗损其神。此病虽轻，而药已误，恐有变证。病家闻而惑之。次日即服其方，病势日进。辄云菖蒲散心以致神气不安，竹茹寒滞以致邪不能解。小柴胡方内加入桂枝、首乌等药，狂热尤甚。黄复荐招任某会诊，交口以为开手一药之误，恐延虚脱。径用生脉、六味，加龙、牡、杜仲、续断、阿胶之类服之。半月后病者目不能张，畏闻声响，语出无音，身挺而重，不能转侧，略一动摇，则手足震掉如擂鼓然，房中几案皆为撼簸。黄、任二医佥云汗脱在即，举家皇皇。其堂兄兰屿夤夜拉孟英往视，脉甚弦疾。曰：病药也，其何能脱？疏方以天竺黄、竹茹、竹叶、竹沥并用。病者闻而咋舌，谓一味竹茹酿成大病，一方四竹能不杀人？仍服任某补剂，以冀留人而再治病也。又旬日，疟径不作，至时惟脑后之枕骨与两足跟著席，身则反张如弓，如是数刻，则昏乱狂走。医者诿为祟病，符醮水陆，大费不赀，而病如故。既而黄某疽发于背，任亦托病不出。所亲陈雪舫力举孟英胸无畦畛，不妨再恳其挽救。病家计穷，始为谆请。脉仍弦疾而左尤坚搏，且善啖而腹胀如石矣。孟英曰：幸而便通，犹可无虑。以旋覆、赭石、菖蒲、胆星、枳实、黄连、青黛、整块朱砂两许，合四竹为方，调服苏合香丸。一剂而反张、狂谵皆减。病者云：我今日如梦初醒，而精神自觉惘惘。次日仍用原方，调以玉枢丹。得泻四次，腹胀遂减，反张狂谵悉蠲，惟至时尚有气逆肢掣耳。乃去玉枢丹，令吞送当归龙荟丸。大便日泻，胸腹渐柔。又服五剂，逆掣皆平。改用沙参、丹参、石英、茯神、白薇、栀子、丝瓜络、贝母、海蜇、凫茈等清理善后而愈。孟冬已完姻矣。（王士雄《王氏医案三编·卷三》）

姚小蘅大令患疟，寒微热甚，日作二次。汪某与柴胡药二帖，势遂剧，舌绛大渴，小溲全无。孟英曰：津欲涸矣。与西洋参、生地、知母、花粉、石斛、麦冬、栀子、百合、竹叶投之。五剂而疟止。越三载以他疾终。其箧室同时患此，呕吐胁痛，畏寒不渴，苔色微白。孟英与小柴胡汤，三饮而瘳。（王士雄《王氏医案续编·卷二》）

【张寿颐评议】

此条以二人同时之疟，而一则柴胡加剧，一则柴胡成功，可知孟英非屏绝此物而不用者。然须知《潜斋医案》共传四集，究竟此公此药曾有几回。苟非寒多不渴苔白，此药万无浪用之理。但此条有呕吐胁痛一证，则痰滞络凝，于法必须开宣泄化。即用柴胡，分量亦不可重，而仲师小柴胡原方，参、甘、大枣全在禁例。案中虽曰与小柴胡，而孟英心法，当然大有加减，此则山雷之所敢断言者。如其认为直用成方，便是浑沌无窍。参观下条，孟英明谓人参、姜、枣不可轻用，更自恍然。（张寿颐《古今医案平议·第一种之第八卷·时病疟疾门·暑热疟》）

【原案】

姚小蘅大令患疟，寒微热甚，日作二次。汪某与柴胡药二帖，势遂剧，舌绛大渴，小溲全无。孟英曰：津欲涸矣。与西洋参、生地、知母、花粉、石斛、麦冬、

栀子、百合、竹叶投之。五剂而疟止。越三载以他疾终。（王士雄《王氏医案续编·卷二》）

余朗斋形瘦体弱，患间日疟，寒少热多，二便涩滞，脘膈闷极，苔腻不渴。孟英切脉缓滑而上溢，曰：素禀虽阴亏，而痰湿阻痹，既不可以提表助其升逆，亦未宜以凉润碍其枢机。投以滑、朴、茹、旋、通草、枇杷叶、苇茎、郁金、兰叶之方。苔色渐退，即去朴、郁，加连、枳、半夏。胸闷渐开，疟亦减，便乃畅。再去滑、半、连、枳，加沙参、石斛、橘皮、黄芩，浃旬而愈。

原本眉评：运枢机通经络，孟英用药秘诀。无论用补用清，皆不离此意，细观各案自知。（王士雄《王氏医案续编·卷七》）

【张寿颐评议】

痰湿互阻，疟病之本；往来寒热，疟病之标。发表治标，适以助其升逆；凉润清热，适以碍其枢机。而俗子笔下，鲜不犯此二禁，所以非徒无益，抑且无不为害。而虚人病疟，误投滋阴者，其祸概可知矣。孟英此案，揭橥正义，明以告人，度世金针，只在于此。读者若犹不知领悟，不能学步，则真不可教训者矣。（张寿颐《古今医案平议·第一种之第八卷·时病疟疾门·湿痰疟》）

【原案】

余朗斋形瘦体弱，患间日疟，寒少热多，二便涩滞，脘膈闷极，苔腻不渴。孟英切脉缓滑而上溢，曰：素禀虽阴亏，而痰湿阻痹，既不可以提表助其升逆，亦未宜以凉润碍其枢机。投以滑、朴、茹、旋、通草、枇杷叶、苇茎、郁金、兰叶之方。苔色渐退，即去朴、郁，加连、枳、半夏。胸闷渐开，疟亦减，便乃畅。再去滑、半、连、枳，加沙参、石斛、橘皮、黄芩，浃旬而愈。

眉批：运枢机，通经络，为孟英用药秘诀。无论用补用清，皆不离此意，细观各案自知。（王士雄《王氏医案续编·卷七》）

张六桥年逾七旬，素不耐病。新秋患疟，讬孟英筹速愈之方。曰：易事耳。第寒少热多，苔黄渴汗，溺赤便秘，体厚多痰，杳不知饥，极其畏热，其年虽耄，其证宜清。以大剂知、芩、连、滑、花粉、竹茹、厚朴、石膏加雪羹投之。数剂而痊，康强如昔。（王士雄《王氏医案三编·卷二》）

【张寿颐评议】

此案虽云痰多，但见证热多渴汗，是阳明热炽，故选药如是。（张寿颐《古今医案平议·第一种之第八卷·时病疟疾门·暑热疟》）

【原案】

张六桥年逾七旬，素不耐病。新秋患疟，讬孟英筹速愈之方。曰：易事耳。第寒少热多，苔黄渴汗，溺赤便秘，体厚多痰，杳不知饥，极其畏热，其年虽耄，其证宜清。以大剂知、芩、连、滑、花粉、竹茹、厚朴、石膏加雪羹投之。数剂而痊，康强如昔。（王士雄《王氏医案三编・卷二》）

朱生甫明经令郎仲和，于六月初旬患疟，寒少热多，呕渴痞闷。逆孟英视之，曰：曩曾屡患此疾，证形大略相同，广延名手治疗，总难即愈，病辄经年，大受其累。闻君疗疟极神，不知能否于月内即愈？孟英曰：何限之宽耶！余非神于此。盖寒、暑、燥、湿、风五气之感于人也，重则为伤寒，轻则为疟疾。今所患者，暑湿之疟也，清其暑湿，旬日可瘥。前此之缠绵岁月而不能已者，必是不分五气之源流，徒以见疟治疟，而用柴胡、姜、枣等风疟之药，以致暑湿之邪滋蔓难图耳。兹以清暑化湿汤奉赠，放胆服之，不可商于人，恐其于五种伤寒未能辨晰，而泥少阳正疟之法以相争也。仲和韪之。方用石膏、杏仁、半夏、厚朴、知母、竹叶。果八剂而安。既而梁甫之仲郎亦患疟。孟英视曰：脉数舌绛，热炽寒微，素质阴亏，暑邪为患也，更不可用疟门套药。予元参、青蒿、白薇、丹皮、黄菊、知母、花

粉、银花、竹叶、栀子，数剂而脉减。乃去青蒿、丹皮，加生地、甘草，数服而瘳。（王士雄《王氏医案三编·卷一》）

【张寿颐评议】

疟之为病，六淫外感，本皆有之，而总以暑热与湿痰二者居其多数。凡治热痰为疟，而妄用柴胡，无不纠缠不已。朱氏所谓病辄经年，大受其累者，非病之定能累人，皆受误药之累耳。药能对病，断不至此。惟孟英每有正疟之说，则何者为正？殊不可解。朱病热多而渴，膏、知固宜。但既呕且闷，则须加连、英、枳实、贝母等味。所叙药品只有六物，似非全方。后段一案，则全是阴虚热重，而全无痰湿者。试问疟门套方，曾见有此等药味否？奈何俗子学医，恒喜于分门别类之书，索方以治病。而全不能因病以处方，则终其身安得治愈一人？其累及病者，纠缠经年，犹为幸事。若进一步言之，杂药乱投，经旬匝月而盖棺者，所见已不可枚举矣。（张寿颐《古今医案平议·第一种之第八卷·时病疟疾门·暑热疟》）

【原案】

朱生甫明经令郎仲和，于六月初旬患疟，寒少热多，呕渴痞闷。逆孟英视之，曰：曩曾屡患此疾，证形大略相同，广延名手治疗，总难即愈，病辄经年，大受其累。闻君疗疟极神，不知能否于月内即痊？孟英曰：

何限之宽耶！余非神于此，盖寒、暑、燥、湿、风五气之感于人也，重则为伤寒，轻则为疟疾。今所患者，暑湿之疟也。清其暑湿，旬日可瘥。前此之缠绵岁月而不能已者，必是不分五气之源流，徒以见疟治疟，而用柴胡、姜、枣等风疟之方，以致暑湿之邪滋蔓难图耳。兹以清暑化湿汤奉赠，放胆服之，不可商于人，恐其于五种伤寒未能辨析，而泥少阳正疟之法以相争也。仲和韪之。方用石膏、杏仁、半夏、厚朴、知母、竹叶。果八剂而安。既而梁甫之仲郎亦患疟。孟英视曰：脉数舌绛，热炽寒微，素质阴亏，暑邪为患也，更不可稍用疟门套药。予元参、青蒿、白薇、丹皮、黄菊、知母、花粉、银花、竹叶、栀子，数帖而病减。乃去青蒿、丹皮，加生地、甘草，数服而瘳。（王士雄《王氏医案三编·卷一》）

庄晓村芝阶，姊夫之侄孙也，馆于金愿谷舍人家病疟。孟英曰：吸受暑，清涤即瘳。阅数日，疟作甚剧，目赤狂言，汗如雨下。居停大惊，闻服凉剂，疑为药误。亟速孟英至，正在披狂莫制之时。按其脉，洪滑无论；视其舌，深黄厚燥。心疑其另服他药之故，而扑鼻吹来一阵姜枣气，因诘曰：得无服姜枣汤乎？曰：恣饮三日矣。孟英即令取西瓜一枚，劈开，任病者食之。方从白虎，而生石膏用一两六钱，病即霍然。逾六年，以他疾亡。继有，陈仰山如君患疟，孟英连与清暑法，病不少减。孟英疑亦姜枣汤所致，询知果然，亟令屏绝遂愈。余如汪予宽、魏云裳、胡秋纫等暑疟治案，皆以白虎化裁，案多不备载，碌此以备读者之隅反焉。（王士雄《王氏医案续编·卷一》）

【张寿颐评议】

病是暑热，生姜固能助桀。况是疟病，无不兼有痰积，大枣确在禁例。只此二物，已令病轻变重，至于此极。此人舌苔深黄厚燥，而药物只详一味石膏分量，则其他应用之药，盖亦可想而知。（张寿颐《古今医案平议·第一种之第八卷·时病疟疾门·暑热疟》）

【原案】

庄晓村芝阶，姊夫之侄孙也。馆于金愿谷舍人家，病疟。孟英曰：吸受暑热，清涤即瘳。阅数日，疟作甚剧，目赤狂言，汗如雨下。居停大惊，闻服凉剂，疑为药误。亟速孟英至，正在披狂莫制之时。按其脉洪滑无论，视其舌深黄厚燥。心疑其另服他药之故，而扑鼻吹来一阵姜枣气，因诘曰：得无服姜枣汤乎？曰：恣饮三日矣。孟英即令取西瓜一枚，解暑妙品。劈开，任病者食之。方从白虎，而生石膏用一两六钱，病即霍然。逾六年以他疾亡。（王士雄《王氏医案续编·卷一》）

庄芝阶舍人年七十矣，患间疟，寒则战慄，热则妄言。孟英视之，脉弦数而促，苔黑口干。是素有热痰，暑邪内伏。予知母、花粉、元参、石斛、黄芩、竹茹、连翘、海蜇、芦菔、莲子心等药，数啜而瘳。（王士雄《王氏医案续编·卷八》）

【张寿颐评议】

此条脉促，当是偶有一止之促，热甚痰凝，而脉应之。舌色如此，虽在高年，自不得妄以虚论。（张寿颐《古今医案平议·第一种之第八卷·时病疟疾门·暑热疟》）

【原案】

庄芝阶舍人，年七十矣，患间疟，寒则战慄，热则妄言。孟英视之，脉弦数而促，苔黑口干。是素有热痰，暑邪内伏。予知母、花粉、元参、石斛、黄芩、竹茹、连翘、海蜇、芦菔、莲子心等药，数啜而瘳。（王士雄《王氏医案续编·卷八》）

脱证医案

癸卯冬至前一日（道光廿三年），管大中丞一溺暴脱，当以参、附挽回者。及孟英至，而痰药、痧药、风药灌之已遍，脉仅如蛛丝过指。乃坚不立方，须臾而

卒。（王士雄《王氏医案·卷一》）

【张寿颐评议】

此上四案，其证皆同，而或治或不治，但观其所用之药若何，而死生决于俄顷。后二条虽不言所服何药，然以意逆之，自可想见。此虽不言所服何药，非人力所能勉强。然吾侪所学在此，必求人定胜天，则何去何从，那可不辨之于早！（张寿颐《古今医案平议·第二种之第二卷·脱证》）

【原案】

癸卯冬至前一日，管大中丞一溺暴脱，当以参、附挽回者。及孟英至而痰药、痧药、风药，灌之已遍。脉仅若蛛丝过指，孟英坚不与方，须臾而卒。（王士雄《王氏医案·卷一》）

甲申夏（道光四年），周光远登厕，忽然体冷汗出，气怯神疲。孟英视之曰：阳气欲脱也。猝不及得药，适有三年女佩姜，约四五钱，急煎服之，即安。继用培补药，皆以参、芪、术、草为主，益气分偏虚也。（王士雄《王氏医案·卷一》）

【张寿颐评议】

此又阳气脱离之急证，法当参、附者。干姜阳药，本是回阳主将，又佩之女怀，藉纯阴之气以调其偏，用治此证，其意可师。寿颐尝谓中医用药，最重性情，此案即是性情之至理。若新学者见之，吾知其必不能悟到。考孟英案《续集》第四卷，有周光远无疾而死一句，可见此公终以暴脱。然查其时，乃在道光之二十七年。则周君此病，竟得再生廿余岁，是案亦可谓挽回造化矣。（张寿颐《古今医案平议·第二种之第二卷·脱证》）

【原案】

甲申夏，予于登厕时，忽然体冷汗出，气怯神疲。孟英视之曰：阳气欲脱也。卒不及得药，适有三年女佩姜一块，约重四五钱，急煎而灌之即安。后用培补药，率以参、芪、术、草为主，盖气分偏虚也。

眉批：干姜辛温，故用之以回阳气。若并此不得，则令壮盛人以气呵之，亦可救仓卒之变。（王士雄《王氏医案·卷一》）

王瘦石，禀属阴亏。猝闻惊吓之声，而气逆肢冷，自汗息微。速孟英视之，身面皆青绿之色，脉沉弦而细。乃素伤忧虑，而风阳陡动也。与牡蛎四两，鳖甲二两，蛤壳一两，石英五钱，龙齿、小麦、辰砂、麦冬、茯神、贝母、竹茹为方，一剂知，二剂已。续以滋养而瘳。（王士雄《王氏医案续编·卷四》）

【张寿颐评议】

此人闻声惊吓，而即气逆汗流，色清肢冷。其素禀阴阳两虚，已臻极步，故一有感触而二气脱离，阴阳不能维系。虽无肝阳上升景象，而其实即是气血上冲之脑经受震，非潜镇其上、滋填其下，已无百一之望。孟英潜镇，最擅胜场。龙、牡、石英、辰砂、鳖甲用至如许分量，浅者方以为镇坠安神，元是治惊秘诀，而不知神经为病，非此无济。惟蛤壳最顽，无气无味，不如以玳瑁、龟板易之，较为有情。（张寿颐《古今医案平议·第二种之第二卷·脱证》）

【原案】

王瘦石禀属阴亏。卒闻惊吓之声，而气逆肢冷，自汗息微。速孟英视之，身面皆青绿之色，脉沉弦而细。乃素伤忧虑，而风阳陡动也。与牡蛎四两、鳖甲二两、蛤壳一两、石英五钱，龙齿、小麦、辰砂、麦冬、茯神、贝母、竹茹为方，一剂知，二剂已。续以滋养而瘳。眉批：凡阴虚之体，血不足以养肝，则肝阳易僭。用大剂镇逆养阴开郁治法，丝丝入扣，宜乎应手辄效也。（王士雄《王氏医案续编·卷四》）

霍乱医案

陈妪年已七旬，患霍乱甚危，亟拉孟英救之。已目陷形消，肢冷音飒，脉伏无溺，口渴汗多，腹痛苔黄，自欲投井。令取西瓜汁先与恣饮，方用白虎加芩、连、黄柏、木瓜、威灵仙，略佐细辛分许为剂。覆杯即安。人皆疑用药太凉，何以径效？孟英曰：凡夏热亢旱之年，入秋多有此病，岂非伏暑使然，况见症如是之炽烈乎？今秋余已治愈多人。询其病前有无影响，或曰：五心烦热者数日矣，或曰别无所苦，惟睹物皆红如火，已而病即陡发。夫端倪如此，更为伏暑之的据焉。（王士雄《王氏医案三编·卷一》）

【张寿颐评议】

七十老妪，既吐且泻，而至肢冷脉伏。其为热厥、寒厥，似乎不易辨别。但以舌审之，苔之黄白，尚未尽可据，惟尖边或排赤，或淡白，则一望可知，最易识认。况复口渴汗多，正是白虎汤确证。此人之渴，必能嗜饮，所以宜于西瓜汁。方中反佐细辛少许，尤其活泼。孟英谓夏热亢旱，可见当时景象，确是热证无疑。考其年为咸丰初元，岁在辛亥（孟英案此一卷皆辛亥事），而此病将发之前，或为五心烦热，或则睹物色红，洵属热证之确据。凡此皆所以教人辨证之要诀，读者万不可忽略放过。（张寿颐《古今医案平议·第一种之第十卷·时病霍乱门·湿热霍乱》）

【原案】

陈妪年已七旬，患霍乱转筋甚危，亟拉孟英救之。已目陷形消，肢冷音飒，脉伏无溺，口渴汗多，腹痛苔黄，自欲投井。令取西瓜汁先与恣饮，方用白虎加芩、连、黄柏、木瓜、威灵仙，略佐细辛分许为剂。覆杯即安。人皆疑用药太凉，何以径效？孟英曰：凡夏热亢旱之年，入秋多有此病，岂非伏暑使然，况见证如是之炽烈乎？今秋余已治愈多人。询其病前有无影响？或曰：五心烦热者数日矣；或曰：别无所苦，惟睹物皆红如火，已而病即陡发。夫端倪如此，更为伏暑之的据焉。（王士雄《王氏医案三编·卷一》）

近贤之论霍乱者，以陆氏九芝、王氏孟英两家最为剀切。惟持论皆谓热症为多，颇与不佞三十年以来所见多寒症者，背道而驰。然王、陆二公固同时人，以当时所见而言，必非证语。且孟英所定之蚕矢、驾轻诸方，必非能治真寒之霍乱症。即据不佞频年所见，固亦间有湿阻热郁，而为绞痛吐泻者，舌色必尖边红赤，所吐所泻，秽气必重。虽间亦有肢冷脉伏，寒热难定之欺，而以此二端为辨，自无遁情，此热霍乱之指南针也。

戚媪者，年六十余矣。自幼佣食于黄莲泉家，忠勤敏干，老而弥甚，主仆之谊，胜于亲戚也。秋间患霍乱转筋，孟英视之暑也。投自制蚕矢汤，两服而安。三日后忽然倦卧不能反侧，气少不能语言，不饮不食。莲泉惶惧，不暇远致孟英，即邀济仁堂朱某诊之。以为霍乱皆属于寒，且昏沉欲脱，疏附子理中汤与焉。莲泉知药猛烈，不敢遽投。商之王安伯，安伯云：以予度之，且勿服也。若谓寒症，则前日之药，下咽即毙，吐泻安能渐止乎？莲泉闻之大悟，著人飞赶孟英。至而切其脉曰：此高年之体，元气随泻而泄，固当补者。第余暑未清，热药在所禁耳。若在孟浪之家，必以前之凉药为未当，今日温为极是。纵下咽不及救，亦惟归罪于前手寒凉之误也。设初起即误死于温补，而世人亦但知霍乱转筋是危险之证，从无一人能知此证有阴阳之异，治法有寒热之殊，而一正其得失者。此病之所在不易治，而医之所以不可为也。今君见姜、附而生疑，安伯察病机之已转，好问者心虚，识机者智胆，二美相济，遂使病者跳出鬼门关，医者卸脱无妄罪。幸矣、幸矣！乃以高丽参、麦冬、知母、葳蕤、木瓜、扁豆、石斛、白芍、苡仁、茯苓、蒺藜为方。服六剂始能言动，渐进饮食，调理月余而健。（王士雄《王氏医案·卷二》）

【张寿颐评议】

此道光二十几年壬寅事，孟英年三十五岁。蚕矢汤是孟英《霍乱论》中自制之方。药用蚕矢、木瓜各三钱，生米仁、豆卷各四钱，川雅连、焦栀子各二钱，半夏、通草、黄芩各一钱，吴茱萸六分，阴阳水煎，稍凉服，洵为专治暑热而设。此案虽不详脉舌，未能悬拟其实在状态。然既用是方两服而安，确是热症，万无可疑。至三日后而为倦卧不动，气息不续，其为元气欲脱，盖亦易知。王氏安伯以前药能止吐泻，识得必非寒症，旁人见解，决定疑窦，断得剖切，真有神助。潜斋谓气脱当补，但余暑未清，热药须禁，是为脱症善后之指南车。盖元阴已耗，温燥本是大忌。即在真寒霍乱，四逆回阳，亦属可一而不可再。况为暑热，那不死灰复燃，速之立厥也耶？（张寿颐《古今医案平议·第一种之第十卷·时病霍乱门·湿热霍乱》）

【原案】

戚媪者，年六十余矣。自幼佣食于黄莲泉家，忠勤敏干，老而弥甚，主仆之谊，胜于亲戚也。秋间患霍乱转筋，孟英视之暑也。投自制蚕矢汤［蚕矢汤：晚蚕沙五钱，生苡仁、大豆黄卷各四钱，陈木瓜三钱，川黄连（姜汁炒）二钱，制半夏、黄芩（酒炒）、通草各一钱，焦山栀一钱五分，陈吴萸（泡淡）三分，主治霍乱转筋，肢冷腹痛，口渴烦躁，目陷脉伏，时行急证。——编者注］，两服而安。三日后忽然倦卧，不能反侧，气少不能语言，不饮不食。莲泉惶惧，不暇远致孟英，即邀济仁堂朱某诊之。以为霍乱皆属于寒，且昏沉欲脱，疏附子理中汤与焉。莲泉知药猛烈，不敢遽投，商之王安伯。安伯云：以予度之，且勿服也。若谓寒证，则前日之药下咽即毙，吐泻安能渐止乎？莲泉闻之大悟，著人飞赶孟英。至而切其脉，曰：此高年之体，元气随泻而泄，固当补者。第余暑未清，热药在所禁耳。若在孟浪之家，必以前之凉药为未当，今日温补为极是。纵下咽不及救，亦惟归罪于前手寒凉之误也。设初起即误死于温补，而世人亦但知霍乱转筋，是危险之证，从无一人能知此证有阴阳之异，治法有寒热之殊，而一正其得失者。此病之所以不易治，而医之所以不可为也。今君见姜、附而生疑，安伯察病机之已转，好问者心虚，识机者智赡，二美相济，遂使病者跳出鬼门关，医者卸脱无妄罪。幸矣、幸矣！乃以高丽参、麦冬、知母、葳蕤、木瓜、扁豆、石斛、白芍、苡仁、茯苓、蒺藜为方。服六剂始能言动，渐进饮食，调理月余而健。（王士雄《王氏医案・卷二》）

李华甫继室，陡患霍乱而兼溺血如注，头疼如劈，自汗息微，势极危殆。迎孟英诊视，脉极弦驶。是肝阳内炽，暑热外侵。先用犀角、木通、滑石、栀子、竹茹、米仁、银花、茅根、菊叶为大剂，和入藕汁，送当归龙荟丸，而霍乱即安。惟溺血虽减，而小溲时头犹大痛，必使人紧抱其头，重撳其巅，始可略耐。尚是风阳僭极，肺胃不清也。以苇茎汤去桃仁，加百合、白薇、元参、竹叶、西瓜翠衣、菊叶、莲子心为方，和入童

溺，仍吞龙荟丸。服旬日而愈。（王士雄《王氏医案三编·卷一》）

【张寿颐评议】

霍乱而兼溲血，暑热蕴隆，直入血分，盖亦易知。而更有头痛如破，脉弦且驶，肝阳悠肆，已极诪张，此非犀、羚大剂，合以清血解毒不可者。但既泄泻而并溺血，形气疏泄，已是太过，复用龙荟丸，似乎稍嫌克削。意者其人体质素旺，而丸子之分量必轻。孟英当不孟浪。次方清肝而合以养阴，已渐有转舵笔意，迨其后决不可无滋养肝阴一法以培其本。（张寿颐《古今医案平议·第一种之第十卷·时病霍乱门·湿热霍乱》）

【原案】

姊丈李华甫继室，陡患霍乱，而兼溺血如注，头疼如劈，自汗息微，势极危殆。速余诊视，脉甚弦驶。此肝火内炽，暑热外侵。以犀角、木通、滑石、栀子、竹茹、薏苡、银花、茅根、菊叶为大剂，和入藕汁，送当归龙荟丸。而吐泻即已，溺血亦减。惟小溲时，头犹大痛，必使人紧抱其头，重揿其巅，始可略耐。当是风阳僭极，肺胃不清也。以苇茎汤去桃仁，加百合、白薇、元参、小蓟、蒲公英、竹叶、西瓜翠衣、莲子心为方，和入童便，仍令吞龙荟丸。服旬日全愈。（王士雄《随息居重订霍乱论·第三医案篇》）

王某，久患吐血，体极孱弱，沈琴痴嘱其丐孟英治之。服药甫有小愈，而酷暑之时，陡患霍乱转筋，大汗如雨，一息如丝。孟英视曰：阴血久夺，暑热鸱张，吾《霍乱论》中之缺典也，姑变法救之。用北沙参、枇杷叶、龙、牡、木瓜、扁豆、米仁、桑叶、蚕沙、石斛、豆卷，投之而愈。调理每日仍服滋补，以治宿恙。越二载，闻服温补药，致血暴涌而亡。（王士雄《王氏医案·卷二》）

【张寿颐评议】

此亦大虚之体，陡然吐泻，而元气欲脱者，病情药理，正与上条同一模范。（张寿颐《古今医案平议·第一种之第十卷·时病霍乱门·湿热霍乱》）

【原案】

王某，久患吐血，体极孱弱，沈琴痴嘱其丐孟英治之。服药甫有小愈，而酷暑之时，陡患霍乱转筋，大汗如雨，一息如丝。孟英视曰：阴血久夺，暑热鸱张，吾《霍乱论》中之缺典也，姑变法救之。用北沙参、枇杷叶、龙、牡、木瓜、扁豆、苡仁、滑石、桑叶、蚕沙、石斛、豆卷，投之而愈。调理每日仍服滋补以治宿恙。越二载，闻服温补药，致血暴涌而亡。（王士雄《王氏医案·卷二》）

奔豚医案

蒋氏妇，年逾四旬，患一奇证。痰必自少腹突冲而上，其势甚猛，其坚如石，其热如火。故突然而冲之际，周身为之震撼，日夜二十余次，每次止须一咯即脱然出口，四肢渐形牵掣，口极渴而溺如沸汤，食减少眠，形日消瘦。诸医皆知为痰火病，而治无寸效。孟英视之曰：证治非谬，而药不胜病者，殆积热深锢，必从前多饵温补所酿也。其夫曰：诚然，向来本无病，因无生育，紫河车已服过数十具，他药称是。曰：愚哉！药之治病，犹兵之戡乱也。所谓用药如用兵，无病而药，是黩武也。既无生育，何不纳妾。凡服温补之药以求子者，其药毒钟于小儿，生子多不育，况食人之胞乎？无论忍生害理，已属不仁，即偶然得子，多患异疾，或顽蠢狠戾而无人心，亦何益哉！昨闻沙沛生令妹患痘服此，致鼻穿而痘仍不救，设非胞衣之毒，奚至此乎。故余临证三十年，从不用之。纵病家要用，亦必剖陈利害以劝止之，或令以羊肾代之，温养有情，且无秽毒，功较胜焉。令正服过数十具而从未生育，毒气毫无出路。欲种子者，翻种病矣，岂寻常清凉之剂所能愈哉！考古惟紫雪能搜剔久蕴深藏之毒火，试饵之或有验也。爰用紫草、银花、玄参、土茯苓、甘草、绿豆、海蜇、凫茈为方，和入竹沥，另以豆腐皮包吞紫

雪五分。服之果效，匝月而瘳。（王士雄《王氏医案三编·卷二》）

【张寿颐评议】

此证属于痰热，尽人能知，何以病不应药，必有其故。胞胎秉先天阳气而结，确含毒火性质，再加其他温肾之药，当作家常便饭，哪不酿成怪病？孟英论温药种子，毒钟小儿，语虽奇而理可信。山雷所见，凡父母喜服温补者，其子女必多胎毒，甚则不治。思之可惨。沙氏妹痘证服河车，且溃其鼻而陨其生，此物热毒，得此尤其确证。不才临证三十年，从未用过河车、坎炁一次。不独为早岁治医即从孟英书入手，笃信此公家法。亦有见于此物关系生儿之先天，铜山西崩，洛钟东应，烹之炙之，料想对于存在之人，可肇意外祸变。此不可与迷信五行者作一例观。（张寿颐《张山雷医集·古今医案平议第三种之第二卷·痰火》）

【原案】

蒋氏妇年逾四旬，患一奇证。痰必自少腹突冲而上，其势甚猛，其坚如石，其热如火。故突然而冲之际，周身为之震撼，日夜二十余次，每次止须一咯，即脱然出口，四肢渐形牵掣，口极渴而溺如沸汤，食减少眠，形日消瘦。诸医皆知为痰火病，而治无寸效。孟英视之曰：证治非谬，而药不胜病者，殆积热深锢，必从前多饵温补所酿也。其夫云：诚然，向来本无病，因无生育，紫河车已服过数十具，他药称是。曰：愚哉！药之治病，犹兵之戡乱也，所谓用药如用兵，无病而药，是黩武也。既无生育，何不纳妾？凡服温补之药以求子者，其药毒钟于小儿，生子多不育，况食人之胞乎？无论忍心害理，已属不仁。即偶然得子，多患异疾，或顽蠢狠戾而无人心，亦何益哉！昨闻沙沛生令妹患痘服此，致鼻穿而痘仍不救。设非胞衣之毒，奚至此乎？故余临证三十年，从不用之。纵病家要用，亦必剖陈利害以劝止之。或令以羊肾代之，温养有情，且无秽毒，功较胜焉。令正服过数十具而从未生育，毒气毫无出路，欲种子者翻种病矣。岂寻常清凉之剂所能愈哉！考古惟紫雪能搜剔久蕴深藏之毒火，试饵之或有验也。爰用紫草、银花、元参、土茯苓、甘草、绿豆、海蜇、凫茈为方，和入竹沥，另以豆腐皮包吞紫雪五分。服之果效，匝月而瘳。（王士雄《王氏医案三编·卷二》）

多疑医案

己酉春，胡孟绅山长患疑，坐卧不安，如畏人捕。自知为痰，饵白金丸吐之，汗出头面，神躁妄闻。孟英切其脉弦滑洪数，不为指挠。投石膏、竹茹、枳实、黄连、旋覆、花粉、胆星、石菖蒲，加雪羹、竹沥、童溲、吞礞石滚痰丸，下其痰火。连得大解，夜分较安，惟不能断酒。为加绿豆、银花、枳椇子，吞当归龙荟丸。旬余脉证渐平，神气亦静，尚多疑惧。改授犀角、玄参、丹皮、竹叶、竹茹、贝母、百合、丹参、莲心、猪胆汁、炒枣仁、盐水炒黄连，吞枕中丹，以清包络肝胆之有余而调神志。又旬日各恙皆蠲，即能拈韻，继与十味温胆法善其后。（王士雄《王氏医案续编·卷六》）

【张寿颐评议】

多疑善畏，诚是痰蒙，畅吐以求一快，未必非治痰之一道。然扰之使动，肝焰猖狂，势不可遏，脉状至此，自当清肃，是为痰热实病之开宗明义第一章。须知阳有余必阴不足，多疑多畏，终是血不养神，必非完全之大实证。须细味其继续用药，因风转舵之法，庶乎能发能收，头头是道。（张寿颐《张山雷医集·古今医案平议·第三种之第二卷·痰火》）

【原案】

己酉春，胡孟绅山长患疑，坐卧不安，如畏人捕。自知为痰，饵白金丸吐之，汗出头面，神躁妄闻。撩动其猖狂之势。孟英切其脉，弦滑洪数，不为指挠。投石膏、竹茹、枳实、黄连、旋覆、花粉、胆星、石菖蒲，加雪羹、竹沥、童溲，吞礞石滚痰丸，下其痰火。连得大解，夜分较安，惟不能断酒。为加绿豆、银花、枳椇子，吞当归龙荟丸。旬余脉证渐平，神气亦静，尚多疑惧。改授犀角、元参、丹皮、竹叶、竹茹、贝母、百合、丹参、莲心、猪胆汁、炒枣仁、盐水炒黄连，吞枕中丹，以清包络肝胆之有余而调神志。又旬日，各恙皆蠲，即能拈薌，继与十味温胆法善其后。（王士雄《王氏医案续编·卷六》）

第二章　妇科医案

月经愆期医案

褚芹香女校书，患汛愆寒热。医以为损，辄投温补，驯致腹胀不饥，带淋便闭，溲涩而痛。孟英诊脉弦劲而数，乃热伏厥阴，误治而肺亦壅塞也。与清肃开上之剂，吞当归龙荟丸二服。寒热不作而知饥，旬日诸恙悉安。（王士雄《王氏医案续编·卷七》）

【张寿颐评议】

此证热伏厥阴，带淋与上条许媪相似，而溲涩且痛，则肺气壅塞，上源不肃而溲便为之闭也。先清肺热，兼导大便，取径大有巧思。（张寿颐《张山雷医集·古今医案平议·第三种之第二卷·伏火》）

【原案】

褚芹香女校书，患汛愆寒热。医以为损，辄投温补，驯致腹胀不饥，带淋便秘，溲涩而痛。孟英诊脉弦劲而数，乃热伏厥阴，误治而肺亦壅塞也。与清肃开上之剂，吞当归龙荟丸两服。寒热不作而知饥，旬日诸恙悉安。（王士雄《王氏医案续编·卷七》）

赵菊斋仲媳，素患阴虚内热，时或咯血，去年孟英已为治愈。既而汛事偶愆，孟英诊曰：病去而孕矣。今春娩后患泻，适孟英赴豫章之诊。专科进以温热之方，而咳嗽乃作；更医改授养营之剂，则滑泄必加；签药乩方，备尝莫效。比孟英归，投以甘麦大枣配梅连之法，证渐轻减。继为其姻党尼之，多方蛮补，遂致腹痛减餐，日下数十行。皆莹白坚圆，如白蒲桃之形，上萦血丝。菊斋悔闷，仍乞援于孟英。予仲景当归生姜羊肉汤，每剂吞鸦胆仁二十一粒，以龙眼肉为衣，果两服而便转为溏，痛即递减。再与温养奇经之龟板、鹿霜、归、苓、杞、菟、甘、芍、乌鲗、苁蓉、蒲桃、藕等药，调理而愈。（王士雄《王氏医案续编·卷七》）

【张寿颐评议】

阴虚有素，肝气必滞。娩后泄泻，未始非肝气侮脾，疏泄无度。误投温热，气机更窒。孟英甘麦大枣梅连之剂，即从肝脾着手，所以有效。迨更服蛮补，则脾之运输益呆，肝之气机益滞，食物碍化，腹痛滞下，仍是肝脾之间。孟英当归生姜羊肉，及龟板、鹿霜两方，无非肝脾肾三阴同治之法。（张寿颐《古今医案平议·第一种之第八卷·时病痢疾门·虚痢》）

【原案】

赵菊斋仲媳，素患阴虚内热，时或咯血，去年孟英已为治愈。既而汛事偶愆，孟英诊曰：病去而孕矣。

今春娩后患泻，适孟英赴豫章之诊，专科进以温热之方，而咳嗽乃作；更医改授养营之剂，则滑泄必加；签药乱方，备尝莫效。比孟英归，投以甘麦大枣配梅连之法，证渐轻减。继为其姻党尼之，多方蛮补，遂致腹痛减餐，日下数十行。皆莹白坚圆，如白蒲桃之形，上萦血丝。菊斋悔闷，仍乞援于孟英。予仲景当归生姜羊肉汤，每剂吞鸦胆仁二十一粒，以龙眼肉为衣。果两服而便转为溏，痛即递减。再与温养奇经之龟板、鹿霜、归、苓、杞、菟、甘、芍、乌鲗、苁蓉、蒲桃、藕等药，调理而痊。（王士雄《王氏医案续编·卷七》）

朱绀云令正去年娩后，自乳而月事仍行，至仲冬乳少汛愆。咸以为妊也。既而右胁筋绊作痛，渐及肩背，医投平肝药，痛益甚。改用补剂，遂嗽痰带血。人皆以为损矣，广服温补，其病日增。延至仲春，卧榻已匝月。群医束手，始求诊于孟英。面赤足冷，时时出汗，食减无眠，脉来右寸溢，关尺滑而微数，左手弦而带滑，舌赤而润，微有白苔，气逆口渴，所吐之血淡红而夹痰涎，大解溏，小溲短且热。曰：冲为血海而隶于阳明，自乳而姅不爽期者，血本有余也。因阳明经气为痰所阻，而不能流动输布，致经断乳少，痰血轇轕，而为络痹窜痛。医者不为分导下行，病无出路，以致逆而上溢。再投补剂，气愈窒塞，在山过颗颡（颡，指没有用因势利导的正确方法，致水势更加严重。——编者注），夫岂水之性哉？予苇茎汤加茜根、海螵蛸、旋覆、滑石、竹茹、海蜇为剂，和藕汁、童溺服，以肃肺通胃，导气化痰，而领血下行。覆杯即愈。旬余汛至，不劳培补，寻即受孕。此证不遇孟英，必至补死，而人亦但知其死于虚劳也，药可不慎耶！（王士雄《王氏医案三编·卷一》）

【张寿颐评议】

此证当初汛愆乳少，已是血络有阻，驯致胁肋牵疼，则气滞痰凝，尤堪想见。其时苟得清络化痰，参之和痛，当易应手。医者为之平肝，以病在厥阴经络部位，亦是不谬。如用柔肝宣络之白芍、川楝、瓜络、竹茹、瓜子仁、贝母、旋覆诸物，而佐之以和调血滞，如郁金、玄胡、新绛、青葱管之类，亦可得效。乃谓平肝痛反益甚，则必抑遏太过，不为疏通，反加窒塞之咎。其后转而用补，愈加闭塞，盖自误药以后，几及三月，重重痼结，乃至气逆丘逼，血随咳至。脉且右寸溢出，左弦带滑，有升无降。孟英拟以过颡在山，病态转折，只此四字，描摹尽致。杨素园评王案，谓运枢机，通经络，是此公用药之秘。而于此类证情，尤其针锋相对，如锁得匙，正是此公之最灵敏处。所以举重若轻，能以极清淡之药，起沉疴于俄顷。周光远所谓孟英治病，若有天授者，洵非人力之可以倖致矣。（张寿颐《张山雷

医集·古今医案平议·第三种之第二卷·痰火》）

【原案】

朱绀云令正去年娩后，自乳而月事仍行，至仲冬乳少汛愆。咸以为妊也。既而右胁筋绊作疼，渐至肩背。医投平肝药，痛益甚。改用补剂，遂嗽痰带血。人皆以为损矣，广服温补，其病日增。延至仲春，卧榻已匝月。群医束手，始求诊于孟英。面赤足冷，时时出汗，食减无眠，脉来右寸溢，关尺滑而微数，左手弦而带滑，舌赤而润，微有白苔，气逆口渴，所吐之血淡红而夹痰涎，大解溏，小溲短且热。曰：冲为血海而隶于阳明，自乳而姅不爽期者，血本有余也。因阳明经气为痰所阻而不能流通输布，致经断乳少，痰血轇轕而为络痹窜痛。医者不为分导下行，病无出路，以致逆而上溢。再投补剂，气愈窒塞，在山过颡，夫岂水之性哉！予苇茎汤加茜根、海螵蛸、旋覆、滑石、竹茹、海蜇为剂，和藕汁、童溺服，以肃肺通胃，导气化痰而领血下行。覆杯即愈。旬余汛至，不劳培补，寻即受孕。（王士雄《王氏医案三编·卷一》）

月经量少医案

一圃人诣孟英泣请救命，诘其所以。云家住清泰门内马婆巷，因本年二月十五日卯刻，雷从地奋，火药局适当其冲，墙垣廨宇，一震泯然。虽不伤人，而附近民房撼摇如簸。其时妻在睡中惊醒，即觉气不舒畅。半载以来，渐至食减形消，神疲汛少，惟卧则其病如失，药治罔效。或疑邪祟所凭，祈禳压镇，亦属无灵。敢乞手援，幸无却焉。孟英许之，往见妇卧于榻，神色言动，固若无恙。诊毕，病人云：君欲睹我之疾耶。坐而起，果即面赤如火，气息如奔，似不能接续者，苟登圊溲便，必贲逆欲死。前所服药，破气行血，和肝补肺，运脾纳肾，清火安神，诸法俱备，辄如水投石。孟英仿喻氏治厥巅疾之法用药。一剂知，旬余愈。（王士雄《王氏医案续编·卷一》）

【张寿颐评议】

卧则如常，起则气火俱升。证情洵是奇特，总之一震之威，扰其神经，不可以寻常病理相推测。嘉言此法，镇坠气火，最合脑神经之治理。虽喻、王二公当时神经之说尚未发明，而以今日观之，此中病情药理，尤觉明白了解。（张寿颐《张山雷医集·古今医案平议·第三种之第一卷·肝胆火》）

【原案】

一圃人诣孟英泣请救命，诘其所以。云家住清泰门内马婆巷，因本年二月十五日卯刻，雷从地奋，火药局适当其冲，墙垣廨宇，一震泯然。虽不伤人，而附近民房，撼摇如簸。其时，妻在睡中惊醒，即觉气不舒畅。半载以来，渐至食减形消，神疲汛少，惟卧则其病如失，药治罔效。或疑邪祟所凭，祈禳压镇，亦属无灵，敢乞手援，幸无却焉。孟英许之，往见妇卧于榻，神色言动，固若无恙。诊毕，病人云：君欲睹我之疾也。坐而起，果即面赤如火，气息如奔，似不能接续者，苟登圊溲便，必责逆欲死。前所服药，破气行血，和肝补肺，运脾纳肾，清火安神，诸法具备，辄如水投石。孟英仿喻氏治厥巅疾之法用药。一剂知，旬余愈。眉批：仍是治肝之法。（王士雄《王氏医案续编·卷一》）

闭经医案

盛泽王西泉丈仲郎巽斋刑部夫人，年未四旬，而十八年前诞子之后，汛即不行。医以为虚，频年温补，略无小效。董味青茂才，嘱就余诊。脉弦滑而体甚丰，乃气郁生热，热燥津液以成痰，痰复阻其气道，不能化血以流行，以致行度愆期，腹形胀痛，肢背不舒，骨疼寐惕。渴不欲饮，间或吐酸，二便不宣，苔黄口苦，皆风阳浮动，治节横斜之故也。与沙参、蛤粉各四钱，丝瓜络、石菖蒲各一钱，紫菀、仙夏、旋覆、蒺藜各一钱五分，茯苓三钱，丹参二钱，黄连四分，海蜇二两，凫茈一两。服十余剂，来转方云：胀痛蠲而腹背皆舒，夜寐安而二便亦畅，酸水不吐，痰出已松。是肝已渐柔。惟食少无味，骨节痠疼，右甚。乃阳明虚，无以束骨利机关也。拟通养法：参须、石菖蒲各一钱，茯神、络石各三钱，薏苡四钱，仙夏、竹茹各一钱五分，木瓜八分，姜汁炒黄连三分，十大功劳一两。仲冬招余往游复视，则诸恙皆安，惟右腿尚疼耳。即于通养方内加黄柏、仙灵脾，服之遂愈。（王士雄《归砚录·卷四》）

【张寿颐评议】

此亦血络瘀滞，温补助火，烁液成痰之证治。统合以上诸条观之，虽见证人人各殊，大约皆升多降少，其源总由于肺气失其清肃，因而病态幻化，层出不穷。孟英一例清肺泄热入手，竟无不可治之奇证。仙乎，仙乎！叹为观止矣。（张寿颐《张山雷医集·古今医案平议·第三种之第二卷·痰火》）

【原案】

盛泽王西泉丈仲郎巽斋刑部夫人，年未四旬，而十八年前诞子之后，汛即不行。医以为虚，频年温补，略无小效。董味青茂才嘱就余诊。脉弦滑而体甚丰，乃气郁生热，热烁津液以成痰，痰复阻其气道，不能化血以流行，以致行度愆期，腹形胀痛，肢背不舒，骨疼寐惕。渴不欲饮，间或吐酸，二便不宣，苔黄口苦，皆风阳浮动，治节横斜之故也。与沙参、蛤粉各四钱，丝瓜络、石菖蒲各一钱，紫菀、仙夏、旋覆、蒺藜各一钱五分，茯苓三钱，丹参二钱，黄连四分，海蜇二两，凫茈一两。服十余剂，来转方云：胀痛蠲而腹背皆舒，夜寐安而二便亦畅，酸水不吐，痰出已松。是肝已渐柔。惟食少无味，骨节痠疼右甚。乃阳明虚无以束骨利机关也。拟通养法：参须、石菖蒲各一钱，茯神、络石各三钱，薏苡四钱，仙夏、竹茹各一钱五分，木瓜八分，姜汁炒黄连三分，十大功劳一两。仲冬招余往游复视，则诸恙皆安，惟右腿尚疼耳。即于通养方内加黄柏、仙灵脾服之，遂愈。（王士雄《归砚录·卷四》）

屠小苏令正，自乳经停，泛泛欲吐，或疑为妊。所亲高啸琴进以养阴之药，渐致时有微热，脘闷不饥，气逆痰嗽，卧难著枕，二便闭涩，耳闭汗频。孟英脉之，虚软而涩。曰：根蒂素亏，经停乳少，血之不足；泛泛欲呕，肝乘于胃。率投滋腻，窒滞不行，略受风邪，无从解散，气机痹塞，九窍不和。先以葱、豉、通草、射干、兜铃、杏仁、蒌壳、枇杷叶、白蔻开上，两剂热退。次用小陷胸合雪羹，加竹茹、旋覆、白前、紫菀宣中，三剂便行安谷。继与冬虫夏草、苁蓉、当归、枸杞、麦冬、紫石英、楝实、熟地、牛膝滋下而瘳。（王士雄《王氏医案三编·卷二》）

【张寿颐评议】

此亦肺胃窒塞，痰阻枢机之病。初与养阴，未免腻滞，助其郁窒，则气机益滞，隧络益阻，发热脘闷，气逆嗽痰，便涩不饥，汗频耳闭，何一非气滞痰凝，多升少降。孟英清宣开展，本是专家。是病是方，可谓一等名角，拿手好戏。但此条种种病态，不见得风邪未解。药有葱豉，通阳解闷，亦所当然。而案中竟有“略受外感”一语，甚无着落，此必病家自认外感，不得不姑与周旋，坚其信任。设或不如其意，彼且不服吾药，而委之庸手，必有大剂升散以偾事者，毋宁委曲将顺，庶几得行吾志。此亦仁人之用心，读者必须识得此弦外之音，弗谓第一方果为散风而设。案中开上宣中二层，秩序虽分，究竟皆是宣展气机，泄热化痰作用。而后之滋下一法，则为此人根蒂素亏，不可不滋填以善其后耳。孟英案中，凡用冬生夏草，多有填阴涵阳之意，每与苁蓉、杞子，并辔以驰，知此物必无温肾助火之弊。（张寿颐《张山雷医集·古今医案平议·第三种之第二卷·痰火》）

【原案】

屠小苏令正，自乳经停，泛泛欲吐，或疑为妊。所亲高啸琴进以养阴之药，渐致时有微热，脘闷不饥，气逆嗽痰，卧难著枕，二便闭涩，耳闭汗频。孟英脉之虚软而涩。曰：根蒂素亏，经停乳少，血之不足；泛泛欲呕，肝乘于胃。率投滋腻，窒滞不行，略受风邪，无从解散，气机痹塞，九窍不和。先以葱、豉、通草、射干、兜铃、杏仁、蒌壳、枇杷叶、白蔻开上，两剂热退。次用小陷胸合雪羹，加竹茹、旋覆、白前、紫菀宣中，三剂便行安谷。继与冬虫夏草、苁蓉、当归、枸杞、麦冬、紫石英、楝实、熟地、牛膝滋下而瘳。（王士雄《王氏医案三编 · 卷二》）

月经不调医案

幼科王蔚文之甥女，向依舅氏。于三年前患热病甚危，服多剂凉解始愈。第寝食虽如常人，而五心恒热，黑苔不退，口苦而渴，畏食荤羶，频饵甘凉之药，经来色黑不红。去年适吴氏，仍服凉药，迄不能痊。今夏伊舅氏浼孟英诊之，脉甚滑数。曰：此热毒逗留阳明之络，陷入冲脉，以冲隶阳明也。然久蕴深沉，尚不为大患者，以月事时下，犹有宣泄之路也。其频年药饵寒之不寒者，以热藏隧络，汤剂不能搜剔也。令每日以豆腐皮包紫雪五分吞下，半月后苔果退，渴渐减。改用玄参、丹参、白薇、黄芩、青蒿煎汤，送服当归龙荟丸。又半月经行色正，各恙皆蠲，寻即受孕焉。（王士雄《王氏医案三编 · 卷一》）

【张寿颐评议】

热病愈后，而五心恒热，舌苔带黑，其为蕴热，尽人能知。因其经事色黑，而谓为热留阳明之络，以冲脉联属阳明，巧为比附，议论不可谓不足。窃谓不如以冲脉、少阴直捷言之，似乎尤为贴切（《甲乙经》肾足少阴经脉穴俞，自横骨以上，至于幽门，凡十一穴，皆明言冲脉足少阴之会）。既已常服凉剂，如石投水。此或选药不醇，未能中病。必谓隧络积热，汤药不能搜剔，尚是理想之谈。究之食入于胃，输化精液，遍行百骸，温者无不皆温，凉者无不皆凉，汤液凡散，何见得各行其道？其所以选用紫雪者，取其芳香善走，以涤积久之陈莝，诚有巧思。继用龙荟丸，仍藉麝香之力，通达隧道，搜索幽隐，取径新颖，可备后学隅反之资。王案此一卷皆咸丰元年事。（张寿颐《张山雷医集·古今医案平议·第三种之第二卷·伏火》）

【原案】

幼科王蔚文之甥女，向依舅氏。于三年前患热病甚危，服多剂凉解始愈。第寝食虽如常人，而五心恒热，黑苔不退，口苦而渴，畏食荤羶，频饵甘凉之药，经来色黑不红。去年适吴氏，仍服凉药，迄不能痊。今夏伊舅氏浼孟英诊之，脉甚滑数。曰：此热毒逗留阳明之络，陷入冲脉，以冲隶阳明也。然久蕴深沉，尚不为大患者，以月事时下，犹有宣泄之路也。其频年药饵，寒之不寒者，以热藏隧络，汤剂不能搜剔也。令每日以豆腐皮包紫雪五分吞下。半月后，苔果退，渴渐减。改用玄参、丹参、白薇、黄芩、青蒿煎汤，送服当归龙荟丸。又半月经行色正，各恙皆蠲，寻即受孕焉。（王士雄《王氏医案三编·卷一》）

张养之令正，饮食如常，而肌肤消瘦，信事如期，而紫淡不恒，两腓发热，而别处仍和。面色青黄，而隐隐有黑气，俨似虚寒，多药不效，始逆需英诊之。脉似虚细而沉分略形弦滑，曰：此阳明有余，少阴不足，土燥水涸。仲圣有急下存阴之法。然彼外感也，有余之邪，可以直泻；此内伤也，无形之热，宜以甘寒。义虽同而药则异也。赠以西洋参、生地、生白芍、生石膏、知、柏、芩、栀、麦冬、花粉、楝实、丹皮、木通、天冬诸品。服至数斤，黑气退而肌渐充，腓热去而经亦调矣。

原书眉评：孟英善用甘寒，投之此证尤宜。（王士雄《王氏医案·卷一》）

【张寿颐评议】

此证以清胃和肝，甘寒养液之法，多服得效，其为肺胃燥火，肝肾阴伤，洵无疑义。此类方药，最宜于胃火消渴，引饮易饥之证。而此条所叙症状，殊觉不易领悟，意者其人舌色，必殷红光滑，而能饮善饥。惟其真液已耗，所以不可苦寒直泻。案中不言舌质，未免阙典。腓是脚腨，凡足心足跟发热，皆是肾肝阴中之火，则两腓独热，可以隅反。孟英善悟，天资独超。（张寿颐《张山雷医集·古今医案平议·第三种之第二卷·虚火》）

【原案】

张养之令正，饮食如常，而肌肤消瘦，叙证详明。信事如期，而紫淡不恒，两腓发热，而别处仍和。面色青黄，而隐隐有黑气，俨似虚寒，多药不效，始逆孟英诊之。脉似虚细，而沉分略形弦滑。曰：此阳明有余，少阴不足，土燥水涸。仲圣有急下存阴之法。然彼外感也，有余之邪，可以直泻；此内伤也，无形之热宜以甘寒。义虽同而药则异也。赠以西洋参、生地、生白芍、生石膏、知、柏、苓、栀、麦冬、花粉、枳实、丹皮、木通、天冬诸品。服至数斤，黑气退而肌渐充，腓热去而经亦调矣。眉批：孟英善用甘寒，投之此证尤宜。（王士雄《王氏医案·卷一》）

王炳华之媳屡次堕胎，人渐尪瘦，月事乱行，其色甚淡。医谓虚也，大投补剂，其瘦日甚，食少带多。遂加桂、附，五心如烙，面浮咳逆，痰壅碍眠，大渴喜嗔。医皆束手，始请孟英脉之。两尺虚软，左寸关弦数，右兼浮滑，乃阴虚火炎也。然下焦之阴虽虚，而痰火实于上焦。古人治内伤，于虚处求实，治外感于实处求虚，乃用药之矩矱也。爰以沙参、竹茹、冬瓜子、芦笋、枇杷叶、冬虫夏草、石英、紫菀、苁蓉、旋覆为方。两剂即能寐，五六剂嗽止餐加。乃去紫菀、旋覆、沙参，加西洋参、归身、黄柏。服五剂热减带稀，口和能食。再去芦笋、冬瓜子、枇杷叶，加熟地、枸杞、乌鲗鱼骨，服之而愈。（王士雄《王氏医案三编·卷三》）

【张寿颐评议】

此固虚证之当补者，然愈补而反增其瘦，必腻滞不灵，助其壅塞所致。再加桂、附，益增燥烈，遂令痰火交加，虚者益虚而实者益实。孟英善治痰热，真是圣手。分析上焦之实，下焦之虚。须观其选药之灵，能清肃展布而不碍阴虚，能涵潜摄纳而不致呆钝，是为孟英之绝擅胜场。必至热减口和，然后加以杞、地，次第不紊，可以金针度人矣。（张寿颐《张山雷医集·古今医案平议·第三种之第二卷·虚火》）

【原案】

王炳华之媳屡次堕胎，人渐尪羸，月事乱行，其色甚淡。医谓虚也，大投补剂，其瘦日甚，食少带多。遂加桂、附，五心如烙，面浮咳逆，痰壅碍眠，大渴善嗔。医皆束手，始请孟英脉之。两尺虚软，左寸关弦数，右兼浮滑，乃阴虚火炎也。然下焦之阴虽虚，而痰火实于上焦。古人治内伤，于虚处求实，治外感于实处求虚，乃用药之矩矱也。爰以沙参、竹茹、冬瓜子、芦笋、枇杷叶、冬虫夏草、石英、紫菀、苁蓉、旋覆为方。两剂即能寐，五六剂嗽止餐加。乃去紫菀、旋覆、沙参，加西洋参、归身、黄柏。服五剂，热减带稀，口和能食。再去芦笋、冬瓜子、枇杷叶，加熟地、枸杞、乌鲗鱼骨，服之而愈。（王士雄《王氏医案三编·卷三》）

闭年医案

有某妇者，年二十余，嫠居数载，体素羸弱，月事按年一行。仲夏偶患泻，医知其虚也。即进六君子加味，反腹痛而下白垢。以为寒甚也，因灸之，痛痢加剧。改用升阳法，遂呕吐痰嗽，不寐不饥，且痢时觉腰内有冷风飒飒。于是理中、肾气、四神、乌梅等丸，及余粮、石脂，遍试不效。至季秋，乃父金某浼许某延余诊。脉甚弦涩，暮热晡寒，舌色鲜红，苔白口苦，小溲短少，吐水极酸。此由情志不舒，木乘土位，治不中窾，煽动内风。予橘、半、芩、茹、苓、连、柏、苡、木瓜、芍药为方。服后二便如火，呕、嗽、腹痛、腰风皆止。（王士雄《王氏医案三编·卷三》）三剂后复诊，弦涩渐退，苔化知饥，大便犹溏，日仅一二行。病者以为遇仙。乃以养胃和肝善其后。（王士雄评选俞东扶《古

今医案按·卷一》）

【张寿颐评议】

此证当初盖以误补而碍其消化，乃致腹痛而下白垢，而俗子竟能认作虚寒确据。可知白痢属寒之谬说居然印入医人脑海，真是咄咄怪事。既灸之而竟与升阳，且大温大涩，酿成危候，无非气机窒塞，厥阴助虐。舌色鲜红，郁热昭著，苔白则痰滞之征。故以清肝泄热为主，而橘、半、苓、茹佐之。药极平常，而三剂大效，应验之捷，得未曾有。（张寿颐《古今医案平议·第一种之第八卷·时病痢疾门·暑热滞下》）

【原案】

有某妇者，年三十余，嫠居数载，体素羸弱，月事按年一行。仲夏偶患泻，医知其虚也。即进六君子加味，反腹痛而下白垢。以为寒甚也，因灸之，痛痢加剧。改用升阳法，遂呕吐痰嗽，不寐不饥，且利时觉腰内有冷风飒飒。于是理中、肾气、四神、乌梅等丸，及余粮、石脂，遍试不效。至季秋，乃父金某浼许某延余诊。脉甚弦涩，暮热晡寒，舌色鲜红，苔白口苦，小溲短少，吐水极酸。此由情志不舒，木乘土位，治不中窾，煽动内风。予橘、半、苓、茹、芩、连、柏、苡、木瓜、芍药为方。服后二便如火，呕嗽腹痛，腰风皆止。三剂后复诊：弦涩渐退，苔化知饥，大便犹溏，日仅一二行。病者以为遇仙。乃以养胃和肝善其后。（王

士雄《古今医案按选·卷一·泄泻》)

崩漏医案

孟英治其长女馥宜，患微寒热炽，每发于夜，汛不当期而至，口渴便闭，目眩多汗，米饮不沾，暑热为疟也。脉洪数，以知、芩、橘、半、蒿、薇、鲜斛、元参、栀子、花粉，服六剂，而热减大半。去蒿、半，加西洋参、麦冬、竹茹、枇杷叶，又六剂，而便行疟止。随去元参、鲜斛，加归身调之而愈。

季杰弟箎室之疟，日轻夜重，少腹觉有块上冲，则呕嗽并作，杳不进谷。余避禾归，已交八日矣。脉软以涩，是肝郁于内，暑侵其外也。用芩、夏、翘、滑、葛、蛤、苏、连、旋、橘、丝瓜络，服六剂，诸恙霍然。随与清养善后。仲秋二十八日，余游濮院归。是夜又陡患霍乱，腹痛异常。余起诊其脉，细数而弦，肤冷畏寒，盖覆甚厚。询其口不渴，而泻亦不热，惟小溲全无，吐者极苦，舌色甚赤，乃新凉束暑也。玉枢丹、绛雪灌之，皆不受。泻至四五次，始觉渐热，而口大渴，仍不受饮，语言微謇。余令捣生藕汁徐灌之，渐能受。随以芩、连、苡、楝、栀、斛、桑叶煎服，痛即减，吐泻亦止。次日知饥，略受食，神惫已极，筋络痠痛。与

清养法而痊。（王士雄《归砚录·卷四》）

【张寿颐评议】

此条前证已入营，逼其汛至，必清营、凉润双方兼顾。与时病之热入营分同科，纯属血热，是以用药如此。后证则肝郁气冲，而兼痰滞。苏叶、黄连并用，借恶阻例治法，大有巧思；惟葛根治呕，虽是古法，颐愚以为此物能升，似乎不妥。（张寿颐《古今医案平议·第一种之第八卷·时病疟疾门·暑热疟》）

【原案】

大女馥宜患微寒热炽，每发于夜，汛不当期而至，口渴便闭，目眩多汗，米饮不沾，暑热为疟也。脉洪数，以知、芩、橘、半、蒿、薇、鲜斛、元参、栀子、花粉，服六剂而热减大半；去蒿、半，加西洋参、麦冬、竹茹、枇杷叶，又六剂而便行疟止；随去元参、鲜斛，加归身调之而愈。（王士雄《归砚录·卷四》）

周光远令正孀居十载，年已五十三岁，汛犹未绝，稍涉劳瘁，其至如崩。偶少腹偏左掌大一块作疼，其疼似在皮里膜外，拊之痛甚。越日发热自汗，眩冒谵语，呕渴不饥，耳聋烦躁。孟英循其脉虚软微数，左兼弦细，便溏溲热，舌本不赤，略布黄苔。营分素亏，而有伏热，阻于隧络，重药碍投。姑予芩、连、芍、楝、竹茹、桑叶、白薇、通草、橘核、丝瓜络、灯芯，少加硃砂和服。一剂势即减，二剂热退呕止，啜粥神清。第腹犹痛，去桑、芩、灯芯、朱砂，加茯、归、苡、藕，服数帖而起。（王士雄《王氏医案三编·卷二》）

【张寿颐评议】

考孟英案续集四卷，周光远无疾而逝在道光之二十七年，则此案当在咸丰六七年间。已逾七七而姅（妇女月经。——编者注）行且多，是为肝气疏泄无度，厥阴伏火，已有明征。再加腹痛，自知在皮里膜外，又是厥阴络滞。发热昏谵，呕渴耳聋，无非肝阳肆虐。治法清肝宣络，药味轻灵，最堪则效。但此病营血大亏，病起之后，非得养阴固摄，持久调理不可。（张寿颐《张山雷医集·古今医案平议·第三种之第二卷·伏火》）

【原案】

周光远令正，孀居十载，年已五十三岁，汛犹未绝，稍涉劳瘁，其至如崩。偶患少腹偏左掌大一块作疼，其疼似在皮里膜外，拊之痛甚。越日发热自汗，眩冒谵语，呕渴不饥，耳聋烦躁。孟英循其脉虚软微数，左兼弦细，便溏溲热，舌本不赤，略布黄苔。营分素亏，而有伏热阻于隧络，重药碍投。姑予芩、连、芍、楝、竹茹、桑叶、白薇、通草、橘核、丝瓜络、灯薪，少加朱砂和服。一剂势即减，二剂热退呕止，啜粥神清。第腹犹痛，去桑、芩、灯薪、朱砂，加茯、归、苡、藕，服数帖而起。（王士雄《王氏医案三编·卷三》）

带下病医案

一妇患带下腰疼，足心如烙，不能移步。孟英投大剂甘露饮而瘳。（王士雄《王氏医案续编·卷三》）

【张寿颐评议】

足心如烙，肾经虚热。至于不能移步，几已热烁成痿。即此一端，可不问其他脉症而迳以用药矣。（张寿颐《张山雷医集·古今医案平议·第三种之第二卷·虚火》）

【原案】

一妇患带下腰疼，足心如烙，不能移步。孟英投大剂甘露饮而瘳。（王士雄《王氏医案续编·卷三》）

妊娠泄泻医案

钱氏妇怀妊四月，而患寒热如疟。医与发散安胎，乃至舌黑神昏，大渴便泄，臭痰频吐，腰腹痛坠，人皆不能措手。孟英诊曰：伏暑失于清解。舌虽黑而脉形滑数，痰虽臭而气息调和，是胎尚未坏，犹可治也。重用气血两清之药，五剂而安，糜粥渐进，腰腹皆舒，胎亦跃跃。（周光远辑《王氏医案》二集一卷）

【张寿颐评议】

不问是寒是热，而只用发散，温热大症之专门制造家也。舌黑神昏，而痰且臭，症情已可想见。尚幸便泄而脉犹滑数，则非热结于里，故用药止须“气血两清”四字。方虽未详，亦不嫌其简略。惟孟英于此，必用化痰及清宣络脉之法，亦非仅犀、羚、鲜地、石斛、元参之辈可知。（张寿颐《古今医案平议·第一种之第四卷·昏狂》）

【原案】

钱氏妇，怀妊四月，而患寒热如疟。医与发散安胎，乃至舌黑神昏，大渴便泄，臭痰频吐，腰腹痛坠，人皆不能措手。孟英诊曰：伏暑失于清解。舌虽黑而脉形滑数，痰虽臭而气息调和，是胎尚未坏，犹可治也。重用气血两清之药，五剂而安，糜粥渐进，腰腹皆舒，胎亦跃跃。（王士雄《王氏医案续编·卷一》）

汪氏妇自孟秋患痢之后，大解溏泄未愈，已而怀娠，恐其堕也，投补不辍。延至仲冬，两目赤障满遮，气逆碍眠，脘疼拒按，痰嗽不食，苦渴无溺。屈孟英诊之，脉甚滑数。曰：此温补所酿之疾也。夫秋间滞下，原属暑湿热为病，既失清解，逗留而为溏泄。受孕以来，业经四月，虑其堕而补益峻，将肺胃下行之令，皆挽以逆升。是以胸次堵塞而疼，喘嗽不能卧。又恐其上喘下泄而脱也，补之愈力，治节尽废，溲闭不饥，浊气壅至清窍，两目之所以蒙障而瞽也。与沙参、蛤壳、枇杷叶、冬瓜子、海石、旋覆、苏子、杏仁、黄连、枳实、海蜇、黄芩、栀子，重加贝母。服二剂，即知饥下榻，目能睹物矣。（王士雄《王氏医案续编·卷四》）

【张寿颐评议】

此证在滞下之后，转为溏泄，容有健运失司，不能消化一证，则稍稍补中，亦是正治。惟因其怀妊而补之太过，驯致痰热交壅，有升无降，温补酿病，诚是实情。论病处勘透源委，曲折分明，最宜细玩。但药止二剂，只叙“知饥下榻，目能睹物”八字，尚是效果之初步。若使孟英一手调治，当必有转变以善其后，决非只此二服可收全绩，乃就此戛然而止。（张寿颐《张山雷医集·古今医案平议·第三种之第二卷·伏火》）

【原案】

汪氏妇自孟秋患痢之后，大解溏泻未愈，已而怀娠，恐其堕也，投补不辍。延至仲冬，两目赤障满遮，气逆碍眠，脘疼拒按，痰嗽不食，苦渴无溺。屈孟英诊之，脉甚滑数。曰：此温补所酿之疾也。夫秋间滞下，原属暑湿热为病，既失清解，逗留而为溏泻。受孕以来，业经四月，虑其堕而补益峻，将肺胃下行之令，皆挽以逆升。是以胸次堵塞而疼，喘嗽不能卧。又恐其上喘下泄而脱也，补之愈力，治节尽废，溲闭不饥，浊气壅至清窍，两目之所以蒙障而瞽也。

眉批：论极透快，说尽庸医之弊。与沙参、蛤壳、枇杷叶、冬瓜子、海石、旋覆、苏子、杏仁、黄连、枳实、海蜇、黄芩、栀子，重加贝母。服二剂，即知饥下榻，目能睹物矣。（王士雄《王氏医案续编·卷四》）

妊娠痢疾医案

徐氏妇，怀妊患痢。医投温补，胸腹痛极，昏厥咽糜，水饮碍下。孟英诊之，脉洪数，舌绛燥。亟吹锡类散，灌以犀角、元参、海蜇、茹、贝、栀、菀、知、斛、山豆根、射干、银花、楝实诸药。胎下已朽，咽腹遂愈。续用甘凉清热存津调之。（王士雄《王氏医案续编·卷四》）

【张寿颐评议】

痢为滞下，本是湿热积滞，多属实症。法当清而通之，不得以其妊而多所顾忌。最不可补，可有于温。庸手悖谬，乃至蕴热上炎，不通则痛，亦固其所。咽腐昏厥，其势甚剧，而脉舌又如是。法当大剂清凉，尚属易知。唯孟英善于肃降，肺胃并治，宜乎清肃下行，朽胎自去。方无攻破之药，而病机桴应如是之捷，学者须知注意。庶乎智珠在握，触类可通。（张寿颐《张山雷医

集·古今医案平议·第四种之第二卷·咽喉口舌唇齿诸证》）

【原案】

徐氏妇，怀妊患痢。医投温补，胸腹痛极，昏厥咽糜，水饮碍下。孟英诊之，脉洪数，舌绛燥。亟吹锡类散，灌以犀角、元参、海蜇、茹、贝、栀、菀、知、斛、豆根、射干、银花、楝实诸药。胎下已朽，咽腹之疾遂愈。续用甘凉清热存津调之。（王士雄《王氏医案续编·卷四》）

朱新泉之室，怀娠患痢。医投温燥止涩，腹痛甚，而遍身发黄，饮食不思。孟英视之，暑湿也。与芩、连、银花、茅根、桑叶、栀、楝、竹叶、茵陈、冬瓜皮而愈。（王士雄《王氏医案续编·卷四》）

【张寿颐评议】

此湿盛热盛，而亦未必有积滞者。前手以其怀娠，混为止涩，诚是不妥。然王授此方，止有清泄，别无化滞，则证情亦可想而知。固非以妊身而并消化之药皆禁绝也。茵陈治阳黄，尽人能知，补以茅、竹、冬瓜皮，皆清润导湿之妙药也。（张寿颐《古今医案平议·第一种之第八卷·时病痢疾门·暑热滞下》）

【原案】

其（指朱湘槎。——编者注）侄新泉之室，怀娠患痢。医投温燥止涩，腹痛甚，而遍身发黄，饮食不思。孟英视之，暑湿也。与芩、连、银花、茅根、桑叶、栀、楝、竹叶、茵陈、冬瓜皮而愈。（王士雄《王氏医案续编·卷四》）

妊娠疟病医案

陈足甫室怀妊九月而患疟，目不能瞑，口渴自汗，便溏气短。医进育阴清解法，数剂不应。改用小柴胡一帖，而咽疼舌黑，心头绞痛。乃翁仰山闻之，疑其胎坏，延孟英过诊。曰：右脉洪滑，虽舌黑而胎固无恙也。病由伏暑，育阴嫌其滋腻。小柴胡乃正疟之主方，古人谓为和剂。须知是伤寒之和剂，在温暑等证，不特手足异经，而人参、半夏、姜、枣，皆不可轻用之药。虽有黄芩之苦寒，而仲圣于伤寒之治，犹有渴者去半夏加栝蒌根之文。古人立方之严密，何后人不加体察耶！投以竹叶石膏汤，四剂疟止，便秘口渴不休。与甘凉濡润法数帖，忽腹鸣泄泻，或疑寒凉所致。孟英曰：吾当以凉药解之。人莫识其意，问难终朝，语多不备录。果以白头药汤两啜而愈。（王士雄《王氏医案续编·卷四》）

【张寿颐评议】

无痰不疟，无积不疟，最是至理名言。断无病乍起时，遽授滋阴之理。初与清解，即兼育明，其不能应手固宜。迨转用柴胡，提其痰热上升，自当有此变卦。惟孟英所谓小柴胡为正疟立方，为伤寒和剂，则语太浑漠，大足以贻误学者。疟是一病之总名，何以有正与不正之别。试问正疟之病状果是何若？若问小柴胡原方刚治何等疟病？则惟有痰湿俱净，中气已馁，疟来日晏。发则寒热俱盛，罢则完全无恙，脉小舌楚，胃纳如常者，差堪援用，可奏肤功。是即东垣补中益气之成法。后人或加生地，或加首乌，或去半夏，不才亦尝间一用之，竟是覆怀即效，疟遽不作。如其舌苔垢腻，胃纳不健，皆在所禁。此乃疟病中之一种变化，万万不可认作正疟者。而孟英乃谓小柴胡是正疟主方，宁非奇语！吾不知须菩提于意云何？即其“伤寒和剂”四字，亦最颟顸。寿颐不佞，窃谓伤寒时病，绝无小柴胡方对药之证。必也表寒甚盛，且寒亦入里，而为往来之寒热，乃可暂用柴胡一物，斯为有利无弊。王又谓伤寒温暑，手足异经，亦不可信。上条姚大令篮室之疟，王用柴胡，岂是伤寒足经之病！且温暑中果是寒束不解，亦岂无一用柴胡之证。总之似此论调，俱是向壁虚构，而最足以束缚后学性灵，实在毫无实际。孟英案中此类套语尚不多有，而是案不知何以忽走魔道。此则不才之不敢勉强苟同、阿私所好者。孟英有灵，定能谅此诤友。至此人疟止，而便秘口渴，尚是小柴全方温升腻补之弊，以致降令不行。迨至甘凉濡润，而为腹鸣泄泻，正是下行为顺，热寻去路。是案小柴胡药误，比服一帖，而清凉必须多剂，始有全功，甚矣！温热病中，误与升提温补之为祸烈也。（张寿颐《古今医案平议·第一种之第八卷·时病疟疾门·暑热疟》）

【原案】

陈足甫室，怀妊九月而患疟，目不能瞑，口渴自汗，便溏气短。医进育阴清解法，数剂不应。改用小柴胡一帖，而咽疼舌黑，心头绞痛。乃翁仰山闻之，疑其胎坏，延孟英过诊。曰：右脉洪滑，虽舌黑而胎固无恙也。病由伏暑，育阴嫌其滋腻。小柴胡乃正疟之主方，古人谓为和剂。须知是伤寒之和剂，在温暑等证，不特手足异经，而人参、半夏、姜、枣皆不可轻用之药。虽有黄芩之苦寒，而仲圣于伤寒之治，犹有渴者去半夏，加栝蒌根之文。古人立方之严密，何后人不加体察耶！眉批：疟亦分经而治，若阳明疟，正以白虎汤为主剂，岂有专守一小柴胡而能愈病者。投以竹叶石膏汤，四剂疟止，便秘口渴不休。与甘凉濡润法数帖，忽腹鸣泄泻，或疑寒凉所致。孟英曰：吾当以凉药解之。人莫识其意，问难终朝，语多不备录。果以白头翁汤，两啜而愈。（王士雄《王氏医案续编·卷二》）

孟英自治其夫人案：山妻怀孕四月，患间疟腹痛，便溏，汗多，呕闷。乃痰气内滞，风暑外侵。脉滑而弦，与枳、桔、苏、连、柴、芩、菖、夏，三剂而瘳。秋杪山妻怀孕已七月，又患疟。医从清解不应，半月后转为间作。时余卧病省垣，家人恐添忧虑，初不我闻。延至匝月，病渐濒危。钱君意山、管君芝山放棹迎余，扶病归来。诊脉软滑，而尺带虚弦。凡疟至一时之先，必大渴、背麻、脘闷。既热则头疼、腿足肿胀，寒不过一时，而热有七八时之久。骨瘦如豺，肌肤甲错，便坚溲涩，心悸无眠，目不见人，舌光无液。乃真阴素亏，水不涵木，风阳内炽，耗血伤津，兼挟劳伤，而吸秋热。热茗频啜，米饭恶沾，腰痛而胎动不安，势已十分险恶。遂与西洋参、元参、知、薇、蒿、菊、菖、麦、栀、甘、桑叶、竹沥两剂，嗽痰甚多，渴闷稍减。去桑、菊、栀、蒿，加橘红八分，苏叶五分，葱白两茎。又两剂，疟止，吐痰更多，舌色渐润。去元参、知、薇，加冬瓜子、茯苓、蛤壳。一剂嗽虽减，而左胁时疼。乃用北沙参、熟地、麦冬、蒌仁、楝实、石菖蒲、丝瓜络、十大功劳、藕，以养阴柔木，而清痰热，服之甚妥。然目虽能视，而早晨必昏卧如迷，遂增熟地，加白薇、归身。一帖，寒热陡作，面赤气冲。或咎补早疟复，余曰：非也，此不耐归身之窜动耳。即去此一味，加葱白、葡萄干，服之果愈。随去葱白，加甘草、石斛。两帖，嗽大减，胃渐和，更衣较润。惟手心如烙，两足不温。乃易沙参以西洋参，去蒌、楝而加生牡蛎一两，盐水炒橘红一钱。二帖，足渐温，痰渐浓，而腰痛胁痛未已。又加酒炒知母一钱。两帖，痰出极多，昏卧始减。惟纳食如噎，火降即饥，舌辣腭干，小溲尚热。改用西洋参、二地、二冬、二至、知、柏、牡蛎、十大功劳，少佐砂仁为剂。服六帖，各恙皆已，能起榻，而腿软腭干，神犹贸贸。即以此方加白芍、木瓜、石菖蒲熬膏。服至冬至后，神气始爽而痊。（王士雄《归砚录·卷四》）

【张寿颐评议】

此病初起虽是间疟，而痰滞肝郁，证类恶阻，是以用药如此。继则阴液大耗，且酫有痰，选药大是不易。须观其初于凉润滋阴之中，参用营、沥化痰，何等流动，继则加以腻补。而说到归身窜动一层，却是古今名贤万不能悟到者。至理名言，确凿有据。可见阴虚之甚，竟是一毫辛药犯不得。（张寿颐《古今医案平议·第一种之第八卷·时病疟疾门·暑热疟》）

【原案】

山妻怀孕四月，患间疟，腹痛，便溏，汗多呕闷。乃痰气内滞，风暑外侵。脉滑而弦，与枳、桔、苏、连、柴、芩、菖、夏，三剂而瘳。秋杪山妻怀孕已七月，又患疟。医从清解不应，半月后转为间作。时余卧病省垣，家人恐添忧虑，初不我闻。延至匝月，病渐濒危。钱君意山、管君芝山，放棹迎余，扶病归来。诊脉软滑，而尺带虚弦。凡疟至一时之先，必大渴、背麻、脘闷。既热则头疼，腿足肿胀，寒不过一时，而热有七八时之久。骨瘦如豺，肌肤甲错，便坚溲涩，心悸无眠，目不见人，舌光无液。乃真阴素亏，水不涵木，风阳内炽，耗血伤津，兼挟劳伤而吸秋热。热茗频啜，米饭恶沾，腰痛而胎动不安，势已十分险恶。遂与西洋参、元参、知、薇、蒿、菊、菖、麦、栀、甘、桑叶、竹沥，两剂嗽痰甚多，渴闷稍减。去桑、菊、栀、蒿，加橘红八分，苏叶五分，葱白两茎。又两剂，疟止，吐痰更多，舌色渐润。去元参、知、薇，加冬瓜子、茯苓、蛤壳。一剂嗽虽减，而左胁时疼。乃用北沙参、熟地、麦冬、蒌仁、楝实、石菖蒲、丝瓜络、十大功劳、藕，以养阴柔木而清痰热，服之甚妥。然目虽能视，而早晨必昏卧如迷，遂增熟地，加白薇、归身。一帖寒热陡作，面赤气冲。或咎补早疟复。余曰：非也，此不耐归身之窜动耳。即去此一味，加葱白、蒲桃干，服之果愈。随去葱白，加甘草、石斛。两帖，嗽大减，胃渐和，更衣较润。惟手心如烙，两足不温。乃易沙参以西洋参，去蒌、楝而加生牡蛎一两，盐水炒橘红一钱。二帖足渐温，痰渐浓，而腰痛、胁痛未已。又加酒炒知母一钱，两帖痰出极多，昏卧始减。惟纳食如噎，火降即饥，舌辣腭干，小溲尚热。改用西洋参、二地、二冬、二至、知、柏、牡蛎、十大功劳，少佐砂仁为剂。服六帖各恙皆已，能起榻而腿软腭干，神犹贸贸。即以此方加白芍、木瓜、石菖蒲熬膏。服至冬至后，神气始爽而痊。（王士雄《归砚录·卷四》）

锁容亭令姊，自太仓归宁，即患时疟。顾某一手清解，业已安谷下榻矣。忽然气逆肢寒，神疲欲寐，耳聋舌謇，杳不知饥，大便仍行，别无痛苦。顾知其素患脱血，元气久虚。改用参附等药，势愈剧，以为欲脱矣。所亲吴久山嘱拉孟英图之。切脉弦缓，视苔黄腻。乃胎之初孕，阻气凝痰，窒碍枢机，治当宣豁。以石菖蒲、枳实、旋覆、半夏、黄连、茯苓、橘皮、葱白、海蜇、竹沥为方。投匕即效，三啜霍然。继而久山令妹为锁绳先之室，患寝而驯致脘痞呕呃，鼻冷自汗，不食不眠，脉来歇止，医者危之。亦痰为患耳。即以此方去葱、蜇、竹沥，加薤白、蒌仁、竹茹，投之果验。（王士雄《王氏医案续编·卷八》）

【张寿颐评议】

清解之后，既已安谷下榻，而忽生变幻，事在情理之外，诊断诚非易易。但既用参附，而其势反剧，证非虚寒，理亦可悟。况有黄腻舌苔可据，即从痰壅入手，借径殊捷。孟英手腕灵敏，询不易及。惟以病在疟后，容或停痰未净，抑且服过温补，则凝痰阻气，更在意中。从此单刀直入，以无厚入有间，原是临证时要诀。惟按语竟谓是胎之初孕，则脉证皆无可凭，何所据而可以下此决断语？医非仙佛，万无预知之理。此必事后胎孕显著，而追忆及之，乃补此一笔。虽有至理，然在当初安得具此先见，而乃如此叙述？一似早有洞垣之明者。此则自诩太过，未免伶痴，非事实矣。后半一证，既有脘痞、呕呃，痰窒显然。则脉之歇止，亦以窒塞而阻滞枢机，一为开泄，脉未有不复者。此皆有证可据，如此用药，尚非难事。惟浅者视之，误以歇止为败象，乃彷徨无措耳。（张寿颐《古今医案平议·第一种之第八卷·时病疟疾门·湿痰疟》）

【原案】

锁容亭令姊，自太仓归宁，即患时疟。顾某一手清解，业已安谷下榻矣。忽然气逆肢寒，神疲欲寐，耳聋舌謇，杳不知饥，大便仍行，别无痛苦。顾知其素患脱血，元气久虚。改用参附等药，势愈剧，以为欲脱矣。所亲吴久山嘱拉孟英图之。切脉弦缓，视苔黄腻。乃胎之初孕，阻气凝痰，窒碍枢机，治当宣豁。以石菖蒲、枳实、旋覆、半夏、黄连、茯苓、橘皮、葱白、海蜇、竹沥为方。投匕即效，三啜霍然。继而久山（指吴久山。——编者注）令妹，为锁绳先之室，患疟而驯致脘痞呕呃，鼻冷自汗，不食不眠，脉来歇止，医者危之。孟英视之，亦痰为患耳。即以此方（指锁容亭令姊所用方剂：菖蒲、枳实、旋覆、半夏、黄连、茯苓、橘皮、葱白、海蜇、竹沥。——编者注）去葱、海蜇、竹沥，加薤白、蒌仁、竹茹，投之果验。（王士雄《王氏医案续编·卷八》）

闻氏妇孟夏患间疟，而妊身八月。数发后，热炽昏沉，腰疼欲堕。张养之嘱援于孟英，脉来洪滑且数，苔色黄腻垢浊。与黄芩、知母、竹茹、竹叶、银花、桑叶、丝瓜络、石斛、石膏、石菖蒲一剂而痊。

原书眉评：案中所载，多温疟暑疟，故治多凉解。疟证多端，寒热俱有，不可执一而论。此证亦温疟也。（王士雄《王氏医案续编·卷六》）

【张寿颐评议】

此证暑热固是甚炽，然舌苔如此，痰浊亦盛。于法必须重用泄化，方中痰药止有菖蒲，尚嫌力量不及。（张寿颐《古今医案平议·第一种之第八卷·时病疟疾门·暑热疟》）

【原案】

闻氏妇孟夏患间疟，而妊身八月。数发后热炽昏沉，腰疼欲堕。张养之嘱援于孟英，脉来洪滑且数，苔色黄腻垢浊。与黄芩、知母、竹茹、竹叶、银花、桑叶、丝瓜络、石斛、石膏、石菖蒲，一剂而痊。眉批：

案中所载多温疟、暑疟，故治多凉解。疟症多端，寒热俱有，不可执一而论。此证亦温疟也。（王士雄《王氏医案续编·卷七》）

产后发热医案

管君锡棠（据《归砚录·卷四》改。——编者注）仲郎兰谷之室，季秋患寒热，娠已八月矣。继因其子患惊，忧劳数月，遂兼痰嗽而舌糜口臭。服药数帖而娩，其胎已腐，然寒热咳嗽口糜诸恙不减。医以其产后也，用药盖无把握。驯致气逆自汗，面赤无眠，束手嘱备后事矣。适余遊武原归，延诊。其脉寸关弦滑，右大。恶露流通，二便无阻，是下焦无病。虽在产后，而病与产后无涉。若云产后宜温，固是谬说，而此之口舌糜臭，亦非大热，毋庸重剂凉解。良由胎已早残，失于早下，以致浊气熏蒸于肺胃，故见以上诸症。既见诸证，而早为肃清，则源澄流洁，奚至是耶？设再误作产后虚喘，而妄投补剂，则虽死而莫知其所以死也。爰以南沙参、省头草、厚朴、杏仁、菖蒲、桑皮、竹茹、枇杷叶、冬瓜子、丝瓜络为方，蔷薇叶、芦根煮汤煎服。两剂气顺嗽止，知饥进谷。去杏、朴，加苡仁、甘草，口舌随愈，寒热亦休。惟骨节痠痛，合目即汗，改清热养阴而

起榻。腰足尚痠软，授滋补气血而痊。（王士雄《归砚录·卷四》）

【张寿颐评议】

此病亦是痰热，而加之以死胎，秽浊熏蒸，故用药专注意于肃肺清胃，似乎治口舌之别一门径。究竟凡是咽喉口舌之实热证，俱是肺胃浊气上蒸，此类芬芳清降诸物，竟可无投不利。亦不必执定此方，专为此人而设。（张寿颐《张山雷医集·古今医案平议·第四种之第二卷·咽喉口舌唇齿诸证》）

【原案】

管君锡棠仲郎兰谷之室，季秋患寒热，娠已八月矣。继因其子患惊，忧劳数月，遂兼痰嗽，而舌糜口臭。服药数帖而娩，其胎已腐，然寒热、咳嗽、口糜诸恙不减。医以其产后也，用药盖无把握。驯致气逆自汗，面赤无眠，束手嘱备后事矣。适余游武原归，延诊，其脉寸关弦滑右大。恶露流通，二便无阻，是下焦无病，虽在产后，而病与产后无涉。若云产后宜温，固是谬说，而此之口舌糜臭，亦非大热，毋庸重剂凉解。良由胎已早殒，失于早下，以致浊气熏蒸于肺胃，故见以上诸证。既见诸证而早为肃清，则源澄流洁，奚至是耶？设再误作产后虚喘而妄投补剂，则虽死而莫知其所以死也。爰以南沙参、省头草、厚朴、杏仁、菖蒲、桑皮、竹茹、枇杷叶、冬瓜子、丝瓜络为方，蔷薇叶、芦根煮汤煎服。两剂气顺嗽止，知饥进谷。去杏、朴，加苡仁、甘草，口舌随愈，寒热亦休。惟骨节痠疼，合目即汗，改清热养阴而起榻。腰足尚痠软，授滋补气血而痊。（王士雄《归砚录·卷四》）

辛亥春（咸丰元年，孟英时年四十有四），孟英治其令正。诞子三朝，忽浑身麻冷，寻即壮热大渴，汗出不解，耳鸣眼泪，舌绛无津，苔色燥黄，腹痛拒按，不饥脘闷，恶露仍行，小溲极热，脉则弦滑右甚。是胎前受风温，兼挟痰食内滞。虽新产血去阴伤，见证较剧。然病不在营，虽宜撤热以安营，不可破血以伤营，亦不可养阴而助病。遂以元参、白薇、栀子、知母、竹茹、旋覆、菖蒲、枳实、栝蒌为方，服之热虽退而脉不减。仍用此方，越二日复麻冷而后热，惟舌稍润，苔较薄耳。再饮之，热亦即退，并吐胶痰数碗，略略进稀糜。间一日又发寒热，或疑为疟，或疑分娩不易，用力劳伤，恐是虚证，苟不及早温补，蓐损堪虞。孟英一一颔之。复与前药，热果渐短，渴亦递减。逾日寒热犹来，亦不更方。至十一朝，始下黑燥矢而寒热乃收，即能安谷。计服此药已十六剂矣，始出方与戚鄙阅之。盖恐眷属之预闻凉解而有阻挠也。诸亲莫不骇诧。然此证非孟英独断独行，断难成功。设泥新娩而通瘀，或以为疟而温散，或疑其虚而滋补，势必骤变。即稍有瞻顾，亦必

邪热纠缠而延成蓐损。世人之病，往往弄假成真者，大率类此。（王士雄《王氏医案三编·卷一》）

【张寿颐评议】

此证寒热往来者凡四次，俗子见之，当无不用柴胡者。然新产夺血，是否可投温升。况初次明言汗出不解，则后之如疟往来者，正其下手得法，热势退舍之征。设误用表散一二味，必壮势淹久，而变幻蜂起。后虽复寒，其寒亦必不盛，故始终只守一方，绝不犯柴、葛、荆、防一味。孟英治温，真是前无古人，后无来者。舌绛无津，在叶派见之，亦无不生地、麦冬，甘寒滋液。然舌苔燥黄，不饥脘闷，痰塞中都，又是否可杂一毫黏腻之药，以助热肆虐？脉既弦滑右甚，无非肺胃痰热郁窒，故选药如此。玄参、知母，虽亦甘寒，然气味皆清，视麦、地之厚腻者何如，可以清润而不失其浊，此非浪用养阴者所得藉口。而竹茹、旋覆、菖、枳、瓜蒌，则为痰热脘闷必需之品，是孟英之拿手绝技，更非时下沉溺于叶吴二氏者所能梦见。惟病起已有腹痛拒按，且自知痰食内滞，何以方中止有化痰，绝不消导通腑。则下有“分娩不易”四字，脉甚于右，则左必不及。盖正气已馁，过于攻剋，亦有流弊。其不用破血者，则恶露仍行，腹痛明非瘀积，尚是易知。至此证之所以稍异于寻常者，惟发冷时有一“麻”字。难产正伤，气血周流，已形不及。故虽有当下之症，而始终不扰动其大腑，必待水到渠成，自然畅解。此又可见孟英之持重谨慎，未言之妙。读其书者，须当领会悟于无字之中。此王案《三编》妙之第一卷也，参论署徐然石亚枝篡辑，则案后断语当属徐氏手笔。然颐窃谓孟英案中，最多评断语，皆于医理大有关系，大有发明。而案凡三集，编者多人，虽诸公类皆知医，而何能精切惬当，如出一手。盖诸案固皆半痴山人亲笔点定，特讬之他人署名，以避痴符之消耳。如此案谓温散滋补，势必骤变，或瞻顾不用凉解，亦必热势纠缠，延成蓐损。盖新产阴伤，既有壮热，最易劫津，苟非及早清凉，岂不久延滋蔓。奈世皆狃于产后忌凉，所以热病必多变幻。此医界中革故鼎新之手笔，非孟英阅历甚深，安敢有此决断语！（张寿颐《古今医案平议·第一种之第三卷·阳明热病》）

【原案】

辛亥春，孟英治其令正。诞子三朝，忽浑身麻冷，寻即壮热大渴，汗出不解，耳鸣眼泪，舌绛无津，苔色燥黄，腹痛拒按，不饥脘闷，恶露仍行，小溲极热，脉则弦滑右甚。是胎前吸受风温，兼挟痰食内滞。虽新产血去阴伤，见证较剧。然病不在营，亟宜撤热以安营，不可破血以伤营，亦不可养阴而助病。遂以元参、白薇、栀子、知母、竹茹、旋覆、菖蒲、枳实、栝蒌为方，服之热虽退而脉不减。仍用此方，越二日复麻冷而后热，惟舌稍润，苔较薄耳。再饮之，热亦即退，并吐胶痰数碗，略进稀糜。间一日又发寒热，或疑为疟，或疑分娩不易，用力劳伤，恐是虚证，苟不及早温补，蓐损堪虞。孟英一一颔之。复与前药，热果渐短，渴亦递减。逾日寒热犹来，亦不更方。至十一朝，始下黑燥矢而寒热乃休，即能安谷。计服此药已十大剂矣，始出方与戚鄙阅之。盖恐眷属之预闻凉解而有阻挠也，诸亲莫不骁诧。然此证非孟英独断独行，断难成功。设泥新娩而通瘀，或以为疟而温散，或疑其虚而滋补，势必骤变。即有瞻顾，亦必邪热纠缠而延成蓐损。世人之病，往往弄假成真者，大率类此。（王士雄《王氏医案三编·卷一》）

张郑封室娩后即发热，服生化汤二帖，热益炽，面发赤疹。顾听泉诊之，即与清解。三剂不应，欲进犀角地黄汤，而恐病家之狃于产后以生疑也。乃拉孟英质之。诊其脉，弦滑而数，面赤热躁，胸闷善悲，肢肿而疼，两肘白疱如扁豆大者数十颗，舌上亦有一颗，痛碍水饮，大便不解，已旬日矣。曰：此不但胎前伏暑，且有蕴毒，而误服生化汤以助其虐。幸初手即用清解，尚不至于昏陷。犀角地黄极是治法，犹恐不能胜任。乃与听泉商加西洋参、滑石、知母、银花、花粉、人中白、蒌仁、竹黄、贝母、桑叶、栀子为剂。其所亲曰：

高明断为热症，何以病者虽渴而喜热饮耶？孟英曰：此方中之所以多用痰药也。凡胸中有热痰阻碍气机者，每如是，不可以其向不吐痰，而疑吾言之妄也。若因此而指为寒症，则祸不旋踵矣。进四帖，始得大解，频吐稠痰，而各恙皆减，饮食渐加。孟英曰：病势虽稳，余热尚炽，苟不急为清涤，而遽投补益，犹有蓐损之虞。其母家果疑药过寒凉，必欲招专科调治。幸将前方示彼，尚不妄施温补，然隔靴搔痒，纪律全无。旬日后余火复燃，郑封坚恳孟英设法，仍用甘寒疗之。周身肤脱如蛇皮，爪甲更新，其病之再生也可知。继与滋补真阴而起。（王士雄《王氏医案·卷二》）

【张寿颐评议】

生化汤本方温燥原未太过。苟在凉天，或产母本非阴虚火旺之体，服此亦何必遽为大害。且本有阳气虚馁者，因新产阴伤而真阳亦虚，亦有发热之候，则生化汤中炮姜三四分助其阳气，守而不走，退热尤捷。此鄙人经历之屡验而不爽者。制方之意，妙用在此，断不可谓是汤必为产后之鸩毒。何以是人只服二帖，而热乃益炽，且发赤疹？则案中明言胎前伏暑，可见其人其时皆非应用生化之剂。而习焉不察，率尔妄投，是乃用药者之大错。亦不可竟执此方以为口实，几令学者一闻“生化”二字，遂至畏如蛇蝎。孟英所谓且有蕴毒者，即以其人血热甚盛，因谓之毒。识得“伏暑热毒”四字，便知此证发热自当清解之不遑。而乃药与病反，救火负薪，宁不益张其焰？仅据案中“赤疹”二字，似乎尚比发斑为较轻。乃脉则弦滑以数，症则面赤热躁，肢肿，肘舌生疱，已与疡家之疔毒同科，治非大剂解毒清火，何以救燎原之急！方用犀地加味，固无间然。颐则窃谓，此时尚需犀羚并进，而辅之以紫雪导热下行，釜底抽薪，收效或可较捷。有是症即用是药，固不问其产后与否者。至谓胸有热痰阻其气机者，则喜热饮。此孟英阅历有得之神悟，发前人所未发者，不以向不吐痰为疑，尤可以坚病家之信用。实则此痰本非病人所素有，乃气火燔灼，煎熬其固有之津液，而痰乃凝结。孟英治热之案，十九必用痰药，是其生平之最擅长处，学者皆当熔金祀之。至于病势既解，尚须清涤而不可遽补者，正以烈焰初平，真液大耗，骤投补剂，恐无消化之权，适以滞其机轴，则死灰有复燃之虑。此热病善后之最吃紧处，先清余热，继养阴津，两语足以尽之。然近世之人，其能循是道而不误者，盖已不可数数觏矣。（张寿颐《古今医案平议·第一种之第五卷·斑疹》）

【原案】

张郑封室，娩后即发热，服生化汤二帖，热益炽，而发赤疹。顾听泉诊之，即与清解。三剂不应，欲进犀角地黄汤，而恐病家之狃于产后以生疑也。乃拉孟英质之。诊其脉弦滑而数，面赤热燥，胸闷善悲，肢肿而疼，两肘白疱如扁豆大者数十颗，舌上亦有一颗痛碍食饮，大便不解，已旬日矣。曰：此不但胎前伏暑，且有蕴毒，而误服生化汤以助其虐。幸初手即用清解，尚不至于昏陷。犀角地黄极是治法，犹恐不能胜任。乃与听泉商加西洋参、滑石、知母、银花、花粉、人中白、蒌仁、竹黄、贝母、桑叶、栀子为剂。其所亲曰：高明断为热证，何以病者虽渴而喜热饮耶？孟英曰：此方中所以多用痰药也。凡胸中有热痰阻碍气机者每如是，不可以其向不吐痰，而疑吾言之妄也。若因此而指为寒证，则祸不旋踵矣。进四帖，始得大解，频吐稠痰，而各恙皆减，饮食渐加。孟英曰：病势虽稳，余热尚炽，苟不亟为清涤，而遽投补益，犹有蓐损之虞。其母家果疑药过寒凉，必欲招专科调治。幸将前方示彼，尚不妄施温补，然隔靴搔痒，纪律全无。旬日后余火复燃，郑封坚恳孟英设法，仍用甘寒疗之。周身肤蜕如蛇皮，爪甲更新，其病之再生也可知。继与滋补真阴而起。（王士雄《王氏医案·卷二》）

赵子循室娩后服生化汤二帖，更因惊吓，三朝发热，连投四物、六合等汤，病日以甚。半月后始延孟英诊之。脉象左弦急，右洪滑数，苔黄大渴，谵语嗽痰，恶露仍行，唇齿干燥。是因阴虚之体，血去过多，木火上浮，酷暑外烁，津液大耗，兼有伏痰之候也。急与营卫两清，冀免他变。而母家极畏石膏，坚不与服。越三日，势益剧，计无所施。子循之叔笛楼与其表兄许芷卿径以白虎加减投之，症有转机。翌日再迓孟英会同笛楼暨其舅氏许吉斋山长，协商妥治。咸是王议，且以西瓜汁助其药力。热始日渐下行，二便如火。又数日，渐安粥食，神气亦清，起坐梳头，夜能静寐。然热蕴太久，下焦患痈，脓虽即溃，阴液漏伤，脉复空数浮大，便泄善嗔，口干多梦，皆木少水涵、烁津侮胃之见证也。孟英与笛楼商以白头翁汤加龙骨、三甲、甘草、木瓜，以育阴潜阳。余粮石脂丸中加梅、连，以息风镇胃。果得疮口脓干，餐加泄止，脉柔热净，苔退神怡，正须善后。甫授滋填，不期酷热兼旬，甘霖忽降，窗开彻夜，复感风邪，身热微寒，鼻流清涕。而阴液久夺，外患未痂，培养碍投，又难发汗，肝风内应，瘛瘲旋形。九仞之功，遂成画饼！门外汉未免以成败论，然此案自堪传也。（王士雄《王氏医案续编·卷七》）

【张寿颐评议】

此症产后阴血大虚，加以大热灼尽津液，本是最坏之证，可与前许少卿室一条参看。在酷暑之令，先服生化，诚是一误；而热邪方炽，迳投六合，升阳腻滞，助痰灼液，皆其致死之真因。故虽用药得当，亦不能收全绩。迹其反复变迁之事，虽与许案各殊，而阴液不复，未始不同此一辙，所以卒归不治。末后变爻，虽曰新风，只是适逢其会。王本有眉评曰：仍是阴血大虚，故变症如此，非尽由于风邪。最是见到之论。颐所以于许案之败亦不欲全归咎于“胡涂汤”也。（张寿颐《古今医案平议·第一种之第四卷·昏狂》）

【原案】

赵子循室，娩后服生化汤二帖，更因惊吓，三朝发热，连投四物、六合等汤，病日以甚。半月后始延孟英诊之。脉象左弦急，右洪滑数，苔黄大渴，谵语嗽痰，恶露仍行，唇齿干燥。是因阴虚之体，血去过多，木火上浮，酷暑外烁，津液大耗，兼有伏痰之候也。亟与营卫两清，冀免他变。而母家极畏石膏，坚不与服。越三日，势益剧，计无所施。子循之叔笛楼，与其表兄许芷卿，径以白虎加减投之，证有转机。冀日再迓孟英会同笛楼，暨其舅氏许吉斋山长，协商妥治。咸是王议，且以西瓜汁助其药力，热始日渐下行，二便如火。又数日渐安粥食，神气亦清，起坐梳头，夜能静寐。然热蕴太久，下焦患痈，脓虽即溃，阴液漏伤，脉复空数浮大，便泄善嗔，口干多梦。皆木少水涵，烁津侮胃之见证也。孟英与笛楼商以白头翁汤，加龙骨、三甲、甘草、木瓜，以育阴潜阳；余粮石脂丸中加梅、连，以息风镇胃。果得疮口脓干，餐加泻止，脉柔热净，苔退神怡。正须善后，甫授滋填，不期酷热兼旬，甘霖忽降，窗开彻夜，复感风邪，身热微寒，鼻流清涕。而阴液久夺，外患未痂，培养碍投，又难发汗，肝风内应，瘛噤旋形，九仞之功，遂成画饼。门外汉未免以成败论，然此案自堪传也。眉批：仍是阴血大虚，故变证如此，非盖由于风邪也。（王士雄《王氏医案续编·卷七》）

乳痈医案

孟英自医其令正。细君上年病后，以清养药熬膏，服至岁杪，已康复胜常。孟春十八日，分娩亦快健。七日后，余即游武林，继返硖川，由梅溪而进嘉秀，至清明归，为展墓也。知其左乳裂疼，乳房亦痒，搔即水出，起已月余。初谓外恙不足虑，令取疡科善药敷之。余复鼓棹进梅泾，而至槜李，又浮海游崇沙，迨归已届端阳矣。见其右目胞坍而甚赤，询其乳患，左加甚，而更及于右，诸药久敷，皆不效。且兼气冲痰嗽，口渴肤糙，盖津液悉从外患而耗也。察其脉滑而数，良由肺胃热炽使然。遂授玄参、石膏、知、翘、甘、苡、蒌、栀、菖、菊、蛤壳、银花等二十余剂，而各恙并蠲。既而余游吴越间者月余，归见其遍身暑疖，形瘦少餐，食后神疲，二便不畅，脉则弦涩不调。与玄参、丝瓜络、栀、连、菖、橘、蒌、菀、薇、苏，四帖，而经月之病若失，亦因气郁热壅也。可见治病必探其源，勿徒遏其

流。（王士雄《归砚录·卷四》）

【张寿颐评议】

孟英夫人，据《归砚录》先叙上年秋杪疟病一条，阴虚有素，燥火酿痰，一病四五月。则其人体质，已可想见（此案今亦录入《疟病医案平议》中）。此在产后，乳裂且疼，亦是血亏肝火。渐至气冲痰嗽，口渴肤糙，蕴隆里热，津液干枯，纯是阴不胜其阳。但认外患耗津，未必果确。孟英用药，仍不外“清肃肺胃、泄热化痰”八字要诀。（张寿颐《张山雷医集·古今医案平议·第三种之第二卷·痰火》）

【原案】

细君上年病后，以清养药熬膏，服至岁杪，已康复胜常。孟春十八日，分娩亦快健。七日后，余即游武林，继返硖川，由梅溪而游嘉秀，至清明归，为展墓地。知其左乳裂疼，乳房亦痒，搔即水出，起已月余。初谓外恙不足虑，令取疡科善药敷之。余复鼓棹游梅泾而至槜李，又浮海游崇沙，迨归已届端阳矣。见其右目胞坍而甚赤，询其乳患，左加甚而更及于右，诸药久敷，皆不见效。且兼气冲痰嗽，口渴肤糙，盖津液悉从外患而耗也。察其脉滑而数，良由肺胃热炽使然。遂授元参、石膏、知、翘、甘、苡、蒌、栀、菖、菊、蛤壳、银花等，二十余剂而各恙并蠲。既而余游吴越间者月余归，见其遍身暑疖，形瘦少餐，食后神疲，二便不畅，脉则弦涩不调。与元参、丝瓜络、栀、连、菖、橘、蒌、菀、薇、苏，四帖，而经月之病若失，亦因气郁热壅也。可见治病必探其源，勿徒遏其流。而故人管君荣棠尝谓外证不宜服药，盖为服不得其当，及信书太过，泥用成方者言耳。若宣气清血之法，原不禁也。（王士雄《归砚录·卷四》）

第三章　儿科医案

感冒医案

吴奏云三郎，八龄患感，幼科清解不瘥，脘闷便秘。孟英曰：气机未展耳。授小陷胸加紫菀、通草、杏仁，服三剂，先战汗而解，寻更衣乃瘥。当发战时，家人不知，诧为将脱，煎人参欲灌之。孟英适至，阻其弗服。（王士雄《王氏医案三编·卷二》）

【张寿颐评议】

此病与前案（指顾氏子发热案：顾氏子发热独炽于头，医进发散，汗出不解，胸次痞闷，便滞溺艰，舌绛口干，饮不下膈，头痛不眠，脉数而弦。——编者注）相近，故用药亦近似。凡发战而始汗解者，必其人正气不甚充，邪与正相搏，所以战栗而后得汗。若正气旺者，汗则汗耳，不发战也。迨汗之来，即为正胜邪退之征。故在发战之时，必不可服药以扰动正气，反多变幻。（张寿颐《古今医案平议·第一种之第一卷·感冒》）

【原案】

吴奏云三令郎甫八龄，患感，幼科治以清解弗瘥。迓孟英视之，脘闷便秘。曰：气机未展耳。投小陷胸，加紫菀、通草、杏仁。服三剂，先战汗而解，寻更衣以愈。当战解之时，家人不知，诧为将脱，欲煎参汤灌之。幸孟英适至，阻其勿服。既而其妇弟陈某之病略相似，亦用此法而痊。（王士雄《王氏医案三编·卷二》）

发热医案

胡季权子珍官甫六岁，目患内障，继则夜热痰嗽，小溲过多。医作童损治，服滋补数月，病日以甚。孟英持脉右大，口渴苔黄。曰：伏热在肺，法当清解。及详诘其因，始言病起瘄后，盖余热未净，而投补太早。与滑石、知母、花粉、桑叶、茅根、枇杷叶、芦根、冬瓜子、杏仁。服二剂，遍身发出，斑退苔化。乃去滑石加沙参饵之。其热头面先退，次退四肢，以及胸背，又数日甫退于腹。人皆诧其热退之异。孟英谓：热伏既久，复为半年之补药腻滞于其间，焉能一旦尽涤，其势必渐清而渐去也。热退既净，溺亦有节，痰嗽递蠲，餐加肌润，而内障亦渐除矣。（王士雄《王氏医案续编·卷二》）

【张寿颐评议】

麻为肺病，乍愈之后，肺气未复清肃之常，调治失宜，变幻最多，即饮食不慎，亦多肇祸。此条连下二条，皆瘖后之余疾。见证彼此绝异，然合而观之，无非治节不行使然。所主药物，不外清肃一路，岂非异流同源。得其要者，一言而终之妙谛，设使头痛医头，脚痛医脚，试问此三条病状，将从何处下手？国医精粹，妙在大处落墨，得其要领，则纲维在握，一举手而措置裕如，无不捷如影响。若使彼之讲物质科学者，支支节节而为此，此等病情，无不日治日剧之理。是以近之学时髦一派，开口辄曰：欲求国医进步，必须以科学方法为之整理，然后可跻于大同之路。不佞对之，则曰唯唯否否。须知吾辈治之，果能勘透病源，即是吾辈之实验科学。彼专讲物质者，惟其器械精良，在玻璃管中分析太细，转不知提纲挈领为何事，卒以愈精明而愈懵懂，可谓咄咄怪事。此今人顾惕老物质科学、精神科学之辨，最为翔实，不可与愤世嫉俗者作一例观也。是病内障夜热痰嗽，无一非蕴热在内，室塞不通使然。独小溲反多一证，貌视之，殊不易晓，要之亦肺气无权，治节不行，而失其常度耳。再加之以半年补药，哪不愈结愈塞。犹幸脉舌显露，证知为肺有伏热，亟与清肃，而如匙启锁。郁室得宣，久蕴在肺之热，竟得透达肌表，斑块遍发，蕴隆自化。滑石一味，仍作清肃用。古方此药颇与寒水石、石膏大同小异，不可误作利水看。盖此证未始不可用石膏也。至其热退以渐，益以见其蕴伏已深。假令不遇明眼，终成劳瘵，而人但知其死于虚损，不知为死于补药也。孟英善以轻药起奇病，而一经道破，其理又极浅显，最是易学易行。是以不才一生低首，只有此公。窃愿普天下之习国医者，皆能从王案研究十年，断无不药到病除之理。（张寿颐《古今医案平议·第一种之第七卷·时病痧麻瘖子门》）

【原案】

胡季权子珍官，甫六岁，目患内障，继则夜热痰嗽，小溲过多。医作童损治，服滋补数月，病日以甚。孟英持脉右大，口渴苔黄。曰：伏热在肺，法当清解。及详诘其因，始言病起瘖后，盖余热未净，而投补太早。与滑石、知母、花粉、桑叶、茅根、枇杷叶、芦根、冬瓜子、杏仁。服二剂，遍身发出斑块。又二剂，斑退苔化。乃去滑石，加沙参饵之。其热头面先退，次退四肢，以及胸背，又数日甫退于腹。人皆诧其热退之异。孟英谓热伏既久，复为半年之补药，腻滞于其间，焉能一旦尽涤？其势必渐清而渐去也。热退既净，溺亦有节，痰嗽递蠲，餐加肌润，而内障亦渐除矣。（王士雄《王氏医案续编·卷二》）

抽搐医案

姚令舆令郎瘄后两腿筋掣，卧则更痛，幼科作风治而益剧。孟英以犀角、生地、木通、豆卷、葳蕤、桑枝、丹皮、栀子、丝瓜络投之而效。（王士雄《王氏医案续编·卷三》）

【张寿颐评议】

经言：肺热叶焦，则生痿躄。知足胫痿躄之病，其源因于肺有蕴热者，自古已有此证。但肺藏在上，何以蕴热而足痿于下，其理颇不明了。而此案痹在瘄后，源于肺热可知。且孟英用此清肃之药，而随以得效，然后知此病确系于肺，可为经文作一明证。质而言之，只缘肺气窒塞，络脉失其营养，所以误投风燥走窜，而痛势益剧。然则经言肺热痿躄，自有至理，但所谓叶焦，未免言之过甚耳。（张寿颐《古今医案平议·第一种之第七卷·时病痧麻瘄子门》）

【原案】

姚令舆令郎，瘄后两腿筋掣，卧则更痛，幼科作风治而愈剧。孟英以犀角、生地、木通、豆卷、葳蕤、桑枝、丹皮、栀子、丝瓜络，投之而效。眉批：此疹后血为热毒所耗，不足以养肝也。与前证大略相同，特未受温补之累耳。（王士雄《王氏医案续编·卷三》）

血证医案

丙辰春初，途游梅泾，曹霭山茂才拉视其小儿之症。云起于往夏疟后，暮热鼻衄，善欠羞明，颏颊时酸，溲浑有脚。先禀素弱，佥虑成劳，频服滋填，毫无寸效，久不起榻。及余诊之，脉软滑而微长，苔淡黄而不渴，仅能仰卧，反侧不能。曰：此非虚劳也，乃热伏阳明，是以机关不利，筋骨不束，而见以上诸症。幸衄血频流，小溲混浊，热气尚有宣泄，而人不甚枯削，以阳明为多气多血之经也。与生槐蕊、知、柏、芩、栀、白薇、花粉、茅根、茹、斛、丝瓜络等药，久服果渐愈。（王士雄《归砚录・卷四》）

【张寿颐评议】

此症孟英虽谓热在阳明，然鼻衄暮热，即是肺火。其小溲之混浊者，正是肺热于上，水源不清。即以喻西昌叶儿一案格物之理证之，何尝不同符合辙？仅能仰卧，反侧不能，亦是肺气窒塞。此燥热之肺闭，须知与风寒痰饮不同。孟英谓幸是衄血溲浑，热气尚有宣泄，又即肺热下移之明征。王用柏、芩、栀、茅根、石斛等，何一非治肺之药？源清而流自洁，是标本兼顾，双管齐下之法，一举手而两面俱到，尤为事半功倍。虽肺胃为病，往往相因，即用药亦多在一路。孟英议论，未可厚非，但小溲混浊一层，以嘉言肺气不肃之说为允。

（张寿颐《张山雷医集·古今医案平议·第三种之第一卷·肺火》）

【原案】

辰春初，余游梅泾，曹霭山茂才拉视其令郎之症。云起于往夏疟后，暮热鼻衄，善欠羞明，颈颊时瘈，溲浑有脚。先禀素弱，佥虑成劳，频服滋填，毫无寸效，久不起榻。及余诊之，脉软滑而微长，苔淡黄而不渴，仅能仰卧，反侧不能。曰：此非虚劳也，乃热伏阳明，是以机关不利，筋骨不束，而见以上诸症。幸衄血频流，小溲混浊，热气尚有宣泄，而人不甚枯削，以阳明为多气多血之经也。与生槐蕊、知、柏、芩、栀、白薇、花粉、茅根、茹、斛、丝瓜络等药，久服果渐愈。（王士雄《归砚录·卷四》）

虚损医案

王燮庵幼时，痧后食酸太多，咳呛不止，年余骨立，五心烦热，已近童劳。一人教以每日黎明用头窠鸡子一枚，打千余下，入盐少许，沸汤瀹服，百日而痊。（王士雄《归砚录·卷三》）

【张寿颐评议】

痧后肺热未清，误食酸敛，痼结邪热，水无出路，咳久发热，此理之常。鸡子打匀，点以少许食盐，沸汤冲服，亦是肃清肺气，导其蕴热从小溲而出。即非头窠，亦必有效。此服食之法，固以日久有恒，乃生效力。推而广之，凡是肺热久咳，此法皆可用也。此条是孟英引吴人薛瘦吟《医赘二笔》。（张寿颐《古今医案平议·第一种之第七卷·时病痧麻瘖子门》）

【原案】

王燮庵幼时，痧后食酸太多，咳呛不止，年余骨立，五心烦热，已近童劳。一人教于每日黎明，以头窠鸡子一枚，打千余下，入盐少许，沸汤瀹服，百日而痊（薛瘦吟《医赘二笔》）。（王士雄《归砚录·卷三》）

斑疹医案

仁和戴君文叔令爱，年十二，患风斑，睛赤。服升散药数帖，忽觉胸次不舒，饮食下咽即吐，时作时止，医皆莫措。六七日后，其吐益频，而有欲厥之势。王诊之，脉弦而数，夜不成寐，目赤未蠲，苔黄口苦。是发斑不由外感，乃稚质阴亏，风阳上越，助以温散，厥少陡升，肃降无权，因而吐逆。以连、柏、橘、半、栀、茹、旋、海蜇，少加苏叶，煎送当归龙荟丸。一剂知，二剂已。（王士雄《归砚录》）

【张寿颐评议】

风斑乃风疹赤丹之类，非阳明胃热之斑。目赤是风热上乘，纵欲疏风，亦宜桑叶、甘菊等，轻清上泄而已足。乃辄与升散，鼓动肝胆阳邪，痰气并逆，遂令胸痞呕吐，口苦苔黄，夜不成寐，甚且欲厥，无非柴、葛、羌、防辈，教升木，助疟为害。孟英清热开痰，肃降宣络，最擅胜。惟用苏叶，亦嫌辛温，颇与此公手笔不类，疑有讹误。其用龙荟丸，则必有大腑不通见证，不仅治上焦肝胆阳邪，案中漏略，未叙及耳。颐今春治一少年，微有头闷，自觉脑力不灵，服某医疏散方，用柴胡一钱五分，止饮一剂，而昼夜不寐者五日。药之灵捷于影响如是。（张寿颐《古今医案平议》）

【原案】

仁和戴君文叔令嫒，年十二，患风斑睛赤。服升散药数帖，忽觉胸次不舒，饮食下咽即吐，时作时止，医皆莫措。六七日后，其作愈频，而有欲厥之势。所亲徐君乐亭嘱延余诊。脉弦而数，夜不成眠，目赤未蠲，苔黄口苦。是发斑不由外感，乃稚质阴亏，风阳上越，助以温散，厥少陡升，肃降无权，因而吐逆。以连、柏、橘、半、栀、菀、茹、旋、海蜇，少加苏叶煎送当归龙荟丸。一剂知，二剂已。（王士雄《归砚录·卷四》）

麻疹医案

仲夏瘖疹流行，幼科执用套药，夭札实多。有王子能参军所亲楚人刘某，仅一子，甫五龄。陆某见其瘖点不绽，连进柽柳等药，壮热无汗，面赤静卧，二便不行。参军闻其殆，延孟英视之，投犀羚白虎汤而转机。陆某力阻石膏不可再饵，仍进温散，以致气喘痰升。复加麻黄八分，欲图定喘，而喘汗濒危，二便复秘。再恳孟英救之，投白虎加西洋参、竹叶而愈。

继有房氏子亦为陆某误用温散致剧，痰喘便秘，口渴神昏，溲碧肢瘛。孟英与大剂白虎汤加犀角、玄参、竹叶、木通，调紫雪。四帖而始安。

原书眉评：疹为阳邪，乃肺胃湿热所致。初宜辛凉发散，令其尽出，不宜骤用寒凉，恐冰伏热邪，不能发出也。继即宜大清肺胃之药以解余毒。从未有温散之法，至麻黄尤为禁剂，何儿科之愦愦耶！（王士雄《王氏医案续编·卷三》）

【张寿颐评议】

此案为丙午年事。赤柽柳温散透痧，亦是俗医惯用套方。如果寒束于表，不能透达，轻用为佐，亦可有效。但终是肺有郁热，最怕发散太过。且时当仲夏，明系温邪，凡属温散，均在所禁。况所谓某某等药一句，则必更有升、柴诸物并用可知，遂致热壮而反不得汗，正犯陈修园所谓“表药不得汗”之弊。面赤而二便不通，有升无降，势已孔亟，仍是肺为热壅，治节不行耳。犀羚白虎大清肺胃，自然当有转机。斯时脉舌，盖亦可想而知。不意陆某伧父偏喜与孟英背道而驰，是何肺腑，太不可解。再投温散，哪不气喘痰壅！且更想入非非，欲以开展寒饮喘嗽之麻黄，定此痰热壅塞之气喘，温凉升降均得其反。此儿不死，殆有天幸。假令隆冬闭藏之时，痧不能透，肺气遏抑，少许麻黄，何尝不是必需之品。乃仲夏时布，天开异想，可谓无有不奇，药到病加，自当捷十桴鼓。然苟无此一段反衬事实，则阅历丰富之人，亦未必尽知温散升提之害。果能至此，如陆某者，又何必非学者之一大导师耶！呵呵：吾道之魔，叹观止矣！房氏子一案，大约温散之剂，尝之更多。所以地道不通，便秘溲碧，甚且里热郁蒸，上扰脑经。以致神昏肢瘛，其证尤重。主治同一白虎，特注明“大剂”二字，则石膏非二两不可，重以镇之，不仅作清降肺胃用，且须连投四帖，始有转机。此又药量病理之针对作用。读者须知孟英案语，一字一句，具有分际，断不可走马看花，草草略过。（张寿颐《古今医案平议·第一种之第七卷·时病痧麻瘄子门》）

【原案】

仲夏瘄疹流行，幼科执用套药，夭札实多。有王子能参军所亲楚人刘某，仅一子，甫五龄。陆某见其瘄点不绽，连进柽柳等药，壮热无汗，面赤静卧，二便不行。参军闻其殆，迟（据文瑞楼本为迎）孟英视之，投犀羚白虎汤而转机。陆某力阻石膏不可再饵，仍进温散，以至气喘痰升。复加麻黄八分，欲图定喘，而喘汗濒危，二便复秘。麻黄定喘，乃方脉中感受风寒之证施之，麻疹何其不通。再恳孟英救之，投白虎加西洋参、竹叶而愈。（王士雄《王氏医案续编·卷三》）

第四章　外科医案

疮疡医案

胡蔚堂舅氏年近古稀，患囊肿，小溲赤短，寒热如疟。孟英曰：非外感也。乃久蕴之湿热下流，气机尚未宣泄。与五苓合滋肾加楝实、栀子、木通。两剂后，囊间出腥黏黄水甚多，小溲渐行，寒热亦去。继与知柏八味去山药、萸肉，加栀子、楝实、芍药、苡仁等，久服而愈。（张寿颐《张山雷医集·古今医案平议·第三种之第二卷·伏火》）

【张寿颐评议】

孟英案初编，署名周光远辑。则此胡翁，乃周氏之舅。虽在高年，湿热久蕴，治法极妥。惟谓悬痈怯证，其来以渐，必不迅速。则不知此处部位空虚，如发外疡，成溃皆速。此则不才所见皆然，治不合宜，诚易延损。此老本是湿热重证，亦由前手温散贻毒，所以尚易治疗。但所叙治法，层次清晰，步骤井然，益人智慧不少。（张寿颐《张山雷医集·古今医案平议·第三种之第二卷·伏火》）

【原案】

胡蔚堂舅氏，年近古稀。患囊肿，小溲赤短，寒热如疟。孟英曰：非外感也。乃久蕴之湿热下流，气机尚未宣泄。与五苓合滋肾加楝实、栀子、木通。两剂后囊间出腥黏黄水甚多，小溲渐行，寒热亦去。继与知柏八味去山药、萸肉，加栀子、枳实、芍药、苡仁等，久服而愈。（王士雄《王氏医案·卷二》）

壬寅夏感受暑湿，误投温散，以致谵语神昏，势濒于危。而肛前囊后之间，溃出腥脓，疮口深大，疡科以为悬痈也，敷治罔效。时孟英患店未痊，予固邀其扶病一诊。孟英曰：悬痈乃损怯证，成之以渐。今病来迅速，腥秽异常，是身中久蕴厚味湿热之毒，挟外受之暑邪，无所宣泄，下注而为此证。切勿敷药以遏其外走之势。但舌强而紫赤，脉细而滑数，客邪炽盛，伏热蕴隆，阴分甚亏，深虞津涸。先与清营之剂，二投而神气渐清。次以凉润阳明，便畅而热蠲脓净。改用甘柔滋养，月余溃处肌平。善后参入参芪，竟得康强如昔。

原书眉评：用药次第可法。（王士雄《王氏医案·卷二》）

斑疹医案

胡孟绅山长之弟季权，己酉春（道光三十年）患黑斑，苔秽脉浑，气粗面垢，孟英即以凉膈散投之。大解得行，脘亦不闷，斑皆透绽，脉显滑数而洪，遂以大剂凉润清肃之药。直俟其旬日外大解不泻，药始缓授。复又沉睡不醒，人皆疑之。孟英曰，痰热尚炽也。乃投大剂数帖，果频吐胶痰累日，而眠食渐安。是证，人皆以为必败，闻者无不危之。赖季权之夫人，独具卓识，任贤不贰，孟英始无掣肘之患，而得收功。（王士雄《王氏医案·卷六》）

【张寿颐评议】

发斑色黑，热毒已深。合之其脉浑浊，气息粗豪，面色垢腻，舌苔秽厚，无一非实结不通之明证，当下何疑。方用凉膈，此非大剂不能胜任，大府一通，气机条畅，自然脘闷即舒，斑色透绽，脉亦滑利。乃知昔人之专以升发求透斑者，自有北辙南辕之弊。其后病机已转，而反沉卧不醒。痰浊阻塞，本是热病中习见之证。则所设仍投大剂数帖者，必是开痰泄化之药。读者不可与上文凉润二字作一例观，否则一路凉润，必无开泄痰浊之功，且有腻滞助痰之弊，几何不踏叶派甘寒之覆辙也耶！（张寿颐《古今医案平议·第一种之第五卷·斑疹》）

【原案】

乃（指胡孟绅。——编者注）弟季权，同时患黑斑苔秽，脉浑气粗面垢，孟英即以凉膈散投之。大解得行，脘亦不闷，斑皆透绽，脉显滑数而洪，遂与大剂凉润清肃之药。直俟其旬日外，大解不泻，药始缓授。复又沉卧不醒，人皆疑之。孟英曰：痰热尚炽也。仍投大剂数帖，果频吐胶痰累日，而眠食渐安。是役也，当两病披猖之际，举家皇皇。他医或以前证为神不守舍，议投温补，后证则以为必败，闻者无不危之。赖季权之夫人，独具卓识，任贤不贰。孟英始无掣肘之虑，而咸得收功也。（王孟英《王氏医案续编·卷六》）

溽暑之令，瘖疹甚行。幼科仅知套药，升、柴、防、葛乱施，殆亦疫疠之病，造化默行其杀运欤！陈仰山家患此者十余人，其长郎书芾孝廉之女，势最剧，以瘖甫出而汛至也，医者却走。始延孟英视之，脉滑而数，舌绛大渴，面赤音失，不食便泄。曰：此由发散太过，火盛风炽，气血两燔。气分之邪由泻而略泄其焰，营分之热由汛而稍解其焚。岂可畏其脱陷，妄投止涩耶！与西洋参、石膏、知母、麦冬、犀角、生地、连翘、甘草、石斛、丹皮、桑叶、竹叶，大剂投之。三日而愈。养阴善后，遂以渐安。其余或轻或重，孟英一以清解而痊。（王士雄《王氏医案·卷二》）

【张寿颐评议】

瘖子，古人通谓之疹，吾吴则曰痧子，杭人则谓之麻，越地则曰瘖。虽小儿为多，然温厉之气随感而发，年壮者亦多有之，何尝只限于幼稚一途。向来以为幼科所独，视如痘疮，认作非用表散透发不可。明代医书及乾嘉之际，概以升、防、柴、葛、柽柳、杨须等为必用之药。然此症之发，纯系温燥之气，甚且沿村传染，合户皆然。误服温升助其毒焰，为祸必剧。此案瘖发而月汛随至，热邪入营，扰之使动，未尝非疏散之药鼓激而然。脉则滑数，舌则色绛，面赤渴饮，焰已燎原，风药煽动之效大矣。惟有便泻一着，尚算热邪有疏泄之路。正不可误认中虚，不投凉润。孟英用药，大剂清滋，而不失之腻滞。直抉西江之水，庶几沃焦救焚方有力量。虽非寻常麻疹之正治，然频年以来，温病中似此症情比比而是。即非女子热逼经行，亦恒有营热极厉者，皆当准此例亟亟图之，稍缓即无及矣。（张寿颐《古今医案平议·第一种之第五卷·斑疹》）

【原案】

溽暑之令，瘖疹盛行。幼科仅知套药，升、柴、防、葛乱施，殆亦疫疠之病，造化默行其杀运欤？陈仰山家患此者十余人，其长郎书芾孝廉之女，势最剧，以瘖甫出，而汛至也，医者却走。始延孟英视之，脉滑而数，舌绛大渴，面赤失音，不食便泻。曰：此由发散太过，火盛风炽，气血两燔。气分之邪，由泻而略泄其焰；营分之热，由汛而稍解其焚。岂可畏其脱陷，妄投止涩耶？与西洋参、石膏、知母、麦冬、犀角、生地、连翘、甘草、石斛、丹皮、桑叶、竹叶，大剂投之。三日而愈。养阴善后，遂以渐安。其余或轻或重，孟英一以清解而痊。（王士雄《王氏医案·卷二》）

汤西塍年逾花甲，感证初起，周身肤赤，满舌苔黄，头痛腰疼，便溏溲痛。伊亲家何新之诊为险候，嘱延孟英诊之。脉见弦细而软，乃阴虚劳倦，湿温毒重之症。清解之中，须寓存阴。以犀角、羚、茹、银、翘、桑、苇、通草、兰叶为方，煎以冬瓜汤。服之，遍身赤疹，而左眼胞忽肿，右臂痠疼不举，耳聋，神不清爽。亟以元参、丹皮、菊花、栀子、桑枝、丝瓜络、石斛、竹叶，煎调神犀丹为剂。偶邀疡科视外患，亦知病因湿热，连进木通等药。脉更细弱，神益昏惫，饮食不进，溲涩尤疼。新之以为难挽矣。孟英曰：急救阴液，尚可转机。授复脉汤去姜、桂、麻仁，易西洋参，加知母、花粉、竹叶、蔗浆灌之。一剂，神甦脉起；再服，苔退知饥；三啜，身凉溺畅；六帖后肤蜕安眠，目开舌润。或疑甘柔滑腻之药，何以能清湿热？孟英曰：阴虚内热之人，蕴湿易于化火，火能烁液，濡补（《王氏医案续编·卷七》为“布”。——编者注）无权。频溉甘凉，津回气达，徒知利湿，阴气先亡。须脉证详参，法难执一也。又服数剂后，忽然肢肿，遍发风块，瘙痒异常。或又疑证之有变也。孟英曰：此阴液充而余邪自寻出路耳。与轻清药数帖，果瘥。

订正：原书犀角羚茹句中，“羚”下有“苓”字。近出石印本皆同。

寿颐谓：此人津液已耗，小溲作痛。孟英意在存阴，必不用茯苓之渗泄，“苓”字盖因“羚”字而误衍。犀角以下十二字，皆四字为句，今衍苓字，即不成句。孟英案中何尝有此参差不齐之句法，虽王刻旧本今亦未见，然以意逆之，衍文可必，爰为订正之。且本案后以误服木通而加剧，液不可伤已有明证。弗谓茯苓寻常药品，可以摇笔直书也。（王士雄《王氏医案续编·卷七》）

【张寿颐评议】

温病初起而肌肤色赤，此《补天石》之所谓赤高伤寒也。其实血液既衰，火浮于表，腠理之气化不通，而为之色变。即是阴液欲竭，瘀滞不流之明证。年已周甲而小溲涩痛，参互以观，显而易见（近今俗书多立名词，如赤鬲伤寒、刖足伤寒及漏底夹阴等。种种名色，皆浅者妄作聪明，藉以炫异而骇俗。通人者作，都无是也）。合以腰疼脉细种种惫象，而无痞塞满闷等实证，则孟英虽亦谓是湿温，此湿字不可看得太真。即满舌苔黄，亦是薄嫩之苔，必非黄厚浊腻可比。故用药止取轻清，合以解毒，并无开泄化痰一药。若果黄腻厚苔，此方必不可投。此与前二案之赤疹同，而病机虚实却有霄壤之别。惟孟英能随机应变，曲尽其妙。学者须以此三案方药逐味细为寻绎，必识得此同中之异，然后可以遇方成圭，遇圆为璧。否则一见赤疹，即谓吾已读过潜斋成作，草草处方，岂不误尽天下！再观于一用木通苦泄，而脉益不支，神更昏惫。可知老人以湿为宝，最忌苦燥渗泄。颐窃谓：案中“湿温”二字，尚宜斟酌。盖此症而仍谓之湿温，特以时令之病笼统名之。实则见症皆是燥热，正与“湿”字相得其反，病名病症，未免南其辕而北其辙。否则炙甘、地、麦、洋参、知母、阿胶、蔗浆诸物，孰谓可以移治湿病，岂不虑淆惑学者视听。孟英自谓利湿则阴气先亡，明明与普通湿温之宜用芳香开泄者皎然异趣。欲学孟英，其胡可不辨此淄渑之臭味。末后疹块痒瘙，虽曰余邪自寻出路，其实阴液未复。而后络脉始得流通，肤腠始得透泄，乃使向者赤疹余毒、未尽疏化之留邪，仍从皮毛而解。若非杨枝甘露，那得涸鲋春回！所谓轻清者，乃轻剂以宣肌腠而兼清余热。方虽未出，意自可推而知矣。（张寿颐《古今医案平议·第一种之第五卷·斑疹》）

【原案】

汤西塍年逾花甲，感证初起，周身肤赤，满舌苔黄，头痛腰疼，便溏溲痛。伊亲家何新之诊为险候，嘱延孟英诊之。脉见弦细而软，乃阴虚劳倦、湿温毒重之证。清解之中，须寓存阴。以犀角、羚、苓、茹、银、翘、桑、苇、通草、兰叶为方，煎以冬瓜汤。服之，偏身赤疹，而左眼胞忽肿，右臂痠疼不举，耳聋神不清爽。亟以元参、丹皮、菊花、栀子、桑枝、丝瓜络、石斛、竹叶，煎调神犀丹（神犀丹：犀角尖磨汁、石菖蒲、黄芩各六两；直生地冷水洗净浸透捣绞汁、银花各一斤，如有鲜者，捣汁用尤良；粪清、连翘各十两；板蓝根九两，无则以飞净青黛代之；香豉八两；元参七两；花粉、紫草各四两；各药生晒，切忌火炒。研细，以犀角、地黄汁、粪清和捣为丸，切勿加蜜。如难丸，可将香豉煮烂。每重三钱，凉开水化服，小儿用半丸。如无粪清，可加人中黄四两研入。王孟英自注云：温热、暑疫诸病，邪不即解，耗液伤营，逆传内陷，痉厥昏狂，谵语发斑等证，但看病人舌色干光，或紫绛，或圆硬，或黑苔，皆以此丹救之。若初病即觉神情昏躁，而舌赤口干者，是温暑直入营分。酷热之时，阴虚之体，及新产妇人，患此最多，急须用此，多可挽回，切勿拘泥日数，误投别药以偾事也。兼治痘瘖毒重，夹带紫斑危证，暨痘瘖后，余毒内炽，口糜咽腐，目赤神烦诸证。上本叶氏参治验。——编者注）为剂。偶邀疡科视外患，亦知病因湿热，连进木通等药。脉更细弱，神益昏惫，饮食不进，溲涩愈疼。新之以为难挽矣。孟英曰：急救阴液，尚可转机。援复脉汤去姜、桂、麻仁，易西洋参，加知母、花粉、竹叶、蔗浆灌之。一剂神苏脉起，再服苔退知饥，三啜身凉溺畅，六帖后肤蜕安眠，目开舌润。或疑甘柔滑腻之药，何以能清湿热？孟英曰：阴虚内热之人，蕴湿易于化火，火能烁液，濡布无权。频溉甘凉，津回气达，徒知利湿，阴气先亡。须脉证详参，法难执一也。又服数剂后，忽然肢肿，偏发风块，瘙痒异常。或又疑证之有变也。孟英曰：此阴液充而余邪自寻出路耳。与轻清药数帖，果瘥。（王士雄《王氏医案续编·卷七》）

姚禄皆在金陵，适遇大水，继而回杭，途次酷热患感。顾某诊为湿邪，与桂枝葛根药三帖，病乃剧。赵笛楼知其误治，连用清解，因见蓝斑，不肯承手。迓孟英视之，脉细而体瘦。平昔阴亏，热邪藉风药而披猖，营液得温燥而干涸，斑色既绀，危险万分。勉投大剂石膏、知母、白薇、栀子、青蒿、丹皮、竹叶、竹沥、童溲之药，调以神犀丹。三服，大解下如胶漆，斑色渐退，而昏狂遗溺，大渴不已。仍与前方，调以紫雪。数剂，热退神清，而言出无伦，犹如梦呓。或虑其成癫。孟英曰：痰留包络耳。与犀角、菖蒲、元参、鳖甲、花粉、竹茹、黄连、生地、木通、甘草为方，调以真珠、牛黄，始得渐安。改授存阴，调理而愈。（王士雄《王

氏医案·卷六》)

【张寿颐评议】

大水之后，固多湿邪，然为医者自当凭证用药，安有以耳为目，妄作聪明之理。况药用桂枝、葛根，亦非湿病必需之物。乃以施之于暑热重证，是何异于抱薪救火，宜乎大错铸成，危达极点。医者无识，几于令病者无命，宁不惊心怵目！谁谓桂枝、葛根尚是轻淡和平，不足为大害耶？此案着眼处，在“酷热”二字。长途冒暑，而又连服温燥升阳之药，其祸固当不小。斑色成绀，血络受热毒已深，固是九死一生之候。然观孟英用药，仍若无以异人者，从容不迫，游刃有余，绝不露一毫张皇气象。定识定力，真是不凡。惟神犀丹力量差胜一筹，然读者须注意于“大剂”二字。颐窃谓第一方中已当重用紫雪，或见效更能神速。盖热毒已臻极步，非釜底抽薪，即无俾效之法。紫雪以朴硝为君，效力实在承气之上也。此案于始见蓝斑之时，初不言其昏狂谵妄，盖其时一团火，闭塞不通，其人当已默默昏昏，浑无动静，故反不言其狂。至大府已通，气机已运，而始有运动知觉，乃反见狂惑之态。此所谓不动者欲其动，不言者欲其言，貌似病势之有加，实是转机之联兆。凡治时证，不可不识透此中真相。迨其后，身热已退，而言尚无伦，是乃余焰之未平，仍是气火上升，神经知觉未能恢复。孟英“痰留包络”四字，尚是信手拈来，未必切中肯綮。观其所用诸药，止是清火潜阳，并无涤痰主将，则病情病理，当可恍然。牛黄亦安神清热之功用，若恃以开痰，力亦有限；真珠不过潜阳息火，实与牡蛎粉异曲同工，在富贵家惯于耳食，可以投其所好。若遇清苦之家，当以生牡蛎打碎，漂取净粉用之，以比真珠，其力量必有过之而无不及。医者笔下，慎勿轻费中人十家之产，是亦积福之一道也。（张寿颐《古今医案平议·第一种之第五卷·斑疹》）

【原案】

姚禄皆在金陵，适遇大水，继而回杭，途次酷热患感。顾某诊为湿邪，与桂枝、葛根药三帖，病乃剧。赵笛楼知其误治，连用清解，因见蓝斑，不肯承手。迓孟英视之，脉细数而体瘦。平昔阴亏，热邪藉风药而披猖，营液得温燥而干涸，斑色既绀，危险万分。勉投大剂石膏、知母、白薇、栀子、青蒿、丹皮、竹叶、竹沥、童溲之药，调以神犀丹（神犀丹：犀角尖磨汁、石菖蒲、黄芩各六两；直生地冷水洗净浸透捣绞汁、银花各一斤，如有鲜者，捣汁用尤良；粪清、连翘各十两；板蓝根九两，无则以飞净青黛代之；香豉八两；元参七两；花粉、紫草各四两；各药生晒，切忌火炒。研细，以犀角、地黄汁、粪清和捣为丸，切勿加蜜。如难丸，可将香豉煮烂。每重三钱，凉开水化服，小儿用半丸。如无粪清，可加人中黄四两研入。王孟英自注云：温热、暑疫诸病，邪不即解，耗液伤营，逆传内陷，痉厥昏狂，谵语发斑等证，但看病人舌色干光，或紫绛，或圆硬，或黑苔，皆以此丹救之。若初病即觉神情昏躁，而舌赤口干者，是温暑直入营分。酷热之时，阴虚之体，及新产妇人，患此最多，急须用此，多可挽回，切勿拘泥日数，误投别药以偾事也。兼治痘瘖毒重，夹带紫斑危证，暨痘瘖后，余毒内炽，口糜咽腐，目赤神烦诸证。上本叶氏参治验。——编者注）。三服大解下如胶漆，斑色渐退，而昏狂遗溺，大渴不已。仍与前方，调以紫雪。数剂热退神清，而言出无伦，犹如梦呓。或虑其成癫。孟英曰：痰留包络也。与犀角、菖蒲、元参、鳖甲、花粉、竹茹、黄连、生地、木通、甘草为方，调以真珠、牛黄，始得渐安。改授存阴，调理而愈。（王士雄《王氏医案续编·卷六》）

朱惇（据《王氏医案续编·卷七》为谆。——编者注）书令正患感，吴某与表药二帖，发出赤疹，神气渐昏。叶某知其素患耳聋目障，为阴虚之体，改用犀角地黄汤二剂，而遗溺痉厥。始延孟英视之。曰：虽形瘦阴亏，邪易扰营，幸非湿盛之躯，尚可设法。但心下拒按，呃逆便闭，是痰热尚阻气分。误服升提，每成结胸，地黄滋滞，实为禁药。今人临证不能详审，往往用非所当用。本年败证甚多，余每见神未全昏，便不甚闭，惟胸前痞结，不可救药而死者，皆升提之误进，或滋滞之早投也。石北涯在旁，闻之叹曰：无怪乎君素以犀角地黄汤奏奇绩，而他人效颦屡偾事。岂非能与人规矩，不能与人巧也！于是以犀角、元参、茹、贝、旋、蒌、杷、菀、白前、菖蒲为方，调紫雪。两服呃逆止，神渐清，而咽疼口渴。乃去紫雪、前、菖，加射干、山豆根、知母、花粉，吹以锡类散。二日咽喉即愈，胸次渐舒，疹回热退。去犀角、紫菀、射干、豆根，加银花、栀子、竹叶、海蜇、凫茈。渐安眠食，惟大解久不行。孟英曰：腹无痛苦，虚体只宜润养。佐以苁蓉、麻仁、当归、生地等药，多服而下，遂愈。（王士雄《王氏医案续编·卷七》）

【张寿颐评议】

苟非阴虚火炎之体，即误服升散，为变亦不致如是之速而且剧！叶医知其素患耳聋目障，识得营热火升，而与犀角地黄清营泄热，似亦未尝不合分寸。乃一得腻滞，而剧变愈甚者，若无明眼，畴不以为奇事。然为之叙出心下拒按、呃逆便闭二句，则其时胸膈闷塞不通、痰热阻结显然易晓。而处方者有滋腻无开泄，实者尤实，自然祸可翘足而待。然后知叶派治温，每谓甘寒滋润所以退热存阴者，皆事藉寇兵、赍盗粮手段。结胸一证，详于仲景，只谓误下热结于里，而不一言痰饮为虐，诚以建安之世尚无“痰”字；而所谓饮者，又皆以寒水言之。非此热结于里可以等视。是以本论结胸诸条，浅者读之皆不知即是痰热胶结之证。遂似古人止有误下变为结胸一候，而今之病者则无此症。抑知温热门中胸膈痞塞、气结不舒者十人而九。无非痰热互结，凡仲圣所谓结塞痞满云云，何一而非此证。读本论结胸痞满诸治法，又何一非开泄之药。学者果能举一反三，此理当亦易喻。仲景书中何尝有甘寒凉润治此热症之法，然千百年来注仲景书者多矣，果谁能削切详明、质直言之，揭出此中真谛！孟英是案，独此以“结胸”二字申明来言去委，竟是开二千来年未有之创论，直以上接长沙堂奥，宁非绿字赤文，宣泄先天秘蕴之学。盖仲景之所谓结胸由伤寒而来，表寒本不可不解，而早下之，则化热而陷入里，故必误下而结乃成。今之结胸由温热而来，温病本不可妄表，而升提之，则热盛而聚于膈，故不下而结愈甚。其原不同而结则同。此又热病初起之必不可袭用仲师太阳表法者。况乎宋元以来之所谓表药：羌、防、柴、葛燥烈升腾，又非古之桂、麻轻清者比耶。观此案孟英选药，先则茹、贝、旋、蒌、菖蒲、杷、葛，后则又加雪羹，几乎全方皆为痰结设法。实则从仲景小陷胸汤脱化而来，药不同而意则同。是为善学古人，融会其意而不泥于形迹之间，庶乎得仲师一贯之真传者矣。（张寿颐《古今医案平议·第一种之第五卷·斑疹》）

【原案】

朱谆书令正患感，吴某与表药二帖，发出赤疹，神气渐昏。叶某知其素患耳聋目障，为阴虚之体，改用犀角地黄汤二剂，而遗溺痉厥。始延孟英视之。曰：虽形瘦阴亏，邪易扰营，幸非湿盛之躯，尚可设法。但心下拒按，呃逆便秘，是痰热尚阻气分。误服升提，每成结胸，地黄滋滞，实为禁药。今人临证不能详审，往往用非所当用。本年败证甚多，余每见神未全昏，便不甚秘，惟胸前痞结，不可救药而死者，皆升提之误进，或滋滞之早投也。石北涯在旁闻之，叹曰：无怪乎君素以犀角地黄汤奏奇绩，而他人效颦屡偾事。岂非能与人规矩，不能与人巧耶？于是以犀角、元参、茹、贝、旋、蒌、杷、菀、白前、菖蒲为方，调紫雪。两服呃逆止，神渐清，而咽疼口渴。乃去紫雪、前、菖，加射干、山豆根、知母、花粉，吹以锡类散。二日咽喉即愈，胸次渐舒，疹回热退。去犀角、紫菀、射干、豆根，加银花、栀子、竹叶、海蜇、凫茈。渐安眠食，惟大解久不行。孟英曰：腹无痛苦，虚体只宜润养。佐以苁蓉、麻仁、当归、生地等药，多服而下，遂愈。（王士雄《王氏医案续编·卷七》）

麻疹医案

李新畬仲郎瘖未齐而痰嗽气喘，苔色白滑，小溲不赤，或主犀角地黄汤加紫雪，服而不效。延孟英诊之，右脉洪滑而口渴。乃天时酷热，暑邪薄肺，挟其素有之痰而阻其治节。所以气机不行，而疹不能达，苔不能化，溺不能赤也。温散大忌，凉血亦非。与竹叶石膏汤合苇茎，加杏、菀、旋、杷、海石投之。气平疹透，苔退色红，小溲亦赤，数日而愈。

原书眉评：治疹原以清肺为第一义。（王士雄《王氏医案续编·卷三》）

【张寿颐评议】

王案此条直接上文刘氏子，一条之次，亦是丙午夏间事。瘖发未透而痰嗽气喘，本是应有之态。斯时治法，宣肺化痰，如牛蒡、豆豉、蒌、杏、半、贝、甘、桔、胡大海、路路通之属，轻清展布，一举手而已无遗义。虽在夏令，须忌温升，亦禁寒遏，况更有舌苔白滑，小溲清长之可据。明明肺闭挟痰，里无蕴热，而或者竟用犀地、紫雪之方，药理病情，何以矛盾乃尔！此医必习闻孟英善用此等凉药屡奏奇功，而盲目盲心，姑效西家颦笑者。如能于医道粗有门径，亦万万想不到走这条路上去。中医程度怪状至此，真堪浩叹！犹幸此本暑邪，尚未大坏，否则凉药冰伏，为祸必不仅此。然重增其闭，右脉独显洪滑，肺之窒塞，具有明征。观孟英是方，止有清肃肺胃，并不透泄皮毛，而亦覆杯奏效。然后知此病本非重恙，只须肺家气机展布，治节有权，斯导热下行，而迎刃自解矣。（张寿颐《古今医案平议·第一种之第七卷·时病痧麻瘖子门》）

【原案】

李新畬仲郎，瘖未齐而痰嗽气喘，疹中应有之证。苔色白滑，小溲不赤。或主犀角地黄汤加紫雪。热在气而清其肝，故不效。服而不效，延孟英诊之。右脉洪滑而口渴，脉证相符。乃天时酷热，暑邪薄肺，挟其素有之痰而阻其治节，所以气机不行，而疹不能达，苔不能化，溺不能赤也。温散大忌，凉血亦非。与竹叶石膏汤合苇茎，加杏、菀、旋、杷、海石。投之气平疹透，苔退舌红，小溲亦赤，数日而愈。眉批：治疹原以清肺为第一义。

石念祖评析说：鲜竹叶一钱、生石膏（先煎）六钱、酒炒知母一钱半、姜汁拌芦根八钱、苦杏仁（泥）一钱半、紫菀茸一钱、旋覆（包，先）一钱、姜枇叶一片、海浮石（先煎）四钱。（《王孟英医案绎注·卷五·痰喘》）（王士雄《王氏医案续编·卷三》）

痧、麻、瘖子，名称不同，因地而别，实为温热病中一种见证。三吴谓之痧子，两浙通谓之麻，宁绍间则曰瘖子。其病理及证状，陆氏《世补斋文》已有专论。不佞附以拙见，为之书后，颇极明了，辑人拙编《病理学读本》中矣。唯是此证之发，实与天行厉气大有关系。甚者确能传染成疫，治不如法，多致不救。若其来势汹涌，更有朝发夕死，非药力所能有功者。吾侪既从事于医药一途，何可不审之于早，预为研究，以应急需。庶几胸中既有泾渭，不致临证仓皇，误人生命，最是良心问题。爰辑录古今治案汇为一编，而以拙见所能发明者为之详述其原委。但此证自明以上极不多有，即或有之，亦不如今时之剧，是以古人治法，断不如近今之密。此编所选，仅以王氏孟英治案为先导，更以最近沪上大东出版之绍兴何廉老所选诸案附益之，已足为此证树之模范。而古人治法，多不适用，概未入录。但近人论病，恒以痧疹、麻疹连属成文，似乎痧即是疹。实则痧之与疹，成粒簇簇，其形近似，而病理确有不同。痧之初发，其色虽红，而决不鲜艳如硃。其原由于肺气之窒塞，并不全系乎血中蕴热。治法都以开展肺气、轻疏腠理为主要。苟非兼见血热确据，不可早用寒凉，反致遏抑助虐。麻瘖之剧者，亦多热入血分，则当兼以凉血，然是兼证，不是主证。而疹则粒粒红绽，全由血热使然。证治绝端不同，不当混作一例。陆九芝《斑疹丹痧辨》一文亦曰：痧出于肺，疹出于胃。不佞书后，曾伸明之。只以习俗相沿，定名未能分析清楚。孟英案及大东案，时时以瘖、疹并称，其实皆是痧、瘖。兹编各录原书本文，例不擅改一字，爰附拙见于此，以清眉目。而王氏案之赤疹诸条，则不录此，别以斑、疹二者合为一类，另辑成编。当亦为临症者慎思明辨之一助云尔！

溽暑之令，瘖疹盛行。幼科仅知套药，升、柴、防、葛乱施，殆亦疫疠之病，造化默行其杀运欤！陈仰山家患此者十余人，其长郎书芾孝廉之女势最剧，以瘖甫出，而汛至也。医者却走，始延孟英视之。脉滑而数，舌绛大渴，面赤失音，不食便泻。曰：此由发散太过，火盛风炽，气血两燔。气分之邪，由泻而略泄其焰；营分之热，由汛而稍解其焚。岂可畏其脱陷，妄投止涩耶！与西洋参、石膏、知母、麦冬、犀角、生地、连翘、甘草、石斛、丹皮、桑叶、竹叶，大剂投之。三日而愈。养阴善后，遂以渐安。（王士雄《王氏医案·卷二》）

【张寿颐评议】

孟英医案共三集，皆用编年体例，是案事在辛丑，乃道光之二十一年，孟英三十四岁。瘖疹并称，未免混疹于瘖，然又谓瘖甫出，则明是麻痧。时当溽暑，而麻乃盛行，毒疠熏蒸，已成疫气，止宜清解，最忌升提。但从前习惯，凡治痧疹，皆以升提透表为必要。柴、葛、升、防，本是常例。而当此风火猖狂之际，温升飚举，助之发扬，哪不如火益烈！瘖甫出而姅事见，明是热逼经行，扰及血分。脉证舌质，无一不符，自非大剂清营凉解不中病情。

犹忆己巳盛夏，寿颐在沪治常州人许氏妇烂喉痧疫。先有一孩以此疫殇，而母染其毒，畏寒未撤，周身壮热。才第二天，咳呛不爽，胸脘窒塞，痧瘖遍身，而面犹未透，舌苔黄腻，尖边稍红。若以常法治疗，应当先与开肺解机，不能早与寒凉，恐其遏抑助闭。第以脉大弦搏异常，且病者自述汛事不及期而行，巨汗多渴饮。知其热已入血，苟非急起互追，势巨病重药轻，反以贻误。遂与犀、羚、石膏、丹皮、鲜地、紫草、牛蒡、射干、半、贝、竹黄、玄胡、楂炭、泽兰等药，双方并顾，喉内肿处刺出瘀血，与以自制加减锡类散。翌日痧透喉松，而手指臂弯瘖发成片，浆汁通连，薄皮如纸，浮起可揭，乃从来所未见之状。唇舌殷红，大渴引饮，身热锐减，姅事不多，色紫如墨。仍以原意踵进，稍加银花、桃仁。第三日痧子渐回，浆汁渐收，身热已退，大府未通。再加锦纹，乃得坚矢。续以清解连进。至七八天后，肤脱成片，而手指之间，整个蜕壳，爪甲皆新，尤其仅见。设非大剂清凉，此病宁有生理？附志于此，以见近今温疫，迥异寻常。气化变迁，日新月异，医者处此，既能识得病情，尤须放胆急投，庶几有济。设或一击不中，势且病变迅速，挽救未由。非比普通感症，可以按部就班，从容图治。是亦吾侪最近之新知识矣。

【附】

山雷自定加减锡类散

治咽喉口舌牙疳腐烂：

漂净人中白（净者）一两、老式西月石四钱、老天竹黄六钱、明腰黄四钱、象牙屑（水磨者佳，阴干不见火）五钱、飞净青黛四钱、上梅冰三钱、真牛黄四钱、人指甲（土拌炒松）四钱、生牡蛎粉（捣碎，水漂，只取净粉，去粗片，切勿见火）六钱，各研极细末，和匀，蜜收。临用各掺腐处流出恶涎为度。

山雷按：锡类散一方，孟英医案极推重之，案中载烂喉重症数条，均赖此成功。近之大都市著名药肆，有成货可购，用者不少，成效固佳，但原方壁钱一物，须取之墙壁上者。若木板上则谓有毒，不可用，而此物墙间极不易得。又真珠价值甚贵，山雷窃谓此物情性盖亦与生牡蛎、自然粉无甚大别，似乎贵而无用，市肆因此定价甚昂，不能与贫富共之。苟其腐烂已剧，用此非三五钱不可，而贫者已无力担负。不佞向治喉舌牙疳，皆用自漂人中白为君，合月石、竹黄、明雄黄、牛黄、梅片用之，所向有功，其实验不在锡类散下，因为改定如上，价值较廉，可以普通而不甚费，三十年来随证附赠已不为少。就中牛黄一味，从前曾用西黄，而其值奇昂，持赠颇难为继。因试以广东片黄代之，觇其功力如何，迨用广黄，而奏效亦同。

从此可知药惟以有效为归，断不在乎贵重。况乎近十年来，广黄价值亦已十倍于昔乎。唯梅片一物，必须道地，虽不必大号成块之最贵者，即三号冰片亦佳。近有以樟脑制炼一种，唯制墨者用之，不堪人药。又象牙屑一物，孟英案注一“焙”字，此物甚坚，即焙亦不易研细，窃谓水磨最佳。而象牙店中水淋锯下之粉，未始不极细可用，须于大都会之制造象牙器处购之，价值亦廉，而寻常药肆中物则不适用也。（张寿颐《古今医案平议・第一种之第七卷・时病痧麻瘄子门》）

【原案】

溽暑之令，瘄疹盛行。幼科仅知套药，升、柴、防、葛乱施，殆亦疫疠之病，造化默行其杀运欤？陈仰山家患此者十余人，其长郎书芾孝廉之女，势最剧，以瘄甫出，而汛至也。医者却走，始延孟英视之。脉滑而数，舌绛大渴，面赤失音，不食便泻。曰：此由发散太过，火盛风炽，气血两燔。气分之邪，由泻而略泄其焰；营分之热，由汛而稍解其焚。岂可畏其脱陷，妄投止涩耶？与西洋参、石膏、知母、麦冬、犀角、生地、连翘、甘草、石斛、丹皮、桑叶、竹叶，大剂投之。三日而愈。养阴善后，遂以渐安。其余或轻或重，孟英一以清解而痊。（王士雄《王氏医案・卷二》）

徐艮生室年四十余，于酷暑之时患瘖。所亲沈悦亭连与清解，不能杀其势，为邀孟英视之。体厚痰多，脉甚滑数，扬掷谵妄，舌绛面赤，渴饮便涩。乃与大剂白虎加犀角、元参、银花、花粉、贝母、竹黄、竹叶、竹沥，送滚痰丸。服后大便下如胶漆，脉证渐和。数日后去丸药，其势复剧，甚至发厥。仍加丸药乃平。如是者三次，险浪始息。悦亭复以白金丸涤其膈下留痰，续用甘凉濡润法，充津液而搜余热，渐以告愈。

原书眉评：此大实证，非峻攻不愈。（王士雄《王氏医案续编·卷三》）

【张寿颐评议】

此亦丙午长夏事。开手连与清解，而其势不减。是素来多痰，热邪得凭依而据为巢穴，自非峻涤不为功。至于再三下之，并不为过，则其人禀赋素厚使然。此相体裁衣之法，且必有脉证可凭，非可以一概用者矣。（张寿颐《古今医案平议·第一种之第七卷·时病痧麻瘖子门》）

【原案】

徐艮生室，年四十余，于酷暑之时患瘖。所亲沈悦亭连与清解，不能杀其势，为邀孟英视之。体厚痰多，脉甚滑数，扬掷谵妄，舌绛面赤，渴饮便涩。乃与大剂白虎加犀角、元参、银花、花粉、贝母、竹黄、竹叶、竹茹、竹沥，送滚痰丸。服后大便下如胶漆，脉证渐和。数日后去丸药，其势复剧，甚至发厥。仍加丸药乃平。如是者三次，险浪始息。悦亭复以白金丸涤其膈下留痰，续用甘凉濡润法，充津液而搜余热，渐以告愈。眉批：此大实证也，非峻攻不愈。（王士雄《王氏医案续编·卷三》）

朱敦书令媛患感，医投温散，服二剂，遍身麻瘖。汛事适来，医进小柴胡汤，遂狂妄莫制。乞援于孟英，脉至洪滑弦数，舌赤苔黄，大渴不寐。是瘖因温邪而发，所以起病至今，时时大汗，何必再攻其表。汛行为热迫于营，胡反以姜枣温之，参柴升之，宜其燎原而不可遏也。与大剂犀角、元参、生地、石膏、知母、花粉、银花、竹叶、贝母、白薇，以清卫凉营。服后即眠，久而未醒。或疑为昏沉也，屡为呼唤。病者惊寤，即令家人启箧易服，穿鞋梳发，告别父母云，欲往花神庙归位，人莫能拦，举家痛哭。急迓孟英复视，脉象依然。嘱其家静守勿哭，仍以前方加重，和以竹沥、童溲灌下即安，继用养阴清热而愈。

原书眉评：温散惟宜于伤寒，何可乱投。且既已见疹，则肺胃之热已现于外矣，与柴胡汤有何干涉！此医直是不通。（王士雄《王氏医案续编·卷四》）

【张寿颐评议】

宋、金、元、明凡治感冒发热，习用温散，不知伤寒、温热绝然不同。其初盖亦误读《伤寒论》，视麻、桂、柴、葛为通治外感寒热之法，且误认仲师之所谓表不解，即是热未罢。《千金》以葳蕤汤专治风温尚有麻黄，更何论其他。宋人许叔微《本事方》亦是习用柴、葛，则其余可知。至朱奉议而有荆防败毒之制，张洁古而创九味羌活之名，甚至以为此乃四时解表之通用。病情药理，久已混在梦梦之中。此其故：一在自明以前，温热病之真理本未切实发明；一则从前之温热病料不如近今之厉。所以葫芦依样，相习成风，尚不可完全归咎于当时医界之不分皂白。逮乎叶氏《温热论》、吴氏《温病条辨》相继问世，而用其法者，亦未能遽生捷效。则世俗眼光宁不蹈常习故，仍用向来温散治法，此四时感病所以恒多误治之一大原因。此案温散仅服两剂，而竟遍身麻瘖，热逼经行，盖亦与前之第二条同一原理。而更加之以小柴胡汤，重叠背谬，升提气火，腻补助桀，自应气与血并，冲激神经，发狂谵妄。误药之效，如影随形。孟英处方，仍与前二条同一轨道，病重药重，惟大剂始能合辙。但此药是清涤肺胃蕴热，而亦兼以凉血，气血兼顾，尽人所知。乃自谓清营凉卫，套用叶氏《温证论》气、血、营、卫浮泛名词，反使浅显病理堕入冥漠之中，不易索解。须知叶氏以气、血、营、卫分作四层，实是掉弄玄虚，眩人耳目，其实分证治病，万不能以此四字划出界限。叶派陋习，不才见之，辄作三日恶。后之学者须于见证上细细体会，方是康衢大路。凡此空泛名称，皆当终身永以为戒。至于服药酣眠多历时刻，正是脑神经之安靖，所谓醍醐灌顶，魂梦胥恬者。况在发狂，尤为难得。而误于一唤，脑经复乱，乃生怪象。孟英当时，神经病理非所能知，而以竹沥、童溲甘寒滑润导其气火，俾得安潜，恰与血冲脑之神经针芥相合。始知此公敏悟，真不可及，仙乎仙乎！安得不令人泥首至地。（张寿颐《古今医案平议·第一种之第七卷·时病痧麻瘖子门》）

面赤医案

有患阴虚火炎者，面赤常如饮酒之态。孟英主一味玄参汤，而屡试皆验。

原书眉评：玄参能滋水以制火，独用则力厚，取效倍捷。（王士雄《王氏医案·卷一》）

【张寿颐评议】

此案虽曰阴虚，尚是阳盛，玄参清润，能泄上热而导归入阴，自当有效。

寿颐（指张寿颐。——编者注）曾治一少年女子，盛夏面赤如丹，自述胸臂手腕皆斑斑鲜丽，而不痒无垠，但匝月不退。授以生地、丹、栀、玄参、归、芍

等，清热养营之剂，亦不三服而全瘳。（张寿颐《张山雷医集·古今医案平议·第三种之第二卷·虚火》）

【原案】

有患阴虚火炎者，面赤常如饮酒之态。非戴阳证。孟英主一味元参汤，其效若神，而及试皆验。

眉批：元参能滋水以制火，独用则力厚，取效倍捷。（王士雄《王氏医案·卷一》）

第五章　五官科医案

耳鸣医案

胡某素患耳鸣，且吸鸦片，时服补药。渐至食减痰多，舌上起灰黄厚腻之苔者三年矣。多医莫愈。孟英脉之弦细软滑。曰：真阴亏于下，痰热阻于上耳。以西洋参、菖蒲、远志、麦冬、竹茹、苁蓉、归身、石英、牡蛎、冬虫夏草，少加黄连服之。不半月痰少餐加，舌苔尽退，三年之病，遂以霍然。（王士雄《王氏医案三编·卷二》）

【张寿颐评议】

凡吸鸦片，燥火煎熬，无不烁液成痰，凝塞胸脘。舌苔浊垢厚腻，是其常态，瘾尤重则苔愈垢，焦黄且燥，甚至斑驳裂纹，所见最多。竟可谓无一清润平善者。此人既隶黑籍，苔黄灰厚，不足为奇。但病是伏火痰聚，信而有征。孟英选药，清润泄化，兼以纳气填阴，直可为黑籍中人（过去指吸鸦片等毒品成瘾之人。——编者注）普通疗法，苟能化而裁之，已是运用不竭。（张寿颐《张山雷医集·古今医案平议第三种之

第二卷．伏火》）

【原案】

胡某素患耳鸣，且吸鸦片，时服补药。渐至食减痰多，舌上起灰黄厚腻之苔者三年矣。多医莫愈。孟英脉之弦细软滑。曰：真阴亏于下，痰热阻于上耳。以西洋参、菖蒲、远志、麦冬、竹茹、茯蓉、归身、石英、牡蛎、冬虫夏草，少加黄连服之。不半月痰少餐加，舌苔尽退，三年之病，遂以霍然。（王士雄《王氏医案三编·卷三》）

牙痛医案

秀水严小亭令正，五十八岁。因数年前家有讼事，屡遭惊吓，而起疑病。自欲吞金，虽已衣不敢用纽扣，并时絷手足，即夫媳儿孙，皆屏绝不许入房，云恐自摘他人之衣扣环饰咽下也。仅留一媪在室服侍，而饮食起居如常人。医皆谓其神虚，率投镇补。今秋患右腿青紫肿痛，牙龈臭腐。季秋延余视之，脉弦滑而数。曰：此病不在心而在胆，故能记忆往事而善谋虑。岂可指为神志不足乎？胆热则善疑，愈补则热愈炽，炽极则传于胃，胃热蕴隆，乃成青腿牙疳也。痼疾已六七年，宜先治其心病。以菖蒲、胆星、石膏、胆草、知母、元参、银花、栀子、白薇、竹茹、黄连，煎调玉枢丹，并令购白马乳饮之。六剂而病减，半月新病愈。仲冬又游禾，复诊脉较平，而胆亦稍和。盖白马乳善清胆胃之热也。（王士雄《归砚录·卷四》）

【张寿颐评议】

青腿牙疳仅见于《医宗金鉴》，总是胃有蕴热，非旦夕之故。此案以抑郁日久，胆热移胃，病情确凿。药用清泄胆胃，参以芳香化浊。盖有年积热，不可峻攻，惟有清香，可以逐秽。而白马乳最是牙疳特效之物，孟英谓为善清胆胃，亦确。但此乳止宜膈汤微温，不可热饮，设或炖热饮之，立刻令人消瘦骨立，亦一奇也。（张寿颐《张山雷医集·古今医案平议·第四种之第二卷·咽喉口舌唇齿诸证》）

【原案】

秀水严小亭令正，五十八岁。因数年前家有讼事，屡遭惊吓，而起疑病，自欲吞金。虽已衣不敢用纽扣，并时絷手足，即夫媳儿孙，皆屏绝不许入房，云恐自摘他人之衣扣环饰咽下也。仅留一媪，在室服侍，而饮食起居如常人。医皆谓其神虚，率投镇补。今秋患右腿青紫肿痛，牙龈臭腐。季秋延余视之，脉弦滑而数。曰：此病不在心而在胆，故能记忆往事而善谋虑。岂可指为神志不足乎？胆热则善疑，愈补则热愈炽，炽极则传于胃，胃热蕴隆，乃成青腿牙疳也。痼疾已六七年，宜先治其心病。以菖蒲、胆星、石膏、胆草、知母、元参、银花、栀子、白薇、竹茹、黄连煎调玉枢丹，并令购白马乳饮之。六剂而病减，半月新病愈。仲冬余又游禾，复诊脉较平，而胆亦稍和。盖白马乳善清胆胃之热也。（王士雄《归砚录·卷四》）

口疮医案

瞿颖山仲媳，许培之之妹也，患舌糜。沈悦亭知其素禀阴亏，虚火之上炎也。与清凉滋降之法，及朱黄等敷药而不愈。乃兄延孟英往视，舌心糜腐黄厚，边尖俱已无皮，汤饮入口，痛不可当。此服药所不能愈者，今将锡类散掺之，果即霍然。或疑喉药治舌，何以敏捷如斯？孟英曰：此散擅生肌蚀腐之长，不但喉舌之相近者可以借用，苟能隅反，未可言罄，贵用者之善悟耳。且糜腐厚腻，不仅阴虚，须要识此，自知其故。（王士雄《王氏医案续编·卷四》）

【张寿颐评议】

咽喉口舌牙龈肿腐，虽是火炽，未有不兼痰室者。但与清凉，不兼化痰，多无捷验。此症舌已糜腐，而苔黄厚腻，尤其痰热之明证。宜乎内服之清凉滋降，及外敷之珠黄，多不生效。孟英所谓不仅阴虚，即是此意，亦无其他玄奥。凡咽喉口舌外治末药，本皆通用，亦非是锡类散一方独有此长。若用煎药，只须清火凉降，化痰解毒，奏效亦易。孟英乃谓为服药不能愈，殊骇人意，特非仅清凉一路，可以迅奏肤功耳。（张寿颐《张山雷医集·古今医案平议·第四种之第二卷·咽喉口舌唇齿诸证》）

【原案】

瞿颖山仲媳，许培之之妹也，患舌糜。沈悦亭知其素禀阴亏，虚火之上炎也。与清凉滋降之法，及朱黄等敷药而不愈。乃兄延孟英往视，舌心糜腐黄厚，边尖俱已无皮，汤饮入口，痛不可当。此服药所不能愈者，令将锡类散掺之，果即霍然。或疑喉药治舌，何以敏捷如斯？孟英曰：此散擅生肌蚀腐之长，不但喉舌之相近者，可以借用，苟能隅反，未可言罄。贵用者之善悟耳。且糜腐厚腻，不仅阴虚要须识此，妙语可思，自知其故。（王士雄《王氏医案续编·卷四》）

牙行王炳华室患舌疮，痛碍饮食，内治外敷，皆不效。孟英视其舌色红润，脉形空数。曰：此血虚火浮也，以产后发热例施之。用熟地、当归、酒炒白芍、炙甘草、茯苓、炮姜投之，其病如失。（王士雄《王氏医案·卷一》）

【张寿颐评议】

此阴虚之体，阳越于上之舌疮，则非清凉之药所宜。所谓舌色红润者，必红中稍淡，不鲜艳，不深绛者。故脉亦应之，数而不数。凡咽喉口舌齿牙诸病，皆有此虚火一种。若授以芩、连、丹、栀等逆折之法，则龙雷之火益炽。“血虚火浮”四字，最当切记。发热，正是血虚于里，火浮于外。生化汤中少许炮姜，无不效如桴鼓，借以取譬，精切不肤。然即此可知孟英治产后发热，未尝屏绝炮姜而不用。若此公全案中，时时切戒新产不可用生化汤，不过为炎暑时令，示以不可拘执死法。潜斋生平，固未尝因噎废食也。（张寿颐《张山雷医集·古今医案平议·第四种之第二卷·咽喉口舌唇齿诸证》）

【原案】

牙行王炳华妻患舌疮，痛碍饮食，内治外敷皆不效。孟英视其舌色红润，脉形空数。曰：此血虚火浮也，以产后发热例施之。用熟地、当归、酒炒白芍、炙甘草、茯苓、炮姜投之，其病如失。（王士雄《王氏医案·卷一》）

喑哑医案

孙渭川年逾七旬，脉象六阴，按之如无。偶患音嘶痰嗽，舌绛无津。孟英用甘凉清润法，音开而嗽不已。仍与前药，转为滞下，色酱溺赤，脐旁坚硬，按之趯趯，舌犹枯绛，渴饮不饥，人皆危之。孟英曰：肠热由府而出，痢不足虑。第高年阴液难充，不能舍凉润为方，苟犯温燥，其败可必。幸渠家平素恪信，竟服犀角、地黄、知母、银花、苁蓉、花粉、麦冬、白芍、石斛、楝实等药。十余剂痢止，而脐旁柔软。因去犀角，加西洋参。又服两旬，始解燥矢而溲澈胃苏。又服半月，复得畅解，舌亦润泽而愈。此案第三行“肠热由府而出”句，“肠”字盖“藏”字之伪。（王士雄《王氏医案续编·卷二》）

【张寿颐评议】

此以逾七之年，阴液已衰，厥阴气滞，而为痢下。虽属里热，却无实积，所以方中非特无一味消导之药，而并注重滋腻养阴。总之，自有脉舌可凭，临证处方，亦何患无相当之标准。（张寿颐《古今医案平议·第一种之第七卷·时病痢疾门·暑热滞下》）

【原案】

孙渭川年逾七旬，脉象六阴，按之如无。偶患音嘶痰嗽，舌绛无津。孟英用甘凉清润法，音开而嗽不已。

仍与前药，转为滞下，色酱溺赤，脐旁坚硬，按之趯趯，舌犹枯绛，渴饮不饥，人皆危之。孟英曰：藏热由府而出，此言甚精。痢不足虑，第高年阴液难充，不能舍凉润为方，苟犯温燥，其败可必。幸渠家平素恪信，竟服犀角、地黄、知母、银花、苁蓉、花粉、麦冬、白芍、石斛、楝实等药。十余剂痢止，而脐旁柔软。因去犀角，加西洋参。又服两旬，始解燥矢，而溲澈胃苏。又服半月，复得畅解，舌亦润泽而愈。（王士雄《王氏医案续编·卷二》）

一乡人力田辛苦，复饥甚，饮食骤饱，倦卧片时，醒后忽瘖哑不言，阅二十余日。高鼓峰诊之，曰：劳倦伤脾，饥饱伤胃，阳明之气遏而不开，津液不行，贲门壅涩，故言语不能出耳。以补中益气汤十大剂与之，偶午睡觉，遍体汗下，言语如常。

王孟英曰：脾足太阴之脉连舌本。当云饥饱伤胃，贲门壅涩，脾气陷而不升，不能为胃行其津液，故语言不能出。补中益气升举脾阳，则津液行而汗出周身，瘖亦愈也。（俞东扶《古今医案按》）

【张寿颐评议】

饥饱伤胃，劳倦伤脾，治以补中益气，是也。但此人之瘖，起于倦卧片时，终是外感袭肺，金室不鸣。盖声音不出，系于肺，不系于胃。高氏贲门壅涩，阳明之气，过而不开云云，一似声音出于胃管。附会虽工，终非生理学之正轨。孟英以足太阴脉连舌本，为之解嘲，脾阳下陷，而治以东垣之方，说理已较胜鼓峰一筹。究竟声音之变，必非脾胃所司。丹溪治瘖二条，以心脾肾三经立说，根据经义，乃舌本强而不能言，病在经络，不在声音，犹可说也（丹溪二案录入清窍门）。此则声不能出，非经络为病之舌本牵强，何得以盲从盲，更为涂附。孟英此案，殊不可从。试观其遍身得汗而愈，仍是皮毛开泄，肺气宣通，升、柴之功，固不可没。又何必泥煞升举脾阳一层，反觉胶柱刻舟，食古不化。嘉善俞东扶曰：四条皆是喉瘖，而治法各异，其所以异者，仍合于古训，切于病情，故能取效。若今人之用叫子、芦衣等物，虽若新奇，而与病无涉，何由得效。颐按治瘖用败叫子、芦衣，固举世所谓叶派之新发明也。三家伪案之类，几以为奇珍，东扶先生固亦崇拜叶老者，而能为此平允之论。吾愿普天下之自命叶派其人者，皆三复斯言。（张寿颐《古今医案平议·感冒失音》）

【原案】

一乡人力田辛苦，复饥甚，饮食骤饱，倦卧半晌，醒后忽瘖哑不言，如是者二旬余矣。高鼓峰诊曰：劳倦伤脾，饥饱伤胃，阳明之气遏而不升，津液不行，贲门壅涩，故语言不能出也。以补中益气汤十大剂与之，偶午睡觉，通身汗下，言语如常。

雄按：脾足太阴之脉连舌本。当云饥饱伤胃，贲门壅涩，劳倦伤脾，脾气陷而不升，不能为胃行其津液，故语言不能出。补中益气，升举脾阳，则津液行而汗出周身，瘖亦遂愈也。(《古今医案按选·卷三·瘖》)

喉痹医案

妊期有禁用之药。世俗惟知禁用寒剂，而不知血分有火，或营分伏暑者，不但禁用热药，即温动之品亦禁。宜寒宜温，对症者并不禁也，第必取其有流利之性而无碍凝滞之偏者为良药耳。粗工泥于经产之禁而不详审证因，且古书每于方后注曰：妇人加当归。不知变通者，遂胶柱以鼓瑟。

徐月岩令正，年逾四旬，暮春患痰咳发热。医者询知病当汛后，于荆防散中加当归姜枣为方。服三剂血随痰溢，口舌起疱如紫蒲桃者八颗，下唇右角肿凸如拇指大，色如黑枣，咽疼碍饮。或云瓜瓤瘟，或云蒲桃瘟，或云玳瑁瘟，或云捻头瘟，或云反唇疔，医者望而却走。月岩挽余往视，口秽喷人，颊腭如漆，舌紫而苔色如靛，臂斑或黑或蓝，溲若沸油，渴呃多汗，脉形细涩，数夜无眠。此乃阴分素亏，热伏营分，气机郁结，痰阻上焦。询其胸背斑已遍身，幸而血溢汗多，毒邪犹有出路，故不昏陷，尚可望生。令取锡类散吹喉，并以童便、藕汁、梨汁频灌，随用元参、丹参、紫草、花粉、银花、栀子、鲜斛、大青、竹茹、枇杷叶、夏枯草、蔷薇根、海蜇煎调神犀丹。两剂后舌本转赤，苔色见黄；四剂后血止咽松，脉转弦数；六剂便行而口秽始减，疱平而唇肿亦消；八剂嗽平而苔退脉柔，斑回而痕如黑漆。始改轻清善后而愈。（王秉衡《重庆堂随笔》卷下附孟英说）

【张寿颐评议】

发热而用荆防，原是市医之习惯；姜枣为引，亦若普通成法；以在姅发后而加当归，更为也俗妇科之拿手好戏。何以甫服三剂而变证如是之剧？在彼庸耳俗目之见，必谓此是病势之宜然，断不认为前药之酿祸。孰知病本春温，其人又是阴虚火炽之体，加以姅事之后，营阴益耗，孤阳偾张。风药发扬，已足煽燎原之焰，而更以当归辛温，助其扰动，姜枣温补，锢其中枢。既窒塞之而又升扬之，使其毒火陡然，安得不变本加厉！种种见证，无一非实火蕴结使然。习用世俗通套药物，而为害竟至于此极！是当为市医竭诚宣讲，庶可使若辈稍知警惕。其所以脉反细涩者，窒闭已极之明证。若令叶派见之，又将以为阴虚脉弱矣。孟英“热伏营分，气机郁结”八字，论症洞见隔垣。而药止寒凉润燥，解毒清热，不遽参用硝黄者，盖以阴液欲竭，骤下恐有脱绝之虞。然若以紫雪二三钱，加入此大队清润剂中，呈效当可较速。下行为顺，釜底抽薪，未始非此证标本两得之捷诀。迨至血止咽松，而脉转强数，是可为前时细涩之脉，属于闭塞之确诂。此方此证，非大剂急投，多煎直灌，必不可以苏涸鲋而润槁苗。案中虽不言分量，然自可于言外得之。读者苟能于无字处求之，庶乎有探骊得珠、随机应变之妙。（张寿颐《古今医案平议·第一种之第五卷·斑疹》）

【原案】

徐月岩令正，年逾四旬，暮春患痰嗽发热。医者询知病当汛后，于荆防发散中加当归、姜、枣为方。服三剂，血随痰溢，口舌起疱如紫蒲桃者八颗，下唇右角肿凸如拇指大，色如黑枣，咽疼碍饮。或云瓜瓤瘟，或云蒲桃瘟，或云玳瑁瘟，或云捻颈瘟，或云翻唇疔，医皆望而却走。月岩追忆乙巳之病，案载《续编》，浼余往视。口秽喷人，颊腭如漆，舌紫而苔色如靛，臂斑或黑或蓝，溲若沸油，渴呃多汗，脉形细涩，数夜无眠。此乃阴分素亏，热伏营分，气机郁结，痰阻上焦。询其胸背，斑已遍身，幸而血溢汗多，毒邪犹有出路，故不昏陷，尚可望生。令取锡类散吹喉，并以童便、藕汁、梨汁频灌，随用元参、丹参、紫草、花粉、银花、栀子、鲜斛、大青、竹茹、枇杷叶、夏枯草、蔷薇根、海蜇，煎调神犀丹（神犀丹：犀角尖磨汁、石菖蒲、黄芩各六两；直生地冷水洗净浸透捣绞汁、银花各一斤，如有鲜者，捣汁用尤良；粪清、连翘各十两；板蓝根九两，无则以飞净青黛代之；香豉八两；元参七两；花粉、紫草各四两；各药生晒，切忌火炒。研细，以犀角、地黄汁、粪清和捣为丸，切勿加蜜。如难丸，可将香鼓煮烂。每重三钱，凉开水化服，小儿用半丸。如无粪清，可加人中黄四两研入。王孟英自注云：温热、暑疫诸病，邪不即解，耗液伤营，逆传内陷，痉厥昏狂，谵语发斑等证，但看病人舌色干光，或紫绛，或圆硬，或黑苔，皆以此丹救之。若初病即觉神情昏躁，而舌赤口干者，是温暑直入营分。酷热之时，阴虚之体，及新产妇人，患此最多，急须用此，多可挽回，切勿拘泥日数，误投别药以偾事也。兼治痘瘄毒重，夹带紫斑危证，暨痘瘄后，余毒内炽，口糜咽腐，目赤神烦诸证。上本叶氏参治验。——编者注）。两剂后舌本转赤，苔色见黄；四剂后血止咽松，脉转弦数；六剂便行而口秽始减，疱平而唇肿亦消；八剂嗽平而苔退脉柔，斑回而痕如黑漆。始改轻清善后径愈。（王学权《重庆堂随笔·卷下·论看法》）

陈书伯庶母，喉糜而头偏左痛，心悸欲呕，壮热烦躁，脉弦细数。孟英曰：此兼阴亏风动也。初以犀、羚、元参、菊花、丹参、栀子、桑叶、马勃投之，外吹锡类散，咽愈热退。续用二至、二冬、生地、石英、苁蓉、龟板、茯苓，滋阴潜阳而瘳。

原书于续用二冬、二至之旁，有评语曰：善后之法，非此则细数之脉，何以能复？（王士雄《王氏医案续编·卷四》）

【张寿颐评议】

此证壮热，头痛偏左，而又烦躁，肝胆阳升，已有明证。用药如是，舌质红绛，当亦可知。而脉偏弦细，且兼心悸，确是阴亏。其又曰风动者，以为肝旺而风自升。实则气冲有余，所以欲呕，方中可加潜镇化痰之药。（张寿颐《张山雷医集·古今医案平议·第四种之第二卷·咽喉口舌唇齿诸证》）

【原案】

其（指陈书伯庶常令弟保和。——编者注）庶母同时患喉糜，而头偏左痛，肝风。心悸欲呕，壮热烦躁，脉弦细数。孟英曰：此兼阴亏风动也。初以犀、羚、元参、菊花、丹参、栀子、桑叶、马勃投之，外吹锡类散，咽愈热退。续用二至、二冬、生地、石英、苁蓉、龟板、茯苓，滋阴潜阳而瘳。善后之法非此，则细数之脉何以能复？（王士雄《王氏医案续编·卷四》）

段春木之室烂喉，内外科治之束手，姚雪蕉孝廉荐孟英视之。骨瘦如柴，肌热如烙，韧痰阻于咽喉，不能咯吐，须以纸帛搅而曳之。患处红肿白腐，龈舌皆糜，米饮不沾，汛事非时而至。按其脉左细数右弦滑。曰：此阴亏之体，伏火之病，失于清降，扰及于营。先以犀角地黄汤清营分，而调妄行之血。续与白虎汤加西洋参等，肃气道而泻燎原之火，外用锡类散扫痰腐而消恶毒。继投甘润药蠲余热而充津液。日以向安，月余而起。（王士雄《王氏医案·卷二》）

【张寿颐评议】

此证一团毒火，势已燎原。不独喉腐，龈舌皆糜，汛至非期而肌肤如烙，瘦人津液几何，行且涸尽。左脉细数，阴竭有证；右脉弦滑，里热确凿。苟非大剂犀、羚、鲜地、鲜斛、石膏等，奚能有济？凡咽喉痛腐者，无不韧痰黏滞，咯吐不出。此必以硼酸泡水（西法常用之物），俟凉捲棉花蘸水搅而洗之，痰腐洗清，即掺末药。锡类散固佳，不如山雷加减一方，喉舌龈齿诸证，百试百应（方已附入《医案平议》一之七卷痧麻门）。但煎方中亦须加以痰药耳。此案所称犀角、地黄、白虎、洋参等，止是撮举大意，业非全方，读者须知隅反。（张寿颐《张山雷医集·古今医案平议·第四种之第二卷·咽喉口舌唇齿诸证》）

【原案】

段春木之室烂喉，内外科治之束手，姚雪蕉孝廉荐孟英视之。骨瘦如柴，肌热如烙，韧痰阻于咽喉，不能咯吐，须以纸帛搅而曳之。患处红肿白腐，龈舌皆糜，米饮不沾，汛事非期而至。按其脉左细数，右弦滑。曰：此阴亏之体，伏火之病，失于清降，扰及于营。先以犀角地黄汤清营分，而调妄行之血。续与白虎汤加西洋参等，肃气道而泻燎原之火，外用锡类散，扫痰腐而消恶毒。继投甘润药，蠲余热而充津液。日以向安，月余而起。（王士雄《王氏医案·卷二》）

潘馥堂令嫒患感，沈悦亭治之渐愈，惟咽阻无形，水谷碍下。孟英以竹叶石膏汤加紫菀、白前、旋覆花、枇杷叶，以清肺热而降肺气，果即帖然。（王士雄《王氏医案续编·卷五》）

【张寿颐评议】

是症咽但阻塞而不痛，无非痰热互阻，肺失肃降而已。清肺化痰以顺其气，固孟英之最擅胜场也。（张寿颐《张山雷医集·古今医案平议·第四种之第二卷·咽喉口舌唇齿诸证》）

【原案】

潘馥堂令嫒患感，沈悦亭治之渐愈，惟咽阻无形，水谷碍下。孟英以竹叶石膏汤，加紫菀、白前、旋覆、枇杷叶以清肺热，而降肺气，果即帖然。（王士雄《王氏医案续编·卷五》）

潘洪畴托儿医为其仲郎春波所出之孙种痘。下苗三日即咽痛，医与升散药，发热斑烂，七朝而夭。春波及其弟祥衍，皆染其病。春波之证，顾听泉治而愈矣。祥衍之恙，咽喉烂至于舌，胸膈痞塞不通，牙关紧塞，小溲淋痛，口流紫黑血块，人皆谓其脏腑烂焉。孟英视之曰：恶血毒涎，正欲其出。吹以锡类散，用碗承其口，流出涎血甚多，咽喉牙环胸膈皆得渐舒。投以犀角地黄汤，加元参、银花、童便、藕汁、竹黄、花粉、贝母、石菖蒲之类。渐以向安，继与生津填补而痊。（王士雄《王氏医案·卷二》）

【张寿颐评议】

种痘一法，本以人力代天工，未始非斡旋之妙用。但下苗后既有咽痛，毒焰上升，已是险候（痘科书有锁喉一证，极多败坏，不易挽救）。料想其时，必兼有其他郁热症状。乃专科尚用升散煽发之，所以为祸如是。此非大剂沃焦救焚，不能救此危险。非寻常烂喉皆须以此为治。孟英案同卷更有吴雨峰明府家种痘发热咽痛一案，为专科升透所误。有旁批曰：痘疹一门，以护咽为第一要义。一见喉痛，即急清降，大忌升提，何专科而不知耶云云。王孟英山雷案：此评亦为毒焰炽盛者而育。清降必不可缓，误与升透，自必变本加厉。如其咽痛不盛，别无毒火症状，而或痘疹未达，肺气未展，则辛凉轻疏之法，如牛蒡、荆芥，亦所必需。过授寒凉，又且肇祸。此则相体裁衣，非一言之所可尽矣。（张寿颐《张山雷医集·古今医案平议·第四种之第二卷·咽喉口舌唇齿诸证》）

【原案】

潘洪畴托儿医为其仲郎春波所出之孙种痘。下苗三日即咽痛，医与升散药，发热斑烂，七朝而夭。咽痛而复升之，即非种出之痘，亦必不免。春波及其弟祥衍皆染其病。春波之证，顾听泉治而愈矣。祥衍之恙，咽喉烂至于舌，胸膈痞塞不通，牙关紧涩，小溲淋痛，口流紫黑血块，人皆谓其脏腑烂焉。孟英视之曰：恶血毒涎，正欲其出。吹以锡类散，用碗承其口，流出涎血甚多，咽喉、牙环、胸膈皆得渐舒。投以犀角地黄汤，加元参、银花、童溺、藕汁、竹黄、花粉、贝母、石菖蒲之类。渐以向安，继与生津填补而痊。（王士雄《王氏医案·卷二》）

孙位申陡患喉偏左痛，下及乳旁，神疲欲卧，动即凛寒。速孟英视之，脉弦细以软，苔薄白，口不渴，痰多且韧，溺赤不饥。是暑湿内伏而肝郁不舒，且阴分素亏，复伤劳倦也。昔人之清暑益气汤，藿香正气丸，皆是成法，设误投之，悉为戈戟。幸病家深信不疑，旁无掣肘。予射干、兜铃、蒌壳、通草、滑石、竹茹、丝瓜络、冬瓜子、枇杷叶、荷秆，极轻清之药一剂，即吐胶痰数碗，汗出周身，喉痛较松，凛寒亦罢，而身痛微热，苔色转黄。去射干、兜铃，加栀子、豆卷，服之热退痛减。再去滑石、豆卷，加石斛、沙参、野蔷薇露投之，知饥啜粥，诸恙稍安。嗣用养阴充液而愈。（王士雄《王氏医案三编·卷一》）

【张寿颐评议】

此证亦是陡然而起，牵引乳旁，则虽有凛寒，实非外感。既多韧痰，自然当从痰热着手。谓为热伏肝郁，即从乳旁引痛悟出。谓为暑湿，则病在湿令耳。此之见证，决想不到清暑益气，藿香正气等方上去。而案中无端援引及之，意者当时必有人主张用此药者。盖见其凛寒，而想及套方，粗工自当有此懵懂念头。然病应肃降，而反与温燥，为害又当奚若？孟英辨之而不详其义，盖亦难为俗人言耳。（张寿颐《张山雷医集．古今医案平议·第四种之第二卷·咽喉口舌唇齿诸证》）

【原案】

孙位申陡患喉偏左痛，下及乳旁，神疲欲卧，动即凛寒。速孟英视之，脉弦细以软，苔薄白，口不渴，痰多且韧，溺赤不饥。是暑湿内伏而肝郁不舒，且阴分素亏，复伤劳倦也。昔人之清暑益气汤、藿香正气丸，皆是成法，设误投之，悉为戈戟。幸病家深信不疑，旁无掣肘。予射干、兜铃、蒌壳、通草、滑石、竹茹、丝瓜络、冬瓜子、枇杷叶、荷秆，极轻清之药一剂，即吐胶痰数碗，汗出周身，喉痛较松，凛寒亦罢，而身痛微热，苔色转黄。去射干、兜铃，加栀子、豆卷服之，热退痛减。再去滑石、豆卷，加石斛、沙参、野蔷薇露投之，知饥啜粥，诸恙悉安。嗣用养阴充液而愈。（王士雄《王氏医案三编·卷一》）

翁嘉顺于去年秋间，偶从梯半跌仆，初无所伤，旬日外陡发寒热，膝旁肿痛。外科汪某治之，溃后不能收功。另招许某疗之，识为伤络，应手渐效，翁极信服。然培补年余，虽纳食不减，而肌肉渐削，面色黧黑，步履蹇滞。且一旬半月之间。必患处疼肿，大发寒热，卧榻数日。始能强起，大费不赀，愈发愈剧。至冬间，咽糜颇腐、睛赤音嘶，乃恳孟英以决吉凶。按脉滑数，舌绛便艰，口臭溲少，蕴隆虫虫（热色熏蒸的样子。——编者注）。良由疡医仅知温托一法，既溃之后，更以温补收功善后，竟未察其体气病情，以致平时所有之湿热痰火，一齐关住。病犹自寻出路，寒热频作。而医者不识，妄指为虚，补及逾年，人财两瘠，真谚所云“将钱买憔悴”也。予元参、黄柏、知母、甘草、银花、花粉、绿豆、栀子、海蜇、凫茈，为大剂投之，外吹以锡类散，且令日啖梨、蔗、麒麟菜、柿饼等物。至五十日，诸恙悉蠲，体腴善步。（王士雄《王氏医案续编·卷八》）

【张寿颐评议】

疡病溃后，本须清理。即有脓血去多，当以滋养者，亦惟轻清养阴，原无呆与温托之理。经蛮补日久，酿成是证，自宜清热解毒，与化痰衔进。观是案症情，与上数条，盖亦相近，而方中独无犀、羚，必有同中之异。但叙之尚未详尽耳。（张寿颐《张山雷医集·古今医案平议·第四种之第二卷·咽喉口舌唇齿诸证》）

【原案】

翁嘉顺于去年秋间，偶从梯半跌仆，初无所伤，旬日外陡发寒热，膝旁肿痛。外科汪某治之，溃后不能收功。另招许某疗之，识为伤络，应手渐效，翁极信服。然培补年余，虽纳食不减，而肌肉渐削，面色黧黑，步履蹇滞。且一旬半月之间，必患处疼肿，大发寒热，卧榻数日，始能强起。大费不赀，愈发愈剧。至冬间咽糜龈腐，睛赤音嘶，乃恳孟英以决吉凶。按脉滑数，舌绛便艰，口臭溲少，蕴隆虫虫。良由疡医仅知温托一法，既溃之后，更以温补收功善后，竟未察其体气病情，以致平时所有之湿热痰火，一齐关住。病犹自寻出路，寒热频作。而医者不识，妄指为虚，补及逾年，人财两瘠。真谚所云“将钱买憔悴”也。予元参、黄柏、知母、甘草、银花、花粉、绿豆、栀子、海蜇、凫茈为大剂投之，外吹以锡类散，且令日啖梨、蔗、麒麟菜、柿饼等物。至五十日，诸恙蠲，体腴善步。

眉批：孟英诸案，大抵救温补之失，故寒凉为多。然斟酌尽善，不以苦寒伤生气，则非他人所能学步。（王士雄《王氏医案续编·卷八》）

许安卿患咽痛，疡科黄秀元连与升散之药，延及龈肿，牙关不开，舌不出齿，自汗脉涩，绝谷濒危。其族兄辛泉，逆孟英往勘。即洗去满颈敷药，而以菊叶打涂，吹以锡类散。煎犀、羚、元参、射干、马勃、栀、贝、山豆根等药灌之。数日而痊。（王士雄《王氏医案续编·卷六》）

【张寿颐评议】

凡是咽痛，皆须肃降，反与升散，宁不燎原？此等治法，皆为药误助虐，其势已亟，救焚沃焦，惟赖大剂，始能中病。非凡是咽痛，皆当如是用药也。（张寿颐《张山雷医集·古今医案平议·第四种之第二卷·咽喉口舌唇齿诸证》）

【原案】

许安卿患咽痛，疡科黄秀元连与升散之药，延及龈肿，牙关不开，舌不出齿，自汗脉涩，绝谷濒危。其族兄辛泉，逆孟英往勘。即洗去满颈敷药，而以菊叶捣涂，吹以锡类散。煎犀、羚、元参、射干、马勃、栀、贝、山豆根等药灌之。数日而痊。眉批：宜降而反升之，宜其病之增剧也。（王士雄《王氏医案续编·卷六》）

许芷卿患外寒，须覆重衾，内热，饮不解渴，仍能安谷，便溺皆行。或以为虚寒，或以为疡患，投以温散，即显咽疼。孟英脉之，沉弦而缓，作痰热内伏。投以犀、羚、玄参、丹皮、白薇、黑栀、茹、贝，旋、蒡之剂。二帖而寒渴咽疼皆减。乃去犀、羚、牛蒡，加二至、知母、花粉、银花。解酱矢而瘳。（王士雄《王氏医案续编·卷五》）

【张寿颐评议】

此案以渴饮咽疼而知为伏火，当必更有脉舌可据，而言之未详，似嫌漏略。用药次序，正与上条异曲同工。（张寿颐《张山雷医集·古今医案平议·第三种之第二卷·伏火》）

【原案】

许芷卿患外寒，须覆重衾，内热，饮不解渴，仍能安谷，便溺皆行。或以为虚寒，或以为疡患，投以温散，即显咽疼。孟英脉之，沉弦而缓，作痰热内伏。投以犀、羚、元参、丹皮、白薇、黑栀、茹、贝、旋、蒡之剂。两帖而寒渴咽疼皆减。乃去犀、羚、牛蒡，加二至、知母、花粉、银花。解酱矢而瘳。（王士雄《王氏医案续编·卷五》）

第六章　死亡医案

温病医案

许子双萱（《王氏医案续编·卷四》为令。——编者注）堂，梁宜人，仲春之杪，偶患微感。医与温散，热已渐退。孟英偶遇诊，右寸脉促数不调。谓子双曰：此风温证，其误表乎？渠复质之前医，以为妄，仍用温燥。越二日即见酣睡。再延王诊，促数尤甚。曰：鼻息鼾矣，必至语言难出，仲圣岂欺吾哉！风温误汗，往往皆然，况在高年，尤难救药。果浃旬而逝。（王士雄《王氏医案续编》）

【张寿颐评议】

右寸促数，是肺胃郁热。更为温升，助其激越之势，故脉盛于上，短促不调。此促字可为《脉诀》并居寸日之确证，丹波廉夫所谓不以歇止为义者也。此高年阴液既衰，服温散药，不能出汗，而热邪得助，益肆其疟。拔动肾根，浮阳上冒，神志迷蒙，而为酣睡鼻鼾。虽亦是少阴证，然却非脉微细但欲寐之少阴伤寒。可证灵胎、修园误表之论，确有实据。更可证仲师风温一条，必以脉阴阳俱浮为提纲。正惟恐后人以多睡鼻鼾之温证，误认作少阴伤寒，而特以脉浮与脉微细显为分别。仲师立法，何等周密！奈何嘉言论温，尚谬认仲景风温为少阴寒证，且故意将脉阴阳俱浮五字割去。欲以掩没仲师痕迹，而教人走入邪魔，嘉言真罪不容诛哉！观此条风温误表，为祸如是，然后知《千金方》《活人书》之葳蕤汤必不能治此证。近人尚欲效颦，非徒无益而又害之，皆食古不化之咎。此案酣睡鼻鼾，与李母朱太君鼾睡同，皆仲景风温条之实在证据。一以不发汗而更生，一以温散而不救，则风温治法，两言而决，岂不快哉。陈载安王案眉评曰：此证虽经仲景指出，而人多不识，往往杂药乱投，卒至鼾睡而死。医家病家，两俱茫然也。孟英此案，可为仲圣功臣。（张寿颐《古今医案平议·感冒误表》）

【原案】

许子双令堂梁宜人，仲春之杪，偶患微感。医与温散，热已渐退。孟英偶过诊，右寸脉促数不调，因谓子双曰：此风温证，其误表乎？恐有骤变。渠复质之前医，以为妄论，仍用温燥。越二日即见鼾睡，再延孟英诊之，促数尤甚。曰：鼻息鼾矣，必至语言难出，仲圣岂欺我哉？风温误汗，往往皆然。况在高年，殊难救药。果浃旬而逝。

眉批：此证虽经仲景指出，而人多不识，往往杂药

乱投，卒至鼾睡而死。医家、病家两俱茫然。孟英此案可为仲景之功臣矣。（王士雄《王氏医案续编·卷四》）

痢疾医案

今年中秋后，兰溪西乡水董村赵氏妇，年才二十，体质不薄。初因面食肥腻之后，杂以水果，患滞下腹痛，一昼夜约二十行。延某伦父治之，谩谓痢疾宜攻。遽投生锦纹二钱，而杂以茅术、木香三钱，厚朴一钱五分，燥烈无度，却无消食化滞药物。乃腹痛加甚，申酉达旦，所下几至百度，然积食固未化也。明日又延之，病者谓大下难堪。则径与粟壳二钱，而腹痛益剧，干呃频仍。又抬到城东，请某老医治之。又是锦纹一钱，乃痛呃无宁晷，下亦不知次数。于是改延本校邵氏乐山往治（赵邵本有姻谊），则水饮不沾，痛极而干恶无一秒时之暂止。脉沉弦数而小，舌则尖边殷红，中心黄厚焦燥，津液全无。肝气横逆，急与柔肝养液顺气。而明日复诊，干呃虽减，腹痛不休，津液不回，下亦不减，脉更小沉，水饮不纳。竟未三日而陨。苟在初起时即用药合度，此证属平常，万无死法。乃开手妄攻，不知疏化。继即妄涩，留贼破家，致肝焰益横，邪更郁窒而正乃不继。此人之死，明明为药所杀。彼乡曲俗子，徒知痢疾可攻，及妄与收涩者，其亦视此而知所鉴戒也乎。（王士雄《王氏医案续编·卷一》）（张寿颐《古今医案平议·第一种之第九卷·时病痢疾门·暑热滞下》）

疟病医案

韩正甫患疟，越医王某进以柴、桂、姜、朴等药，势乃剧。所亲何新之知为药误，改用清解而不效，始乞诊于孟英。脉数而右更滑大搏指，胸闷不堪，溲赤而渴，苔极垢腻。以凉膈散去芒硝、甘草，合雪羹，加厚朴、杏仁、石膏、半夏、石菖蒲。投四帖，频下宿垢，各恙皆减。改投轻清以涤饮邪，遂以向愈。

其时渠兄贡甫之室患疟，初起肢麻且冷，口渴苔黄，眩瞀善呕，心烦无寐。孟英诊曰：此亦暑湿为疟，不可温散者。而越医劝服术、朴、姜、椒等药。病家闻用温化，恪信弗疑。二剂后呕渴愈甚，经不当期而至，四肢终日不温，汗频出而热不休。再邀孟英诊之，脉渐伏。曰：此热深厥深之谓也，温燥热补切弗再投。病家不信，另招张某、黄某会诊，佥云阴暑，宜舍时从证。经用姜附六君，加萸、桂、沉香等药服之。肢愈冷，药愈重。八剂后，血脱如崩而逝。即以春间为贡甫所治之棺殓焉。岂非数已早定耶？故虽一家之中，同时之病，而疑信不同，死生判别。况春间贡甫之病，治有成效，尚蹈此辙，无怪乎未经目击温热之害者，宣其以服凉解药为可耻矣。（王士雄《王氏医案三编·卷一》）（张寿颐《古今医案平议·第一种之第七卷·时病疟疾门·暑热疟》）

【原案】

韩正甫患疟，越医王某进以柴、桂、姜、朴等药，势乃剧。所亲何新之知为药误，改用清解而不效，始乞诊于孟英。脉数而右更滑大搏指，胸闷不堪，溲赤而渴，苔极垢腻。以凉膈散去芒硝、甘草，合雪羹加厚朴、杏仁、石膏、半夏、石菖蒲。投四帖，频下宿垢，各恙皆减。改投轻清以涤余邪，遂以向愈。其时渠（指韩正甫。——编者注）兄贡甫之室，患疟初起，肢麻且冷，口渴苔黄，眩瞀善呕，心烦无寐。孟英诊曰：此亦暑湿为疟，不可温散者。而越医劝服术、朴、姜、椒等药。病家闻用温化，恪信弗疑。二剂后，呕渴愈甚，经不当期而至，四肢终日不温，汗频出而热不休。再邀孟英诊之，脉渐伏。曰：此热深厥深之谓也，温燥热补，切弗再服。病家不信，另招张某、黄某会诊，佥云阴暑，宜舍时从证。经用姜附六君，加萸、桂、沉香等药服之。肢愈冷，药愈重。八剂后，血脱如崩而逝。即以春间为贡甫所治之棺殓焉。岂非数已早定耶？故虽一家之中，同时之病，而疑信不同，死生判别。况春间贡甫

之病，治有成教，尚蹈此辙，无怪乎未经目击温热之害者，宜其以服凉解药为可耻矣。（王士雄《王氏医案三编·卷一》）

李某向患脘痛，孟英频与建中法获瘳。今秋病偶发，他医诊之，闻其温补相投，迳依样而画葫芦。服后耳闭腿疼，不饥便滞，仍就孟英视之。曰：暑邪内伏，误投补药使然，治宜清涤为先。彼不之信，反疑为风气。付外科灼灸，遂致筋不能伸而成痼疾。孟英曰：此证较金病轻逾十倍，惜其惑于浅见，致成终身之患，良可叹也。独怪谋利之徒，假河间太乙针之名而妄施毒手。举国若狂，竟有不惜重价求其一针，随以命尽之者，吾目击不少矣。夫《内经》治病，原有熨之一法，然但可以疗寒湿凝滞之证。河间原方惟二活、黄连加麝香、乳香耳，主治风痹。今乃托诸鬼神，矜夸秘授，云可治尽内伤外感四时十二经一切之病，天下有是理乎？况其所用之药，群集辛热香窜之品，点之以火，显必伤阴。一熨而吐血者有之，其不可轻试于阴虚之体与挟热之证也，概可见矣。吾友盛少云之尊人卧云先生，误于此而致周身溃烂，卧床数载以亡。仲圣焦骨伤筋之训，言犹在耳。操医术者，胡忍执炮烙之严刑，欺世俗而妄利哉！（王士雄《王氏医案三编·卷一》）

【张寿颐评议】

脘痛呕吐，本多可用温药之证，是以其先相安，未尝非药病桴应。久服不辍，自属太过，变为伏热，原是应有之义。畏寒者，可认作热深厥深。肢体不仁，则灼热耗血，不能荣养耳。俗手治此，只有通经活络温辛一路，孟英谓杂腻滞于温燥队中，可以不遽生变，确是药理之应。须知腻则更助窒塞，燥则更耗津液，病变多端，已是阴柔与刚燥，各呈其效。孟英仅仅清络化痰，药极平淡，而却能起此病疾，似出情理之外，而究竟仍在病理药理之中。李某一证，病机诚与金母一路，但病状只有"耳闭腿疼，不饥便滞"两句，确比金为轻。盖二人误药，久暂大是不同。惟一误于灸，则成疮化腐，耗伤益甚，仅为残废，犹其幸事。

山雷（指张寿颐。——编者注）在沪，曾治一壮年久疮成痨，百端滋养，暂延三年，几经变幻，终于不起。思之犹为惨痛，岂独炮烙毒刑，直是鼎镬地狱。（张寿颐《张山雷医集·古今医案平议·第三种之第二卷·伏火》）